Lo que
tu mente calla,
tu intestino
lo grita

Obra editada en colaboración con Editorial Planeta – España
© Inmaculada Borrego, 2025
© de la maquetación interior, sacajugo.com
© de las ilustraciones del interior, freepik.es
© 2025, Editorial Planeta, S. A. – Barcelona, España
Derechos reservados

© 2025, Editorial Planeta Mexicana, S.A. de C.V.
Bajo el sello editorial DIANA M.R.
Avenida Presidente Masarik núm. 111,
Piso 2, Polanco V Sección, Miguel Hidalgo
C.P. 11560, Ciudad de México
www.planetadelibros.com.mx

Primera edición impresa en España: junio de 2025
ISBN: 978-84-08-30374-9

Primera edición impresa en México: noviembre de 2025
ISBN: 978-607-39-3574-6

Impreso en los talleres de Corporación en Servicios
Integrales de Asesoría Profesional, S.A. de C.V.,
Calle E # 6, Parque Industrial
Puebla 2000, C.P. 72225, Puebla, Pue.
Impreso y hecho en México / *Printed in Mexico*

Inma Borrego
@inmabosaluddigestiva

Lo que tu mente calla, tu intestino lo grita

Descubre cómo las emociones silenciadas
impactan en tu salud digestiva

DIANA

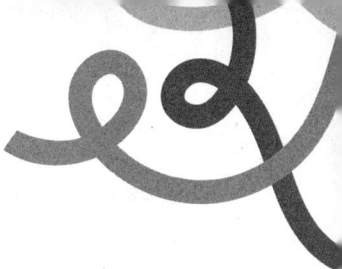

ÍNDICE

Introducción 11

La voz detrás del libro: una historia personal con colitis ulcerosa 12

La influencia de las emociones en la salud digestiva y viceversa 14

El estrés crónico y los problemas gastrointestinales 15

PRIMERA PARTE. DE QUÉ SE QUEJA TU INTESTINO 19

1. Más allá de la biología: conoce al «malo» de la película y haz las paces con él 21

No todo el estrés es negativo: descubre
el que realmente te enferma 23

El estrés crónico no está solo en tu cabeza, ¡y tu intestino lo sabe! ... 24

Tu mente inconsciente, un almacén de experiencias
que genera estrés sin que tú lo sepas 32

Cómo tu infancia y tu familia influyen en tu bienestar emocional... 36

Cuando el trabajo te pasa factura y tu digestión
sufre las consecuencias 48

El orden en tu vida y en tu intestino van de la mano 52

Atender tus emociones es el primer paso para mejorar
tu salud digestiva 59

Rompe el círculo vicioso poco a poco, no a martillazos 60

2. Eres lo que comes   **65**

La microbiota, la aliada que cuida tu salud digestiva
¡y la de todo el cuerpo! 66

Cómo funciona la digestión 70

La microbiota: tu mejor amiga...
hasta que se descontrola y deja de protegerte 75

El peligro de las intolerancias y alergias alimentarias:
restricciones y trastornos de la conducta alimentaria (TCA) 84

¿Tu forma de comer está provocando inflamación
y dañando tu intestino? 92

**SEGUNDA PARTE. LOS HÁBITOS DIGESTIVOS
QUE TU INTESTINO NECESITA PARA FUNCIONAR BIEN**   **101**

3. Los secretos de una buena alimentación   **103**

¿Por qué no es tan buena idea comer «perfecto»? 103

Cómo debería ser tu alimentación para sentirte realmente bien 106

Los grupos de alimentos y su origen 108

Lo orgánico y de temporada es más que una moda 137

El poder natural de las hierbas para tu intestino 139

Remedios naturales 142

Cómo darle vacaciones a tu aparato digestivo (sin pasar hambre) 149

El ayuno intermitente y la alimentación antiinflamatoria 151

4. Entrena a tu sistema nervioso para cuidar tu intestino   **154**

El sistema nervioso: nuestro centro de control 154

Los beneficios del cortisol... y sus graves consecuencias 159

El nervio vago: el puente que une intestino y cerebro 161

Hábitos para calmar tu sistema nervioso y mejorar tu digestión 162

5. Cuídate con los cinco sentidos: más allá de la comida   **170**

Saborea 170

Mira 188

Escucha 196

Toca 205

Huele 215

TERCERA PARTE. 28 DÍAS PARA TRANSFORMAR TU DIGESTIÓN (sin agobios) — 225

6. Guía práctica para mejorar tus problemas digestivos — 227

¿En qué consiste el plan de 28 días y para qué sirve? 227

Cómo integrar los nuevos hábitos y no morir en el intento 232

Estrategias sencillas para lograr cambios reales 237

Transforma tu digestión en 28 días: tu plan paso a paso 240

Qué hacer cuando hay recaídas y tu intestino no responde 258

Mantén tu digestión en buenas condiciones a largo plazo 259

Epílogo — 263

Decálogo para una transformación digestiva real y duradera 264

Agradecimientos — 267
Para saber más — 271
Bibliografía — 273

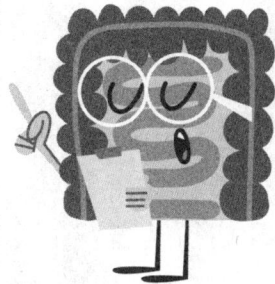

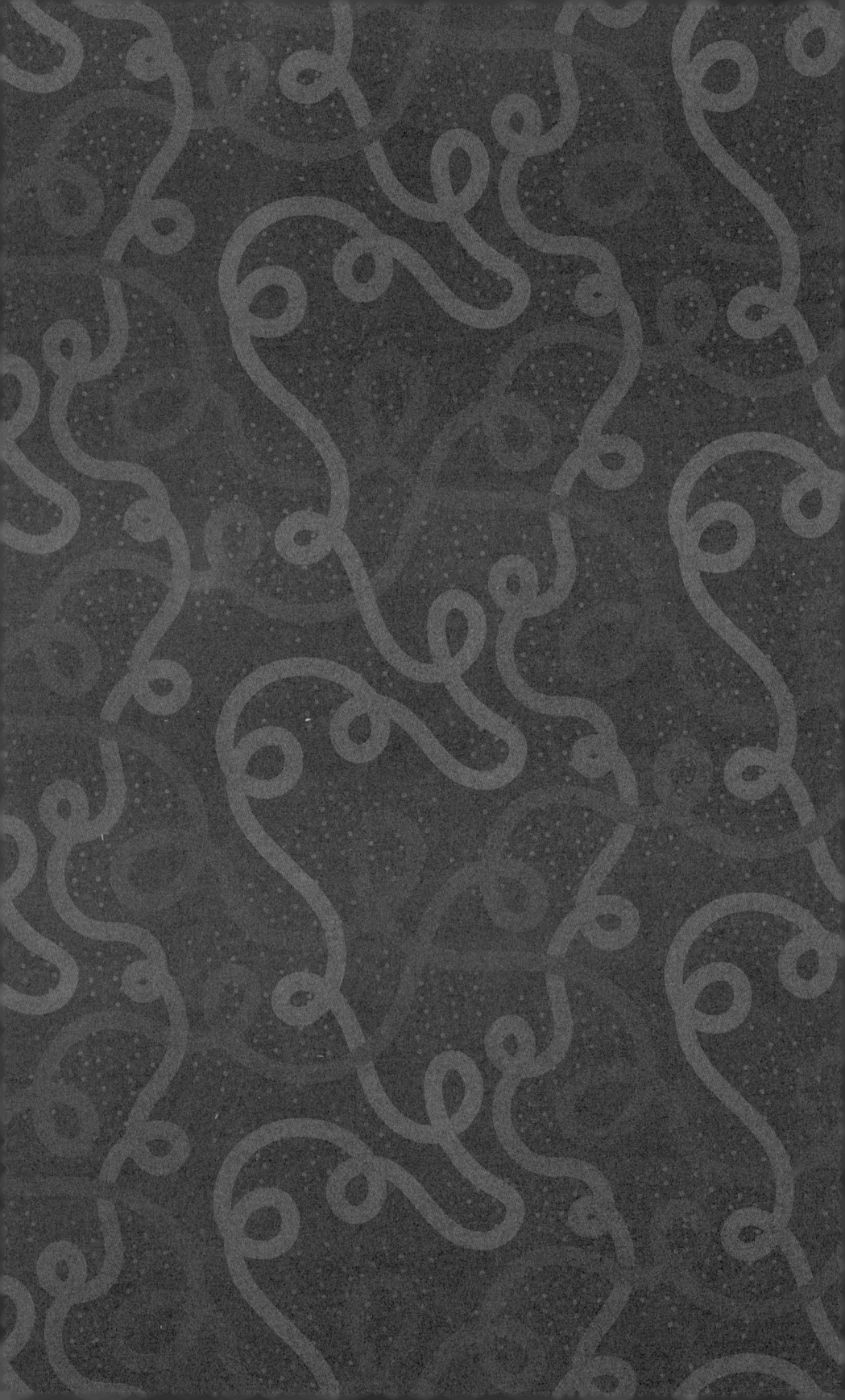

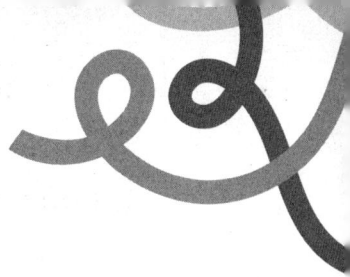

INTRODUCCIÓN

> La salud digestiva no trata solo de comida... O tal vez sí, si entendemos que lo que digerimos incluye todo lo que vivimos, no solo lo que comemos.

Lo que la mente calla, el cuerpo lo grita. Cuando con veintiséis años el médico me diagnosticó colitis ulcerosa, me enojé mucho. Me enojé porque no entendía que, con lo mucho que me cuidaba, me estuviera pasando eso. Me enojé porque me dijo que de nada serviría lo que hiciera, que me había tocado y tenía que aceptarlo. Y me enojé porque me anunció mi enfermedad como una sentencia de muerte: era crónica, grave e iba a cambiar mi vida. No estaba dispuesta a que fuera así. Aquel día me negué a ser víctima, me dispuse a entender qué había detrás de mi colitis ulcerosa y a quitarle la etiqueta de enemiga. Mi cuerpo había dicho basta. La vida me estaba diciendo que cambiara, que algo no iba bien. Era su forma de expresarlo.

El aparato digestivo lo recibe todo: problemas, conflictos, alegría, tristeza, éxitos y fracasos. De todo esto hay cosas que traga y digiere, y otras que no. Lo que te callas, lo que no «tragas», puede dañar tu estómago. Puedes ir al gimnasio, beber agua de filtro y tomar vitaminas, pero si no lidias con todo el caos que está pasando en tu cabeza, tu salud se verá resentida. Ojalá la gente supiera que la salud mental no está solo en la cabeza, sino que también es física.

Para eso escribí este libro que tienes en tus manos, para que entiendas que las patologías vienen para avisarnos de algo. Aparte de tratar la disfunción, hay que ir más allá. No nos quedemos solo en los alimentos, la suplementación, el ejercicio físico o el estilo de vida, ¡que también son muy importantes, como veremos! Vayamos más allá, veamos qué estamos haciendo y qué estamos sintiendo, si estamos en línea con nuestros valores y con lo que queremos que sea nuestra vida. Si no tratamos el estrés, los traumas y los problemas que nos hacen sufrir, no podremos solucionar nuestros problemas digestivos, que en la mayoría de las ocasiones son más un indicador que una causa. De nada sirve poner parches.

La voz detrás del libro: una historia personal con colitis ulcerosa

Lo que te expliqué en el párrafo anterior lo aprendí después de muchos años de malestar físico y emocional. Te cuento brevemente mi historia. Yo me formé como fisioterapeuta en Sevilla, donde pasé mi infancia y juventud, y pronto empecé a trabajar como pluriempleada, por lo que me di cuenta de que la realidad no tenía nada que ver con lo que me habían enseñado. No podía atender a los pacientes en profundidad, ya que con el tiempo de consulta nos quedábamos en la superficie. Un año después me fui a vivir a Córdoba y tenía tan claro que no quería seguir trabajando de esa forma que preferí tomar mi bicicleta y trabajar de repartidora. Finalmente, entré a trabajar en un hospital, concretamente en un centro de atención infantil temprana (CAIT), donde atendía a niños con trastornos de desarrollo.

Después de algún tiempo trabajando allí, la coordinadora del centro, Laura (hoy amiga mía), me propuso una jornada de cuarenta horas y un contrato indefinido. Sin embargo, para su sorpresa (¡y para la mía!), no le di el sí, sino que le pedí tiempo para pensarlo. Ese mismo día, al salir de la oficina tras aquella conversación, me sentí mal, fui al baño y eché heces con mucho moco. Me quedé paralizada, nunca me había pasado algo así, pero no quise darle importancia, pensando en la respuesta que daría unos días después. No lo sabía, pero la respuesta ya la había tomado inconscientemente en ese momento. Si continuaba así, aquello iba a acabar con mi salud y no lo podía permitir. Mi cuerpo lo sabía y me lo estaba diciendo a gritos, pero mi mente me recordaba la necesidad de poder cubrir mis gastos.

Finalmente decidí, entre muchas lágrimas, que no continuaba. La reacción de la coordinadora, que me conocía bien, me sorprendió: «Eres una persona con mucha luz. Si sigues aquí, acabarás apagándote». Y así era: me estaba apagando; la energía y la alegría que siempre me han caracterizado se estaban esfumando.

Lo que más me desgastaba no era la intensidad del trabajo, sino cómo lo hacía. Sentía que no era tan efectivo como podía ser. Me había dado cuenta de que para abordar las disfunciones de un niño y hacerlo de manera integral debía tratar también a los padres. Detrás de muchos pequeños, había padres con sus energías puestas en otro sitio, ya fuera por trabajo o por problemas familiares, lo que hacía que el niño quedara desatendido emocionalmente.

Mi cuerpo fue como un reloj. Al día siguiente de desligarme del trabajo, empecé a sangrar con las heces. En aquella época ya había empezado a estudiar Psiconeuroinmunología (PNI), ya que me atraía mucho ayudar a la gente desde un punto de vista integral, observando más allá del origen puramente biológico de sus síntomas. La PNI busca el origen de los problemas de salud en las alteraciones del sistema nervioso, inmunitario u hormonal, o de la esfera biopsicosocial, y ayuda a hacer los cambios necesarios para solucionarlos. La ciencia ha demostrado ampliamente que existe una conexión entre las emociones, el estrés y la salud digestiva.

A raíz de mis conocimientos de PNI, pensé que podía tratarse de colitis ulcerosa, dado que tenía mucosidad, sangre e inflamación; sin embargo, no presentaba otros síntomas habituales, como dolor intenso. Mi cabeza, en fase de negación, decidió que debía seguir con mi vida. Tardé un mes en ir al médico. Me atendieron varios especialistas, pero ninguno me gustaba, ninguno entendía la necesidad de tratar lo que me ocurría de forma holística. Finalmente, accedí a hacerme una colonoscopia y el diagnóstico fue certero: colitis ulcerosa en la primera parte del recto.

Como quizá ya sabes, la colitis ulcerosa no llega a ser una afección autoinmunitaria porque no se han encontrado anticuerpos pero, al igual que la enfermedad de Crohn, es una enfermedad inflamatoria intestinal mediada por un proceso muy agresivo, muy inflamatorio, del sistema inmunitario. Se relaciona en gran medida con el desequilibrio de la microbiota, ese conjunto de microorganismos que viven con nosotros en todas las mucosas de nuestro cuerpo. El sistema inmunitario se pone en modo destructivo por ese desequilibrio y provoca tanta inflamación que llega a dañar la pared intestinal: en el caso de la colitis quedan afectados el colon y el recto, y en la enfermedad de Crohn puede dañarse desde la boca hasta el ano.

Ambas enfermedades suelen tener un origen muy emocional. De hecho, la descodificación biológica de la colitis ulcerosa, de la que hablaré en profundidad más adelante, indica la existencia de un claro conflicto interno: la colitis ulcerosa aparece cuando vivimos de manera incongruente con nuestros deseos y principios, lo que no solo genera frustración, sino que también nos conduce a sentimientos de impotencia y enojo. El sistema inmunitario, en medio de este gran desajuste, acaba reaccionando como si se enfrentara a una gran amenaza, recordándonos que estamos desviándonos de nuestro auténtico camino.

Hasta entonces no le había dado suficiente importancia a la parte emocional. Para mí fue un enorme aprendizaje: podía cuidar mi alimentación y atender a mi cuerpo con todos los hábitos saludables que pudiera imaginar, pero si no me ocupaba de mis emociones, no servía de nada.

La influencia de las emociones en la salud digestiva y viceversa

Recuerdo mi primera cita con el médico después de la colonoscopia. Me miró como si fuera a darme la peor noticia de mi vida en una sala tenue, casi apagada, y me dijo: «Esta es una enfermedad para toda la vida. Tienes que aprender a vivir con ella y con su tratamiento porque, hagas lo que hagas, no servirá de nada. Da igual lo que comas, nada ayuda».

Yo estaba convencida de que había algo más detrás. No podía ser que el sistema inmunitario se pusiera tan agresivo de pronto y me provocara una úlcera. La medicina tradicional no me daba respuesta a lo que estaba pasando realmente.

Avanzando en mis estudios de PNI, empecé a tenerlo todo más claro desde otro prisma. Vi cómo, a nivel fisiológico, un sistema nervioso con estrés, frustración y exigencia excesiva podía desregular la microbiota y esto, a su vez, desregular el sistema inmunitario y crear una úlcera, si existía predisposición genética. Yo la tenía y se dio el contexto para que se desarrollara. Entonces encajó todo.

Empecé a atenderme más aún y, sobre todo, a escuchar cómo me sentía y qué me hacía sentirme más realizada. En ese momento me di cuenta de que mi experiencia laboral y personal, mi aprendizaje, mi formación en PNI y mi propósito de atender a otras personas se fusionaban en un objetivo: ayudar a personas con trastornos digestivos a mejorar su situación con una visión profunda de 360 grados. Ahí era donde podía dar lo mejor de mí.

En ese camino tuve otra gran lección. Las personas con colitis ulcerosa somos muy exigentes con nosotras mismas, muy perfeccionistas. Tenemos que demostrar que somos válidas, lo que hace que seamos poco autocompasivas. Aprendí a ser compasiva conmigo a nivel personal y profesional, a no exigirme tenerlo todo perfecto y ¡para ayer! También me he dado cuenta de que ha habido muchos momentos en mi vida en los que he forzado cosas que, en realidad, no tenían que salir. Y lo único que me ha traído eso es mucho sufrimiento, por lo que presto aún más atención a mi intuición.

Aprendí también que es necesario reconocer que lo estás haciendo lo mejor que puedes y entender que tus síntomas no son más que la forma que tiene tu cuerpo de comunicarte que algo no va bien. Cuando abordas tus síntomas con compasión, curiosidad y escucha activa, creas un entorno propicio para tu curación. Tienes todo lo que necesitas, pero no tienes que hacerlo en solitario. Lo sucedido en mi vida en los últimos años me ha dado una hoja de ruta y unos lentes que cambiaron mi visión por completo y me han ahorrado toneladas de sufrimiento. Y quiero compartir contigo cómo lo he logrado.

Desde el diagnóstico, aprendí que la colitis ulcerosa funcionaría en mi vida como un termómetro que me indicaría los momentos en los que me estuviera desconectando de mí misma. Ese fue el significado que le di. De hecho, me siento muy agradecida de que me pasara. De lo contrario, habría seguido como pollo sin cabeza por la vida. Me llevó a tomar decisiones arriesgadas, con miedo pero con valentía, y no me arrepiento. Me ha ordenado a nivel profesional y personal. Esta enfermedad vino a enseñarme lo que me hace feliz.

Si tú también estás pasando por algún tipo de problema digestivo, escucha lo que vino a decirte y toma las decisiones que hagan falta para vivir tu vida como tú quieras vivirla. No lo sientas como un castigo. El «yo no me merezco esto» está bien en la fase de duelo pero, pasada la negación, acéptalo e intenta verlo de una forma un poco más amable porque será mucho más productivo.

El estrés crónico y los problemas gastrointestinales

Nuestro hardware y nuestro software están íntimamente relacionados. Te explicaré por qué llamamos —y con mucha razón— al estómago nuestro «segundo cerebro». De seguro ya has percibido muchas veces cómo se manifiesta esta conexión entre cerebro e intestino en la vida cotidiana: sentir mariposas en el estómago cuando estamos enamorados; tener náuseas o diarrea cuando estamos nerviosos, o sentir tristeza o ansiedad cuando padecemos problemas intestinales. El aparato digestivo es también el blanco de muchos problemas psicológicos y trastornos psiquiátricos que se somatizan, como gastritis, úlceras, colitis, hernias de hiato o reflujo.

Los mensajes se transmiten al cerebro por vía química, y le llegan las mismas hormonas si estás estresado por el trabajo, enojado con tu pareja o alterado por una noticia violenta que acabas de ver en los noticieros. Al final, el estrés llega por las mismas vías y, tenga el origen que tenga, pone al cuerpo en modo alerta. Si es puntual, nuestro cuerpo está preparado para ello. Sin embargo, la mayoría de las veces no lo solucionamos, ya sea por creencias, miedo, inseguridades o simplemente inercias, y esa señal de alerta continua, día y noche, puede tener efectos graves en tu salud, sobre todo la digestiva.

El aparato digestivo ejerce un impacto también en el cerebro. Es como un círculo vicioso: tienes un problema emocional que desencadena problemas digestivos y estos a su vez empeoran el funcionamiento del organismo, afectando a nivel cerebral. Esto te puede llevar a una espiral de miedo, a hipercontrolar lo que comes de forma patológica y a seguir empeorando. ¿Te suena todo esto?

Como ves, trabajar la relajación, la gestión emocional y la toma de decisiones es tan importante como pensar lo que vas a comer cada día. Por eso, te invito a disfrutar de este viaje por la maravillosa máquina que somos. Entenderás cómo funciona tu organismo a nivel biológico y cómo influyen en él el estrés, el inconsciente, los pensamientos, los sentimientos y las acciones. Así, además de tener pautas generales, al conocerte sabrás qué te conviene más a ti personalmente y podrás crear tu propio cuaderno de trabajo con consejos sobre alimentación y hábitos de vida, físicos y emocionales, para tener un aparato digestivo feliz y emocionalmente estable. Te daré una brújula para que te manejes en tu mapa particular y que, a través de tu propio método, alcances una transformación digestiva real y duradera.

En ningún momento quiero que este libro sustituya una consulta profesional. Mi objetivo es que si tienes problemas digestivos y no sabes qué hacer, estas páginas te sirvan como tu primer gran paso hacia tu nueva vida; que te ayuden a dar luz a aquello que necesitas ordenar para que mejore tu problema digestivo. Quiero que este libro sea tu guía, un primer recurso que te dé una mayor comprensión y todas las herramientas necesarias para sentir menos miedo e incertidumbre y más confianza y seguridad ante lo que te sucede. Que te permita elegir lo que mejor te convenga según el momento vital en el que te encuentres.

Tampoco quiero sustituir a un psicólogo. Habrá ocasiones en las que será necesario acudir, aunque no siempre es la única solución. A veces, simplemente no estamos preparados para abrir la caja de Pandora. Trabajar todas las áreas que abordaremos en este libro te ayudará a darte cuenta de si lo necesitas y, en caso afirmativo, a que acudas de una forma mucho más receptiva.

Si padeces algún trastorno digestivo y sientes frustración, si te perdiste entre tanta información y no sabes qué hacer ni a quién acudir, créeme que te entiendo. A mí me pasó. Cuando mi enfermedad dio la cara, cayó en mis manos un libro de Jordi Paleo que me ayudó mucho a entender lo que me estaba ocurriendo. Motivada por esa experiencia, quisiera compartirte a través de este libro las pautas concretas y prácticas que necesitas para ordenar tus problemas digestivos con un enfoque más alternativo al que seguramente hayas escuchado.

Confía, pues tengo la certeza de que puedes mejorar tu salud digestiva. No estás solo. Te acompaño en este viaje que has elegido para mejorar tus problemas digestivos que te llevará por caminos inexplorados, te abrirá nuevas perspectivas y te dará una visión más integral de ti para, en definitiva, mejorar tu bienestar físico y emocional, que es lo que de verdad importa.

Para ello, en esta travesía haremos tres grandes paradas. En la primera («¿De qué se queja tu intestino?») exploraremos de dónde venimos a nivel emocional y biológico, y por qué nuestro cuerpo está protestando. En la segunda («Los hábitos digestivos que tu intestino necesita para funcionar bien»), descubriremos qué podemos hacer, a través de diferentes estrategias que abarcan diversas áreas para mejorar nuestra salud digestiva. En la tercera («28 días para transformar tu digestión [sin agobios]») aprenderemos cómo aplicarlo de forma práctica, con propuestas para que crees tu propio método, único y exclusivo para ti, con el fin de cuidarte como te mereces.

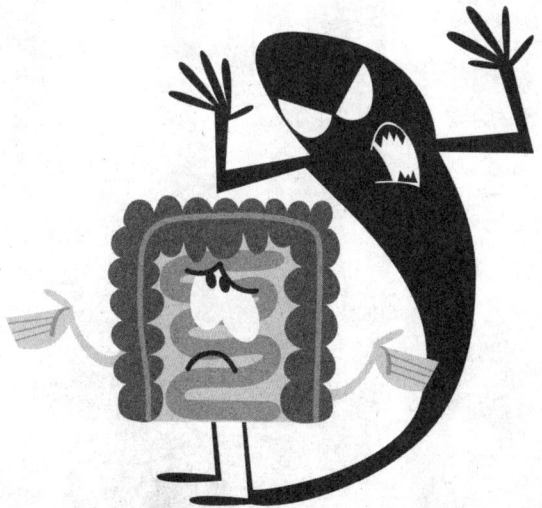

Primera parte
De qué se queja tu intestino

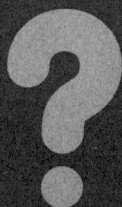

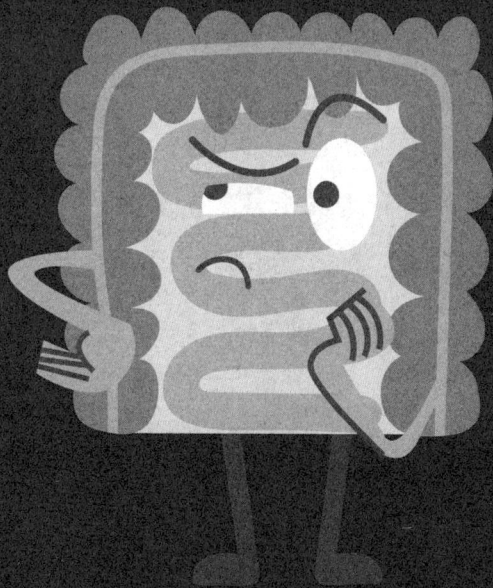

1

MÁS ALLÁ DE LA BIOLOGÍA: CONOCE AL «MALO» DE LA PELÍCULA Y HAZ LAS PACES CON ÉL

Habían pasado dos años desde que me diagnosticaron colitis ulcerosa y había cumplido la promesa que me había hecho a mí misma: esa enfermedad no me iba a limitar; no estaba dispuesta a que fuera, como me había dicho el médico, una losa de por vida. En esos dos años había aprendido a conocerme y a cuidarme aún más. Sin embargo, empecé a tener problemas digestivos de nuevo. Esta vez no asociaba mis síntomas a la enfermedad, pero no me encontraba bien: tenía ardor, repetía la comida, se me inflamaba la panza y la digestión se me hacía muy pesada. No entendía nada. Me cuidaba en todos los aspectos. ¿Qué me estaba pasando?

Acudí al consultorio de Mame, una amiga experta en PNI que tiene una forma de abordar a los pacientes similar a la mía, integral, pero con una mirada más objetiva de la que yo pudiera tener conmigo misma. Tras contarle detenidamente cómo me sentía y cómo era mi día a día desde que me levantaba hasta que me acostaba, me lanzó una pregunta que me sacudió muchísimo: «¿Tú en qué momento del día paras?». Me di cuenta de que mi día transcurría en un torbellino de actividades constantes, sin permitirme un instante para detenerme y simplemente estar. Esto facilitó que pudiéramos profundizar en el tema. A pesar de esta constante actividad, mi vida había entrado en una etapa más tranquila, tanto en lo profesional como en lo personal. Sin embargo, lo que me desconcertaba era que aún sentía una sensación de insatisfacción residual, cuyo origen desconocía y que me generaba estrés.

Ante esto, Mame me aconsejó que fuera al consultorio de una terapeuta para indagar en mi inconsciente. Acudí a Irene, psicoterapeuta experta en constelaciones familiares, y en cuanto empezamos a trabajar para sacar a la luz el inconsciente, vi claramente el origen de mi estado. En todos los trabajos que hice salía mi madre biológica. A los seis días de nacer, ya estaba en los brazos de mis padres, que desde niña me habían dicho que era adoptada y que si algún día sentía que necesitaba respuestas, contara con ellos. Yo, a pesar de que siempre había hablado con naturalidad de la adopción, nunca había querido saber nada de mis raíces biológicas, hasta que, gracias al trabajo con Irene, vi la necesidad de abrir esa puerta que siempre me había negado a ver. Aprendí que el hilo que nos une a nuestro pasado no se rompe ni desaparece simplemente por no pensar en él.

Con su nombre y las redes sociales, no me fue difícil encontrarla. En febrero de 2022 comenzamos a conversar por teléfono y en mayo, muy cerca de mi cumpleaños, el día 12, nos conocimos. Me impactó. Ella estaba en *shock* también, pues era un capítulo de su vida que había cerrado. Fue un encuentro muy bonito. Yo estaba preparada para el rechazo. Lo hubiera entendido. Sin embargo, me acogió y me abrió las puertas de su casa y su familia. A partir de ahí sentí una paz que nunca había sentido y con ella mis problemas digestivos desaparecieron.

> El hilo que nos une a nuestro pasado no se rompe ni desaparece simplemente por no pensar en él.

Cuento mi historia porque todo lo que viví física y emocionalmente es extrapolable a cualquier persona, aunque cada una cargue con su mochila. Y de eso trata este capítulo: una insatisfacción inconsciente tiene un enorme poder y genera mucho estrés, aunque lleves una vida aparentemente tranquila. El estrés no solo está en la cabeza, sino que provoca problemas físicos ¡y muy reales!

No debería ocurrir, pero desgraciadamente sucede que nos diagnostiquen una enfermedad digestiva y se escriba en el informe que se recomienda gestionar el estrés. No es así. No nos podemos quedar en eso. Por un lado, hay un problema físico que debe ser tratado; por otro, la gestión del estrés va mucho más allá de decirle a alguien que no se estrese. Tampoco el estrés es siempre negativo. Es importante conocerlo para identificar si nos está enfermando o no. Debemos observarnos e ir más allá de lo que vemos aparentemente.

No todo el estrés es negativo: descubre el que realmente te enferma

El estrés bueno es aquel que nos permite adaptarnos a las situaciones nuevas y desafiantes que se nos presentan en la vida. El estrés bueno nos hace sentir vivos, nos impulsa, nos beneficia y nos mejora. El estrés bueno es el que nos ayuda a crecer y a aprender. El estrés malo es aquel que nos sobrepasa y nos desborda, que nos hace sentir enfermos, que nos frena, que nos perjudica y que nos deteriora. El estrés malo es el que nos daña y nos enferma. El estrés malo es el que nos hace sufrir y nos hace infelices.

BIENVENIDO AL ESTRÉS, SONIA LUPIEN

Antes de tachar al estrés como enemigo número uno, debemos reconocer sus beneficios, que son muchos. El estrés nos ayuda. Lo necesitamos. Nuestro cuerpo está diseñado para que lo sintamos y respondamos de alguna manera a su señal en momentos puntuales. El estrés agudo es benéfico siempre y cuando suponga una reacción moderada y controlada y haya una recuperación. Un pico de estrés positivo es, por ejemplo, el ejercicio físico, el frío o el ayuno controlado. El problema es que nuestro cuerpo está preparado para el estrés físico, pero no para el mental, y menos aún de forma repetida. Si el estrés es crónico y se mantiene activo durante mucho tiempo, altera la función del organismo.

Cómo creemos que funciona el sistema nervioso cuando está regulado...

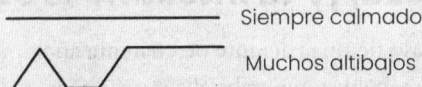

——————————— Siempre calmado

Muchos altibajos

Cómo funciona realmente...

Cuando está regulado, puede entrar y salir de situaciones de estrés sin dejar de ser capaz de volver a la «línea de base» con facilidad

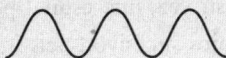

¿Qué factores pueden causar estrés negativo y crónico?

Puede tratarse de factores internos como el miedo al cambio o a las altas expectativas de tu padre, de tu jefe o de ti mismo; la falta de control de la situación; el perfeccionismo constante; los traumas, las frustraciones o el diálogo interno negativo.

También influye negativamente el ruido mental, es decir, ese conjunto de pensamientos, preocupaciones, distracciones y emociones que ocupan nuestra mente de forma desordenada y constante, y nos impiden concentrarnos, relajarnos y disfrutar del momento presente. En muchas ocasiones, la trampa está en que, aparentemente, puede que tengamos una vida muy tranquila, pero estos factores pueden estar provocando estrés de forma silenciosa, y mucho, sin que lo sepamos.

Y en cuanto a los factores externos, pueden ir desde un cambio importante en cualquier área de nuestra vida (como una mudanza, una ruptura, la muerte de un familiar, una enfermedad o una lesión) hasta un ambiente tóxico con amigos o compañeros, problemas de dinero o situaciones de presión en el trabajo. La velocidad a la que se mueve el mundo también nos afecta muy negativamente, ya que aumenta en nuestra mente el ruido mental, al estar más expuestos, estimulados, informados o conectados, y nos impide filtrar, procesar o asimilar. La vida moderna, tan acelerada e hiperproductiva, sumado al no parar por la autoexigencia, nos enferma y, además, nos vuelve más impacientes, impulsivos o reactivos.

El estrés crónico no está solo en tu cabeza, ¡y tu intestino lo sabe!

Recuerdo el caso de una paciente de cuarenta años, madre soltera de dos hijos adolescentes y rebeldes, que trabajaba mucho fuera y dentro de casa. Empezó a tener problemas digestivos (náuseas, vómitos, ardor, reflujo y pérdida de peso) y me contactó preocupada porque creía que tenía una infección. Ante su situación vital, planteamos una serie de cambios. Empezó con ir con una psicóloga, ganó confianza, cambió de trabajo, consiguió más tiempo para ella y esto provocó, a su vez, una espiral positiva desde la que fueron mucho más fáciles los cambios sucesivos. Seis meses después, sus problemas digestivos habían mejorado notablemente.

Como ves, el estrés crónico no solo afecta a nivel mental, sino que también enferma físicamente. El intestino es el primer órgano que lo sufre, y tarde o temprano te lo hará saber. Para entender por qué afecta tanto, imagina tres carreteras bidireccionales que comunican intestino y cerebro:

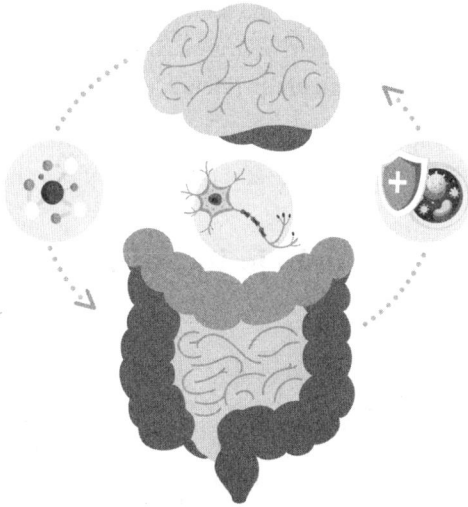

→ **La primera es la carretera del nervio vago.** Este es el único nervio que conecta anatómicamente el cerebro con el intestino.

→ **La segunda es la carretera de los vasos sanguíneos.** A través de hormonas y neurotransmisores como la adrenalina, la noradrenalina y el cortisol (conocido como la hormona del estrés y del que hablaré a fondo en el capítulo cuatro) se aporta energía rápida para hacer frente a las demandas externas.

→ **La tercera es la carretera del sistema inmunitario.** Además de tener receptores propios del tejido nervioso, informa al cerebro, a través de mensajeros como las citoquinas proinflamatorias, de que se está produciendo una inflamación en el intestino. Cuando comemos, el intestino se inflama un poco; el sistema inmunitario se prepara, se inflama y se pone en alerta por si algún patógeno no deseado quiere entrar. El problema es cuando se produce una mayor inflamación porque no hay suficientes secreciones, cuando hay un desequilibrio en la microbiota intestinal o cuando no se digieren bien los alimentos. Entonces llegan más citoquinas al cerebro y este se inflama más. Por eso se dice que un problema a nivel del intestino afecta a nivel cerebral, mental y emocional. A mayor inflamación en el intestino, mayor inflamación en el cerebro, lo que afecta directamente a cómo nos sentimos, tomamos decisiones y gestionamos nuestras emociones.

El sistema inmunitario y la microbiota intestinal se encuentran en estrecho contacto a través de la barrera intestinal. La microbiota, al ser la primera en interactuar con lo que comemos, actúa como una especie de sensor que informa al sistema inmunitario mediante señales químicas. Por eso se le considera nuestra primera barrera de defensa.

Y por este mismo motivo, para regular la microbiota intestinal también es necesario regular el cerebro: ambos están profundamente conectados.

Carreteras del eje intestino-cerebro

→ **Carretera 1:** nervio vago

→ **Carretera 2:** vasos sanguíneos

→ **Carretera 3:** sistema inmunitario

El eje intestino-cerebro es, en definitiva, una compleja red de comunicación bidireccional que conecta el intestino y el cerebro a través del nervio vago y otras vías nerviosas, hormonales e inmunológicas. Cuando el eje intestino-cerebro se encuentra en desequilibrio, se pueden manifestar problemas digestivos como los siguientes:

→ Síndrome del intestino irritable (SII)

→ Enfermedad inflamatoria intestinal (EII)

→ Reflujo gastroesofágico (ERGE)

→ Dificultad con la digestión

→ Estreñimiento

→ Diarrea

Cómo se organiza el intestino

A mayor inflamación del intestino, mayor inflamación del cerebro, lo que afectará a cómo nos sentimos, a nuestras decisiones y a nuestra gestión emocional. Por eso se dice que un problema a nivel del intestino afecta a nivel cerebral, mental y emocional.

Luz intestinal

Microbiota intestinal

Células intestinales

Sistema inmunitario

Vaso sanguíneo

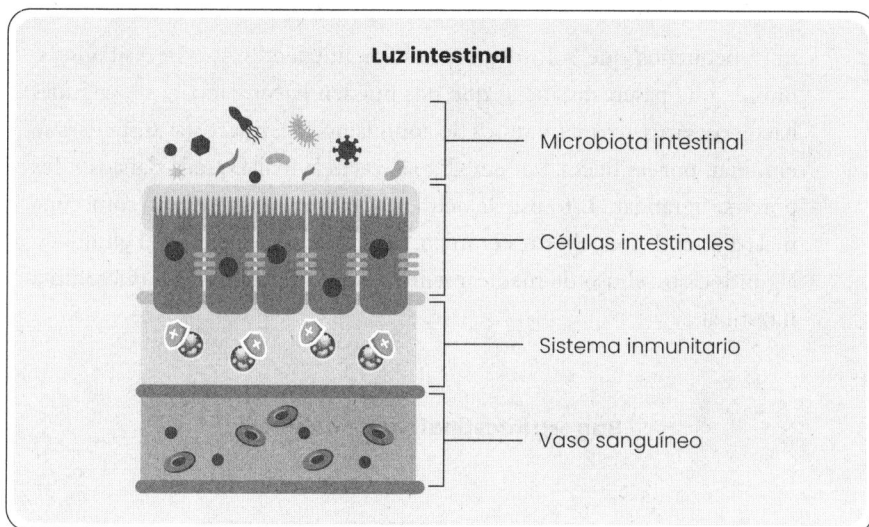

Así afecta el estrés a tu cuerpo

Como ves, el estrés crónico y las emociones suponen una enorme carga más allá de nuestra mente, con importantes repercusiones en todo el cuerpo. Estas son algunas de sus consecuencias a nivel digestivo, inmunológico y microbiano:

→ **El estrés activa la alarma del cuerpo.** Cuando hay peligro, se liberan en el torrente sanguíneo hormonas como la adrenalina y el cortisol, que se preparan para la respuesta de lucha o huida. Pero si se mantienen elevadas durante mucho tiempo, tienen consecuencias perjudiciales.

→ **Trastoca la comunicación entre la microbiota intestinal y el sistema nervioso central.** El modo alarma del cerebro afecta a los mensajeros que intervienen en el eje intestino-cerebro y se altera así el estado de ánimo, el humor, el comportamiento, el aprendizaje y la memoria. A largo plazo conlleva ansiedad, depresión, insomnio, dificultad para concentrarse, falta de memoria, dolor de cabeza, fatiga, nubosidad mental y distraimiento.

→ **Altera la barrera intestinal** (la capa de células y moco que protege el intestino de las sustancias nocivas) y puede provocar una mayor permeabilidad intestinal, que es la capacidad del intestino de dejar pasar unas sustancias u otras al torrente sanguíneo. Imagina el intestino como una malla que filtra lo que comemos y bebemos. La malla tiene unos poros muy pequeños que solo dejan pasar los nutrientes que necesitamos e impide que pasen sustancias que nos pueden hacer daño, como algunas bacterias, virus, toxinas y restos de comida no digerida. Estas sustancias se eliminan por las heces. Sin embargo, a veces la malla queda dañada y los poros se agrandan. Esto puede ocurrir por diferentes motivos, como una mala alimentación, el estrés crónico, el consumo de alcohol, el gluten en algunos casos, el uso de medicamentos o una alteración de la microbiota intestinal.

Barrera intestinal sana / no sana

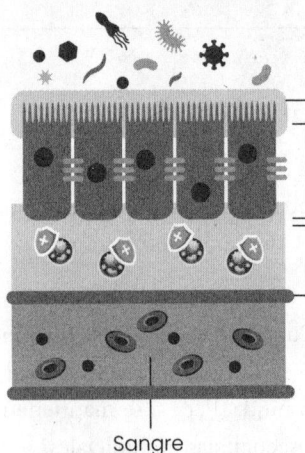

Se compone de tres capas (Zhou y Zhong, 2017):

Capa mucosa: actúa como un muro que evita la adherencia bacteriana.

Células epiteliales intestinales: regulan el transporte del agua y de los nutrientes a los tejidos del huésped.

Capa interior (*lámina propia*) con las células inmunitarias: distingue entre agentes patógenos y microorganismos comensales y organiza la respuesta inmunitaria adecuada contra agentes patógenos y antígenos.

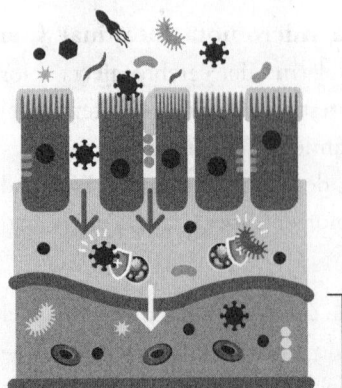

Sangre

Por consiguiente, compuestos alimenticios o microbianos, o microbios que normalmente solo se encuentran en el lumen intestinal podrían acabar en la sangre y desencadenar una reacción inmunitaria inadecuada y una inflamación temporal (Ulluwishewa *et al.*, 2011).

Fuente: Gut Microbiota for Health.

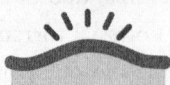

Cuando la malla se vuelve más permeable, deja pasar sustancias que no deberían entrar en el cuerpo que pueden causar inflamación, alergias, intolerancias, infecciones, trastornos digestivos y otras enfermedades. A este problema se le llama «síndrome del intestino permeable» o «hipermeabilidad intestinal». Un estudio de 2021 mostró que la microbiota intestinal puede modular la actividad de las neuronas entéricas, que son las células nerviosas que controlan la función intestinal. El estudio reveló que las bacterias intestinales pueden producir neurotransmisores y metabolitos que afectan a la excitabilidad y la plasticidad de las neuronas entéricas, lo que a su vez puede influir en la motilidad, la secreción y la sensibilidad intestinal. El estudio también sugirió que las neuronas entéricas pueden enviar señales al cerebro a través del nervio vago, que es uno de los canales de comunicación entre el intestino y el cerebro.

→ **Afecta a la composición y a la diversidad de la microbiota.** Reduce el número y la variedad de bacterias, y aumenta las patógenas, que es lo que se conoce como «disbiosis intestinal», o desequilibrio entre los microorganismos presentes en el intestino. Esta disminución de las bacterias beneficiosas y el aumento de las patógenas puede, por ejemplo, llevar a desarrollar intolerancias, el síndrome del intestino irritable o la enfermedad inflamatoria intestinal.

→ **Potencia el dolor, al aumentar en el cerebro la concentración de hormona liberadora de corticotropina, que activa el eje del estrés (eje hipotalámico-hipofisario-adrenal o HPA).** Este eje es un importante sistema neuroendocrino que controla las reacciones al estrés y regula muchos procesos corporales, como la digestión, el sistema inmunitario, el estado de ánimo y las emociones, la sexualidad y el almacenamiento y gasto de energía. También altera la motilidad, la inflamación y la sensación de dolor, al reducir la cantidad de neurotransmisores como la serotonina, el ácido gamma-aminobutírico (GABA) y el glutamato.

→ **Debilita el sistema inmunitario.** Disminuye la producción y la actividad de los glóbulos blancos, que son las células encargadas de reconocer y eliminar a los agentes extraños. También aumenta la producción de cortisol, una hormona que, de forma temporal, inhibe la respuesta inmunitaria. Esto hace que el cuerpo sea más vulnerable a infecciones, enfermedades autoinmunitarias e incluso cáncer.

El cuerpo está diseñado para que la función cerebral siempre tenga energía disponible, ya que el cerebro es lo más importante del cuerpo. Cuando el cerebro está tranquilo, sin estrés y en calma, el cortisol también está bajo, lo que permite que la energía se reparta. El problema viene cuando estamos todo el día en la mente y con demasiada carga mental. Esto hace que el cortisol esté alto durante todo el día, lo cual provoca el agotamiento de las reservas energéticas del cuerpo y que el cerebro cada vez reciba menos energía. En esta situación, en la que el cortisol está constantemente por las nubes, el sistema inmunitario ya no sabe qué órdenes seguir y empieza a demandar energía para seguir aumentando su actividad y seguir inflamando, con lo cual no tienes tiempo de nada, te estresas y encima tu propio cuerpo te empieza a robar la poca energía que te va quedando para inflamar e inflamar. De ahí que la inflamación crónica sea tan costosa para el cuerpo.

Ojalá la gente supiera que la salud mental también es salud física:

→ Dolor de cabeza   → Calambres

→ Mareo   → Gases

→ Fatiga   → Diarrea

→ Malestar estomacal   → No está solo en tu cabeza

Ya conoces las serias consecuencias que puede tener el estrés crónico en tu organismo, pero ¿eres realmente consciente del estrés que tienes? Te invito a hacer esta sencilla escala de estrés percibido para conocerte mejor y así ¡cuidarte mejor!

La escala PSS es un instrumento de autoevaluación que determina el nivel de estrés percibido durante el último mes. Consta de 14 ítems con un formato de respuesta de una escala de cinco puntos (0 = nunca, 1 = casi nunca, 2 = de vez en cuando, 3 = a menudo, 4 = muy a menudo). La puntuación total de la PSS se obtiene invirtiendo las puntuaciones de los ítems 4, 5, 6, 7, 9, 10 y 13 (en el sentido siguiente: 0 = 4; 1 = 3; 2 = 2; 3 = 1, y 4 = 0) y sumando entonces los 14 ítems. Según la puntuación directa obtenida, una mayor puntuación corresponde a un mayor nivel de estrés percibido.

Existe una versión corta, la PSS-10, que se basa en un grupo de ítems de la versión PSS completa. La puntuación de la PSS-10 se obtiene invirtiendo las puntuaciones de los ítems 6, 7, 8, y 9, y sumando los 10 ítems (1, 2, 3, 6, 7, 8, 9, 10, 11 y 14).

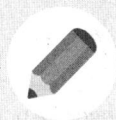

Escala de Estrés Percibido (*Perceived Stress Scale*, PSS)

Indica con una X cómo te has sentido o cómo has pensado en cada situación.
Nunca = 0 / Casi nunca = 1 / De vez en cuando = 2 / A menudo = 3 / Muy a menudo = 4.

1. En el último mes, ¿con qué frecuencia te has visto afectado por algo que ocurrió inesperadamente? 0 1 2 3 4

2. En el último mes, ¿con qué frecuencia te has sentido incapaz de controlar las cosas importantes en tu vida? 0 1 2 3 4

3. En el último mes, ¿con qué frecuencia te has sentido nervioso o estresado? 0 1 2 3 4

4. En el último mes, ¿con qué frecuencia has gestionado con éxito los pequeños problemas irritantes de la vida? 0 1 2 3 4

5. En el último mes, ¿con qué frecuencia sentiste que manejaste de manera efectiva los cambios importantes que han ocurrido en tu vida? 0 1 2 3 4

6. En el último mes, ¿con qué frecuencia has estado seguro de tu capacidad para gestionar tus problemas personales? 0 1 2 3 4

7. En el último mes, ¿con qué frecuencia sentiste que las cosas te salían bien? 0 1 2 3 4

8. En el último mes, ¿con qué frecuencia has sentido que no podías afrontar todas las cosas que tenías que hacer? 0 1 2 3 4

9. En el último mes, ¿con qué frecuencia has podido controlar las dificultades de tu vida? 0 1 2 3 4

10. En el último mes, ¿con qué frecuencia has sentido que lo tenías todo bajo control?	0	1	2	3	4
11. En el último mes, ¿con qué frecuencia te has enojado porque las cosas que te han ocurrido estaban fuera de tu control?	0	1	2	3	4
12. En el último mes, ¿con qué frecuencia has pensado sobre las cosas que te quedan por hacer?	0	1	2	3	4
13. En el último mes, ¿con qué frecuencia has podido controlar la forma de pasar el tiempo?	0	1	2	3	4
14. En el último mes, ¿con qué frecuencia has sentido que las dificultades se acumulan a tal grado que no puedes superarlas?	0	1	2	3	4

Tu mente inconsciente, un almacén de experiencias que genera estrés sin que tú lo sepas

El inconsciente insiste, se repite y casi tira la puerta abajo con tal de hacerse oír. La única manera que tienes de oírlo, de invitarlo a pasar, es dejar de echarle cosas encima (que suelen ser tus propias ideas) y, en vez de ello, escuchar lo impronunciable, que está en todas partes, en el habla, en las representaciones, en los sueños y en el cuerpo.

ANNIE ROGERS

No somos, ni mucho menos, esos seres racionales y libres que creemos ser. El inconsciente representa el 95% de nuestra actividad mental, mientras que la mente inconsciente solo el 5%. El inconsciente, por lo tanto, determina la mayor parte de nuestras decisiones. A menudo tenemos las decisiones tomadas mucho antes de que nosotros seamos conscientes.

Cuando hay traumas o procesos emocionales no resueltos, la mente inconsciente consume una gran cantidad de energía. Este alto consumo energético puede reflejarse a nivel físico, como problemas digestivos y trastornos tiroideos, porque la energía que normalmente se destinaría a funciones vitales, como las secreciones digestivas, se ve comprometida. Como resultado, se produce un déficit energético que afecta al funcionamiento general del cuerpo. Además, esta situación es una fuente de estrés e insatisfacción. Por ello, es fundamental conocer y gestionar nuestra mente inconsciente, no solo para mejorar nuestra salud digestiva, sino también para fomentar nuestro bienestar general.

Qué es la mente inconsciente

El sistema nervioso central, especialmente el cerebro, es responsable de generar la mente. Digamos que el sistema nervioso central, especialmente el cerebro, es la base biológica de nuestra mente y de los procesos mentales, es decir, de todo lo que pensamos, sentimos y percibimos. No es que la mente exista aparte del cerebro, sino que surge de su actividad. Gracias a esto, podemos percibir, pensar, sentir y actuar, es decir, que podemos tomar decisiones, interpretar lo que nos rodea y experimentar emociones. Además, nuestra mente tiene dos partes: una consciente, que es la que usamos para razonar y tomar decisiones, y otra inconsciente, que procesa información sin que nos demos cuenta y regula muchas funciones de nuestro cuerpo de forma automática. A la primera, que nos permite tener conocimientos de nosotros y de nuestro entorno, podemos acceder directamente y podemos controlarla. Sin embargo, la mente inconsciente no podemos controlarla, ni podemos acceder directamente a ella, pero influye igualmente en nuestra forma de pensar, sentir y actuar. Funciona como un gran archivo en el que guardamos todo lo que vamos viviendo y no hemos podido procesar ni resolver, y todo eso puede afectarnos sin que nos demos cuenta.

La mente inconsciente sería como un iceberg del que solo vemos la punta. En su mayor parte permanece sumergido bajo la superficie, albergando nuestros recuerdos más profundos, creencias, deseos, miedos y traumas. Esta mente se activa cuando nos enfrentamos a situaciones similares que evocan esos recuerdos profundos, lo cual provoca una respuesta de estrés. Algunos ejemplos de cómo esta mente inconsciente surge sin que nos demos cuenta son los lapsus u olvidos temporales que nos impiden recordar cosas y que pueden estar relacionadas con algún trauma inconsciente; también los sueños, que reflejan nuestros deseos, miedos, conflictos y problemas inconscientes; las fobias o los miedos irracionales y excesivos; las adicciones, esas conductas compulsivas que nos hacen depender de una sustancia, una persona o una actividad (normalmente, detrás de las adicciones hay algún vacío, dolor, culpa o insatisfacción inconsciente sin resolver), y también los actos fallidos, los errores involuntarios que cometemos al hablar, escribir o actuar que revelan nuestros pensamientos y deseos más inconscientes.

La mente inconsciente, como ves, maneja mucha más información de la que puede reconocer la mente consciente. Se trata de información que escapa a la lógica y da lugar, por ejemplo, a la intuición, una forma de conocimiento rápido y eficaz que nos ayuda a tomar decisiones y a resolver problemas, pero a la que a menudo no escuchamos, ya que está tapada por nuestros miedos. Esta intuición puede influir, por un lado, en nuestras emociones, generándose confianza, seguridad, alegría o sorpresa; por otro lado, puede influir en nuestra salud, orientándonos hacia lo que nos beneficia o nos perjudica.

La mente inconsciente es mucho más rápida, potente y creativa que la consciente. Sin embargo, también es más irracional, conflictiva y limitante. De ahí la importancia de gestionar directamente el inconsciente para que podamos aprovecharlo y evitar sus trampas.

Cómo se forma la mente inconsciente

La mente inconsciente se forma en el momento en que estamos preparados para percibir, procesar y responder a estímulos externos como sonidos, imágenes, olores, sabores y sensaciones. Y esto pasa desde antes de nacer, cuando estamos en el vientre de nuestra madre. De ahí que todo lo que le pase a nuestra madre durante el embarazo nos afecte a nosotros y a nuestra mente inconsciente. Esto se ve claramente en mi caso, como contaba antes. Yo había puesto mi temporizador para mi vida cuando llegué con mis padres adoptivos, como si todo lo anterior no hubiera existido o no tuviera importancia. Pero, en realidad, mi historia antes de ellos sí había influido en mí, aunque durante mucho tiempo lo ignoré. Mi mente inconsciente ya se había empezado a formar.

La formación del inconsciente continúa durante la etapa más vulnerable, la infancia, en la que el bebé interactúa con el entorno, pero sobre todo con su figura de apego: progenitores, madres y padres adoptivos, abuelos, maestros o esas personas que le brindan cuidado, protección y afecto. En estos primeros años aprendemos de nuestras figuras de crianza quiénes somos, cómo somos, qué merecemos, qué lugar ocupamos en el mundo y qué podemos esperar de él, cómo relacionarnos con los demás, cuáles son los códigos de valores y las creencias, cuáles son los modos de comportarse, etcétera.

Está demostrado que el apego influye significativamente en el desarrollo de las personas. John Bowlby analizó cómo los bebés, debido a su absoluta dependencia, reciben de la interacción con sus cuidadores comprensiones profundas como: ¿Soy bienvenido, amado o reconocido? ¿El mundo es un lugar seguro? ¿Soy suficiente con lo que soy o no? ¿Es mejor tener miedo y esconderse, o es mejor estar quieto para tener la respuesta que busco? Por ello, el tipo de apego que vivimos con nuestras figuras de cuidado en nuestra infancia nos determina profundamente durante toda la vida.

Apego seguro	Apego inseguro
Se caracteriza por una relación de confianza, respeto y amor entre el niño o la niña y sus cuidadores.	Se caracteriza por una relación de desconfianza, rechazo y abandono entre el niño o la niña y sus cuidadores.
Favorece el desarrollo de una autoestima positiva, una regulación emocional adecuada y una capacidad de resiliencia frente al estrés.	Genera traumas, conflictos, miedos y creencias negativas sobre uno mismo y los demás que se alojan en el inconsciente.

Cómo influye la mente en el cerebro

Todo lo anterior afecta a nuestro cerebro, a nuestro estado emocional y físico. Los procesos inconscientes pueden influir en la actividad cerebral a través de mecanismos que incluyen señales nerviosas, hormonales e inmunológicas. Estas señales son parte de la comunicación bidireccional del eje cerebro-intestino, el cual conecta funcionalmente el intestino y el cerebro, y puede tener un impacto significativo en las funciones cerebrales y, por ende, en el comportamiento. La mente inconsciente también influye en el comportamiento del cerebro y modula la actividad de las regiones cerebrales relacionadas con las emociones, los recuerdos, la toma de decisiones y el aprendizaje. También regula el equilibrio de neurotransmisores como la serotonina, la dopamina, el GABA y la neuroadrenalina; es decir, tiene una relación y un impacto directos en cómo el cerebro piensa y siente. Asimismo, puede influir en la salud del cerebro, al protegerlo de la inflamación, el estrés oxidativo, el deterioro cognitivo y las enfermedades neurodegenerativas. O, por el contrario, puede dañarlo, dependiendo del grado en que se manifiesten los aspectos inconscientes de la mente.

Cómo tu infancia y tu familia influyen en tu bienestar emocional

La investigación ha demostrado que nuestras primeras experiencias en la infancia no solo influyen en nuestro bienestar emocional, sino también en la salud física a lo largo de nuestras vidas. Las interacciones tempranas, especialmente aquellas cargadas de estrés o negligencia, pueden tener efectos duraderos en el desarrollo cerebral y el sistema inmune.

DANIEL J. SIEGEL

Los problemas emocionales o familiares, conscientes o inconscientes, tienen una enorme relación con el estrés. Mi propósito en este apartado es ayudarte a comprender cómo tu historia familiar y tus experiencias infantiles han influido en tu forma de ser, sentir y relacionarte, y cómo esto puede generarte estrés y afectar a tu salud digestiva.

En mi consultorio, las preguntas clave sobre la infancia y la familia, el trabajo y el orden en la vida ayudan mucho a ver esa relación, a reflexionar y a destapar traumas y problemas en muchas ocasiones ocultos. No son preguntas para sanar, sino para abrir nuevas perspectivas y ampliar la comprensión. Son «preguntas clic», como yo las llamo, que ayudan al paciente a comprender el origen de muchas de sus reacciones en su día a día. Profesionalmente, a mí me permiten conocer mejor a la persona, la «mochila» que carga y el rol que tiene en su familia y en la vida.

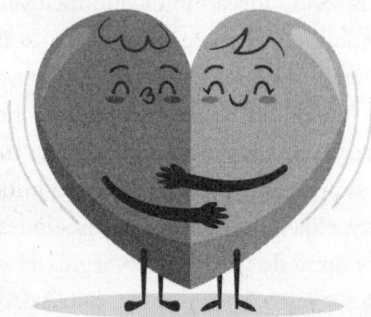

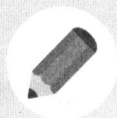

Preguntas clic

A continuación, te incluyo algunas de estas preguntas clic sobre la infancia y la familia para que te las hagas y reflexiones sobre tus respuestas con esta otra mirada que te propongo. Con ellas podrás ver la influencia de tus orígenes en tu día a día.

Sobre tus hermanos	• ¿Tienes hermanos o hermanas? ¿Cuántos? • ¿Eres el pequeño o el mayor? • ¿Cómo es tu relación con ellos? • ¿Cómo te definirías a ti y a cada uno de tus hermanos con una sola palabra? Por ejemplo, soy el responsable, él es el rebelde.
Sobre tu madre y tu padre	• ¿Alguno ha fallecido? • ¿Viven juntos? • ¿Cómo están entre ellos? • ¿Desde cuándo están en su situación actual como pareja? • De los hermanos, ¿quién mira más a mamá y quién mira más a papá?
Sobre tus cargas familiares	• ¿Eres consciente de alguna carga familiar? ¿Cuál? • ¿Ha habido algún suceso importante en la familia?
Sobre tu pareja e hijos	• ¿Tienes pareja? • ¿Cuánto tiempo llevas con ella? • ¿Cómo es la relación? • ¿Cómo es tu vida sexual? • ¿Tienes hijos? ¿Cuántos? • ¿Cómo es tu relación con ellos? • ¿Cómo se lleva tu pareja con tus hijos? • ¿Cómo distribuyen las responsabilidades de los hijos? • ¿Ha habido algún aborto?*

* En los sistemas familiares donde existen miembros no reconocidos o excluidos, ya sea en la generación actual o en generaciones pasadas, es común observar problemas emocionales y físicos en algunos de sus integrantes. Estas exclusiones pueden variar, desde situaciones como un aborto no reconocido —que no necesariamente debe ser públicamente aceptado, pero sí integrado emocionalmente— hasta casos de rechazo parental hacia un hijo por su orientación sexual, o la marginación de una persona por delitos o problemas de adicciones.

La relación con madres y padres es una de las áreas que más información aporta y más nos puede ayudar a comprendernos. Los problemas con el padre se suelen relacionar con la esfera profesional y el dinero, mientras que los problemas con la madre suelen ir asociados a dificultades a la hora de crear vínculos fuertes y sanos en las relaciones. Por ejemplo, alguien que tenga algún tipo de conflicto consciente o inconsciente con su padre puede tener dificultades económicas o sentir una gran insatisfacción profesional porque no lo valoran lo suficiente. Por el contrario, si el conflicto es con su madre, puede costarle mucho tener pareja, confiar en ella y mostrar su vulnerabilidad.

Aunque soy consciente de que cada familia es un mundo y de que hay padres y madres de todo tipo, desde una perspectiva tradicional solemos tener un cuidador que nos lanza al mundo y nos impulsa a afrontar desafíos, como lanzarnos por el tobogán más alto del parque. Cuando surgen problemas relacionados con la exigencia y la responsabilidad, suele ser útil revisar la relación con esta figura, especialmente si se busca demostrar algo o ganar su aprobación: ¿Qué le tengo que enseñar a mi padre para que vea que estoy viviendo bien mi vida?

El rol tradicionalmente femenino a menudo incluye la responsabilidad de recuperar y sostener la energía familiar, sobre todo en momentos de enfermedad. Pero este rol también puede generar dinámicas donde se espera que devuelvas energía, motivado quizá por un sentido de deuda al haber recibido la vida de tu madre. Además, es relevante mencionar que el ADN mitocondrial, que se transmite exclusivamente por línea materna, desempeña un papel en ciertas enfermedades y trastornos genéticos.

Conocer el contexto familiar, el orden de nacimiento, la relación con madres y padres, el guion de vida y los acontecimientos más importantes que han marcado al paciente es muy útil para identificar las fuentes de estrés, las heridas emocionales, los patrones de conducta, las creencias limitantes y los roles familiares que pueden estar afectando a su salud digestiva. Estas preguntas permiten ir desenredando la madeja de problemas físicos y emocionales para dar luz y destapar historias ocultas, que son el origen inconsciente del gran sufrimiento de la persona.

La «responsable» de todo esto es la memoria emocional, la capacidad de recordar emociones asociadas a acontecimientos que hemos vivido en algún momento de nuestra vida. Esta memoria, que puede manifestarse tanto a nivel consciente como inconsciente, se procesa y se almacena significativamente en la amígdala, una estructura cerebral crucial para activar la respuesta de estrés cuando percibimos una amenaza o un peligro. (sin embargo, aunque la amígdala juega un papel clave en el procesamiento y almacenamiento de la memoria emocional, no es la única estructura cerebral que está involucrada). De ahí que, por mucho que queramos mirar hacia otro lado, todas las cosas que hemos vivido y no hemos resuelto se activarán en diferentes momentos de nuestra vida y provocarán estrés. Esto influye mucho en la forma en la que vemos el mundo: interpretamos la realidad en función de cómo nos valoramos y de cómo nos relacionamos con los demás. No tengas miedo de mirar atrás. Que exista una herida emocional solo significa que hay alguien esperando amor, y tú tienes la capacidad de dárselo. El niño interior herido está lleno de energía no resuelta que proviene de la tristeza de un trauma infantil.

La historia vital, especialmente los acontecimientos vividos en las etapas de la gestación, el nacimiento y la infancia, han dejado en nuestro interior memorias emocionales y psíquicas. Algunas de estas memorias nos capacitan y nos hacen funcionales y efectivos como adultos. Pero también existen memorias activas, generadas en momentos de dolor o sufrimiento que, si no han sido procesadas e integradas, permanecen dentro de nosotros, fuera de nuestra conciencia y control, y nos convierten en «niños adultos disfuncionales»; esto nos hace ser personas poco efectivas y boicotea nuestro éxito vital.

> No tengas miedo de mirar atrás. Que exista una herida emocional solo significa que hay alguien esperando amor, y tú tienes la capacidad de dárselo.

¿Cómo pueden afectarnos, sin darnos cuenta, la infancia y la familia, al grabarse en la memoria emocional? A continuación te pongo algunos ejemplos para que tomes conciencia de la fuente de estrés que pueden suponer:

→ **Heridas emocionales.** Se trata de cicatrices que se producen en la mente y en el corazón cuando vivimos situaciones dolorosas o traumáticas en nuestra infancia o en nuestra familia, y que activan la respuesta de estrés cuando nos enfrentamos a situaciones que nos recuerdan, consciente o inconscientemente, a ellas. Estas son las más comunes: maltrato, violencia, conflictos, abuso, falta de amor (no necesariamente implica una ausencia de amor por parte de los progenitores, sino más bien una disponibilidad limitada debido a ocupaciones o responsabilidades), rechazo, abandono, discriminación, humillación, traición, injusticia, sobreprotección, exigencia, inestabilidad y pobreza. Estas heridas no se curan con el tiempo, sino que siguen sangrando y nos van haciendo sentir miedo, tristeza, culpa, vergüenza o rencor. Son como cristales rotos que se clavan en nuestra piel y nos hacen daño cada vez que los tocamos o los rozamos con algo.

→ **Patrones de conducta.** Son formas de actuar que aprendemos en nuestra infancia, o en nuestra familia, y que repetimos de forma totalmente automática, inconsciente, sin cuestionarlas ni modificar nada. Estos patrones pueden ser positivos o negativos; es decir, pueden ayudarnos o bien perjudicar nuestra vida. Son esos caminos que seguimos sin pensar, sin cuestionar, y que nos llevan a lugares conocidos pero no siempre deseados. A pesar de ser conscientes de que ciertos patrones pueden ser perjudiciales, solemos mantenerlos porque nos permiten sentirnos en un entorno seguro, lo que responde a la preferencia de nuestro cerebro, que está programado para buscar la seguridad.

→ **Creencias limitantes.** Se trata de aquellas ideas erróneas o exageradas que tenemos sobre nosotros mismos, sobre los demás o sobre el mundo y que nos impiden desarrollar nuestro potencial y alcanzar nuestros objetivos. Estas creencias se forman a partir de lo que nos dicen o nos hacen en nuestra infancia y en nuestra familia, y se convierten en verdades absolutas, aunque no lo sean. Las hemos dado por válidas y no nos planteamos cambiarlas. Son como cadenas que nos atan y nos impiden avanzar o crecer.

→ **Lealtades familiares invisibles.** Son el conjunto de creencias y actitudes transgeneracionales que se desarrollan a lo largo de la infancia y la adolescencia. Pueden ser extremadamente intensas y profundas. Incluso a veces nos pueden llegar a impedir cumplir nuestros propios deseos o proyectos, por miedo a perder el amor, la atención o el apoyo de nuestra familia. Otras veces nos pueden hacer asumir responsabilidades, culpas o cargas que no nos corresponden porque nos sentimos obligados a cuidar, agradecer u honrar a nuestra familia. Estas situaciones pueden generar un estrés invisible, una tensión emocional que no somos capaces de reconocer o expresar y que puede afectar a nuestra salud digestiva. Sentimientos como la culpa, el sacrificio, la lealtad o la fidelidad a los antepasados pueden provocar inflamación, alteraciones en la microbiota, aumento de la permeabilidad intestinal y un deterioro de la digestión y la absorción de nutrientes, lo que puede llevar a la aparición o al agravamiento de síntomas digestivos como dolor, inflamación, gases, diarrea o estreñimiento. En mi caso, fui consciente de las consecuencias de estas lealtades cuando estaba trabajando en el hospital y comencé con los síntomas de colitis ulcerosa. Mi cuerpo me estaba avisando que no podía seguir así. Sentía que vivía para trabajar, como mi padre. Si hubiera seguido el camino de mi padre por lealtad familiar inconsciente, hubiera continuado sufriendo.

> Sentimientos como la culpa, el sacrificio, la lealtad o la fidelidad a los antepasados pueden alterar la microbiota, aumentar la permeabilidad intestinal y provocar inflamación. Todo esto afecta a la digestión, a la absorción de nutrientes y puede desencadenar —o agravar— síntomas como dolor, gases, inflamación, diarrea o estreñimiento.

Con qué máscara te has acostumbrado a ir por la vida

Las lealtades familiares invisibles están muy relacionadas con los roles. Los roles familiares y de vida son las funciones o responsabilidades que asumimos o que nos asignan en nuestra infancia o en nuestra familia y que definen nuestra identidad y nuestra forma de relacionarnos. Pueden ser positivos o negativos, y favorecer o dificultar nuestra expresión y nuestra realización personal. Podríamos ser de otra forma, pero somos así, porque en la infancia tuvo su beneficio ser así. Conocerlos ayuda muchísimo porque, muchas veces, no vemos cómo somos nosotros mismos.

Estos roles familiares y de vida son máscaras que nos ponemos para no ver y sentir todas esas heridas internas que nos generan un dolor profundo y que nos hacen actuar de una manera que no siempre se corresponde con lo que somos o lo que queremos ser. Nos impiden, en definitiva, ser nosotros mismos, auténticos y felices. Lise Bourbeau, en su libro *Las cinco heridas que impiden ser uno mismo*, describe cinco heridas del alma y las máscaras que adoptamos en la infancia para protegernos:

→ frente al rechazo, la máscara del huidizo;

→ frente al abandono, la máscara de la dependencia;

→ frente a la humillación, la máscara del masoquista;

→ frente a la traición, la máscara del controlador;

→ frente a la injusticia, la máscara del rígido.

Cada rol suele conllevar problemas físicos y biológicos relacionados a su vez con algún tipo de problema emocional. Es lo que estudia y trabaja la decodificación biológica, que relaciona los problemas físicos y biológicos con los emocionales. Cada rol se asocia a un tipo de problema digestivo y de microbiota más habitual.

Los roles que menciono forman parte de diversas teorías y modelos desarrollados por varios autores en el ámbito de la psicología social y la sociología. Entre los autores más destacados que han estudiado el concepto de rol social se encuentran Robert K. Merton, Erving Goffman y Theodore Sarbin. También es importante mencionar a Laura Gutman y el modelo del triángulo dramático de Karpman.

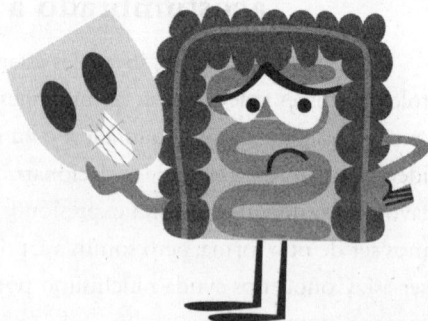

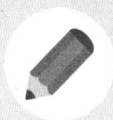

Roles familiares

Madre perfecta	• Suele relacionarse con la herida de injusticia. Siente que tiene que hacerlo todo a la perfección sin recibir reconocimiento ni ayuda. • Puede tener problemas de estreñimiento, ya que retiene las emociones y le cuesta soltar. • Le conviene aprender a delegar, a pedir ayuda, a expresar sus necesidades y a valorarse a sí misma.
Padre ausente	• Suele estar relacionado con la herida de abandono. Siente que no puede estar con su familia o que no lo necesitan. • Suele tener diarreas al sentirse desconectado de su cuerpo y de su entorno. • Le ayudaría aprender a estar presente, a comunicarse, a compartir y a disfrutar con su familia.
Hijo responsable	• Se relaciona con la herida de traición. Cree que tiene que cumplir con las expectativas de los demás y no puede ser él mismo. • Suele tener problemas de inflamación. Se somete al estrés y descuida tanto su salud física como mental. • Se sentirá más pleno si aprende a relajarse, a divertirse, a ser auténtico y a confiar en sí mismo.
Hijo rebelde	• Se relaciona con la herida de humillación. Siente que no es aceptado ni respetado por cómo es. • Puede tener alergias. Reacciona de forma exagerada a lo que le molesta. • Le beneficiará aprender a aceptarse, a respetarse, a cooperar y a dialogar con los demás.

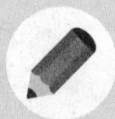

Roles de vida

Aunque hay muchos roles de vida, plasmo a continuación los más habituales. ¿Con cuál te identificas más?

Roles dramáticos

Víctima
- Se puede comparar con un cordero que sufre por su destino, pero no lo cambia. Intenta llamar la atención, conmover o manipular a los demás según sus emociones o dificultades.
- Su herida es la humillación, ya que siente que no es digno o merecedor de lo que quiere.
- Puede tener problemas de gases, ya que su organismo se infla por el exceso de victimización o negatividad.
- Puede aprender a ser más realista, más responsable y más autónomo, y a confiar en los demás.

Perseguidor
- Se puede comparar con un lobo que ataca a su presa, pero no la respeta. Intenta culpar, criticar, juzgar, amenazar o castigar a los demás según su punto de vista moral o autoridad.
- Su herida es la del rechazo, ya que siente que no es ni querido ni aceptado por lo que es.
- Suele padecer úlceras, ya que su organismo se erosiona con su agresividad o irritabilidad.
- Puede aprender a ser más tolerante, comprensivo, flexible y constructivo con los demás.

Salvador
- Se puede comparar con un ángel que ayuda a los necesitados, pero no los empodera. Intenta proteger, cuidar, resolver o complacer a los demás según sus necesidades o expectativas.
- Su herida es el abandono. No se siente importante ni valorado.
- Puede tener colon irritable, ya que su organismo se altera por el exceso de responsabilidad o ansiedad.
- Puede aprender a ser más asertivo, más libre, más equilibrado y respetuoso con los demás.

Roles evasivos

Observador
- Se puede comparar con un espectador que ve una película, pero no participa en ella. Se limita a observar lo que ocurre sin expresar sus opiniones, sentimientos o deseos.
- Su herida es el rechazo, ya que siente que no es escuchado ni tenido en cuenta.
- Puede tener problemas de digestión, ya que no asimila ni integra lo que vive, sino que lo deja pasar.
- Puede aprender a ser más expresivo, participativo y comprometido con los demás.

Fugitivo
- Se puede comparar con un conejo que huye de su depredador, pero no se enfrenta a él. Evita responsabilidades y conflictos, buscando siempre escapar y distraerse con otras cosas.
- Su herida es el abandono, ya que siente que no puede contar con nadie ni con nada.
- Suele tener diarreas, ya que elimina rápidamente lo que le incomoda o hace daño sin procesarlo ni resolverlo.
- Puede aprender a estar más presente y a ser más responsable, valiente y consciente con los demás.

Roles autoritarios

Controlador
- Se puede comparar con un rey que manda sobre su reino, pero no lo comparte. Intenta siempre dominar, manipular, imponer, exigir o coaccionar a los demás según su voluntad, criterio, interés o beneficio.
- Su herida es la injusticia, ya que siente que no es reconocido ni recompensado.
- Puede tener acidez, ya que su organismo produce demasiado ácido para digerir o neutralizar lo que lo contradice.
- Puede aprender a ser más cooperativo, generoso, justo y armonioso con los demás.

Rígido
- Se puede comparar con un soldado que sigue unas órdenes, pero no cuestiona su sentido. Se aferra a unas normas, principios, creencias o hábitos inflexibles sin aceptar el cambio, la diversidad o la novedad.

- Su herida es la traición, ya que siente que no puede confiar ni ser él mismo.
- Puede tener problemas de estreñimiento, ya que retiene lo que tiene sin soltarlo ni renovarlo.
- Puede aprender a ser más flexible, creativo, auténtico y abierto con los demás.

La infancia y la familia son como las raíces de un árbol que le dan sustento, estabilidad y nutrición, pero también le pueden transmitir enfermedades, parásitos o toxinas. Nuestra respuesta de estrés se puede activar cuando vivimos situaciones que nos recuerdan a experiencias de la infancia que dejaron una huella en nuestro inconsciente y afectaron a la comunicación entre el intestino y el cerebro. Esto genera un círculo vicioso que deteriora nuestra salud mental y física, lo cual se manifiesta en forma de afecciones como el síndrome de intestino irritable, la gastritis, las úlceras, el estreñimiento, la diarrea, la inflamación, la permeabilidad intestinal o la disbiosis.

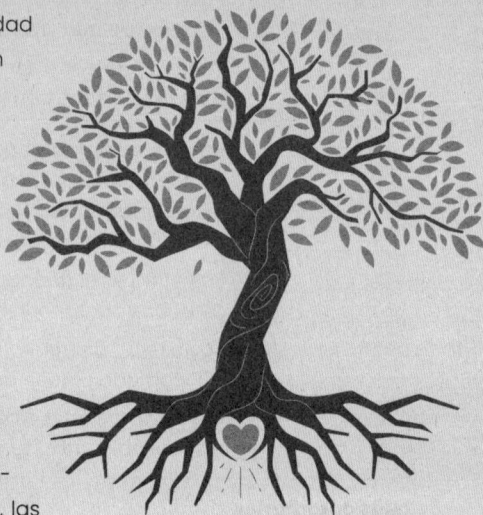

Qué sabes de tu sistema familiar

Tu salud digestiva no solo se ve afectada por tus experiencias personales vividas desde el vientre materno hasta ahora, sino también por tu papel dentro de tu sistema familiar. Esto ocurre porque heredas de forma inconsciente las vivencias y experiencias de tus antepasados. Somos la suma de las historias que nuestros antepasados grabaron a lo largo del tiempo.

La sistémica familiar considera que la familia es un sistema dinámico e interconectado en el que cada miembro influye en los demás y se ve influido a su vez, y en el que se transmiten patrones de comportamiento, creencias, emociones y traumas a través de las generaciones. Los traumas familiares heredados pueden ser la raíz de numerosos problemas crónicos que no se originan por experiencias inmediatas o por causas biológicas, sino que están ligados a las vivencias de nuestros padres, abuelos o bisabuelos. Asimismo, estos traumas pueden activar nuestra respuesta de estrés cuando nos enfrentamos a situaciones que nos recuerdan a ellos. Los patrones heredados pueden reaparecer en generaciones posteriores, manifestándose incluso dos generaciones después.

> Los traumas familiares heredados pueden ser la raíz de numerosos problemas crónicos que no se originan por experiencias inmediatas o por causas biológicas, sino que están ligados a las vivencias de nuestros padres, abuelos o bisabuelos.

En los sistemas familiares tiene un gran peso la jerarquía y el orden. Es necesario que cada miembro de la familia ocupe el lugar que le corresponde y que respete el orden y la jerarquía que rigen el sistema familiar. Este orden y la jerarquía se basan en estos tres principios o leyes fundamentales:

1. **El derecho a la pertenencia.** Todos los miembros de la familia tienen el mismo derecho a formar parte del sistema, independientemente de lo que hayan hecho o sufrido. No se puede excluir o ignorar a nadie, ya que esto genera un vacío que el sistema intenta llenar de forma inconsciente, repitiendo el destino de los excluidos en generaciones posteriores.

2. **El orden de precedencia.** Los que llegaron antes al sistema tienen prioridad sobre los que llegaron después. Esto implica que los padres están por encima de los hijos, el primogénito está por encima del segundo y así sucesivamente. Nadie puede usurpar el lugar o el rol de otro, ya que esto provoca un desorden que afecta a la armonía y al equilibrio del sistema.

3. **El equilibrio entre dar y recibir.** En toda relación hay un intercambio de energía, afecto, cuidado, etc. Por ello, para que la relación sea sana, este intercambio debe ser equilibrado, es decir, cada uno debe dar y recibir de forma proporcional. Si hay un desequilibrio, ya sea por exceso o por defecto, se genera una deuda o un resentimiento que puede manifestarse en forma de síntomas o conflictos.

La sistémica familiar tiene una gran influencia en la salud mental y, por ende, en la digestiva. Por eso es importante conocer y sanar la historia familiar de cada uno y sus experiencias infantiles para liberarnos del estrés y del dolor que nos impiden ser nosotros mismos. Libros como *Órdenes del amor*, de Bert Hellinger, creador de la metodología de las constelaciones familiares, me han ayudado a comprender la salud desde una perspectiva más amplia que la puramente científica. Aunque los estudios científicos son indispensables, no todo se puede demostrar con una pipeta. Por eso, considero válidas ambas aproximaciones.

> La sistémica familiar tiene una gran influencia en la salud mental y, por ende, en la digestiva. Por eso es importante conocer y sanar la historia familiar de cada uno y sus experiencias infantiles para liberarnos del estrés y del dolor que nos impiden ser nosotros mismos.

Cuando el trabajo te pasa factura y tu digestión sufre las consecuencias

A lo largo de mi carrera profesional, he visto varios casos en los que se observa claramente que la relación con el padre se puede reflejar en la que se tiene con el jefe. Por eso, ante situaciones laborales en las que existe una relación difícil con la autoridad, siempre intento indagar más.

Uno de los casos más complicados que he tenido en el consultorio fue el de una mujer que acudió a mí por intensos dolores abdominales debido a su síndrome del intestino irritable. Al indagar más, descubrimos que estos síntomas se veían exacerbados por el estrés severo al que estaba sometida día tras día por la problemática relación que tenía con su jefe. Lo que me narraba, la humillación a la que se veía sometida y a la que ella se prestaba, me dio la pista. Aquello solo era la punta del iceberg; debajo de eso había mucho más. Poco a poco, con mucho respeto a sus tiempos y necesidades, fuimos encaminándonos hacia su familia. En la cuarta sesión apagó todas las luces y se preparó para contarme algo que nunca había compartido con nadie. Me confesó que había sufrido abusos por parte de su padre y que lo había guardado en silencio durante toda su vida. Todo este dolor que llevaba dentro se estaba manifestando en forma de problemas emocionales y relacionales, especialmente con su jefe, una figura de autoridad, así como en problemas físicos.

Como se ve en el ejemplo de esta paciente, no nos podemos quedar en los síntomas o en las causas aparentes, sino que debemos profundizar para averiguar el verdadero origen de los problemas. Al igual que ocurre en el área personal, en el trabajo también son de gran ayuda algunas preguntas clave para detectar qué está causando la activación del estrés. Son preguntas que, aparentemente, pueden resultar inofensivas, pero que pueden destapar problemas mucho más profundos.

Las preguntas que te presento en la página siguiente pueden ayudarte a evaluar tu nivel de satisfacción laboral, un aspecto que influye en gran medida en tu salud digestiva. Y es que el trabajo no solo es una fuente de ingresos, sino también de realización personal, de relaciones sociales y de sentido de la vida.

A menudo, el trabajo se convierte en una fuente de estrés, frustración, ansiedad o depresión, y puede tener consecuencias negativas en la salud física y emocional. Una de las áreas más afectadas por el estrés laboral es el aparato digestivo. Según un estudio realizado por la Sociedad Española de Patología Digestiva (SEPD), el 40% de los trabajadores españoles sufre algún tipo de trastorno digestivo, como inflamación, dolor abdominal, diarrea, estreñimiento, gastritis o úlceras. Estos síntomas no solo empeoran la calidad de vida, sino que también reducen la productividad y el rendimiento laboral. Por eso, en este punto vamos a explorar la conexión entre la insatisfacción laboral y las alteraciones digestivas, porque tu trabajo no tiene por qué ser tu enemigo, sino tu aliado, y una fuente de satisfacción personal. Mi propósito es que analices tu situación laboral para detectar qué aspectos te generan insatisfacción y poder buscar soluciones con el objetivo de mejorar tu bienestar general y tu salud digestiva.

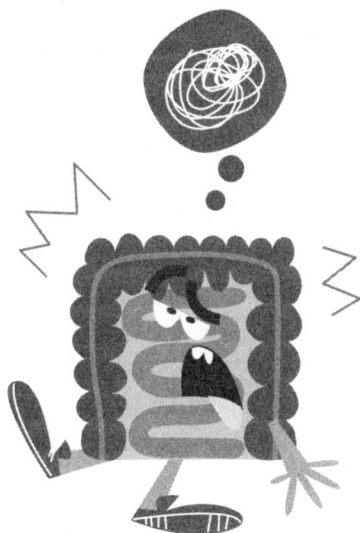

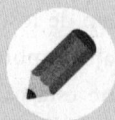

Reflexión personal sobre tu trabajo

El trabajo y tú
- ¿Cómo te defines en el trabajo?
- ¿Te sientes satisfecho con tu trabajo?
- ¿Disfrutas de lo que haces o solo lo soportas?
- ¿Sientes que estás ayudando al mundo de alguna forma que te llena?
- ¿Te sientes valorado, o ignorado y explotado?
- ¿Te identificas con los objetivos y los valores de tu empresa o los ves como algo ajeno?

Relaciones
- ¿Cómo es tu jefe o jefa?
- ¿Cómo te comportas con él o ella?
- ¿Cómo es su relación? Recuerda que a menudo las relaciones con esta figura de autoridad pueden dar pistas sobre cómo es la relación con los padres.
- ¿Te llevas bien con tus compañeros o tienes conflictos frecuentes?

Horarios
- ¿Qué horario tienes?
- ¿Tienes turnos divididos?
- ¿Cuánto tiempo tienes para comer?

Ingresos
- ¿Te preocupa el tema económico?
- ¿Ves posible reducir algún gasto para sentirte un poco más libre o aumentar de alguna forma tus ingresos?
- ¿Qué podrías hacer?

Propósitos a mediano plazo
- ¿Eres feliz con tu trabajo?
- ¿Podría ser el cambio de trabajo una opción?
- ¿Cómo lo harías?
- ¿Cuál sería la mejor forma de gestionarlo?
- En caso de que cambiar de trabajo no sea una opción en este momento, ¿qué vas a hacer para gestionar mejor la situación?

El aparato digestivo procesa los alimentos que ingieres, extrae los nutrientes que necesitas y elimina los desechos que no te sirven. Para realizar todas estas funciones, necesita estar en equilibrio y armonía con el sistema nervioso, el endocrino y el inmunológico. Como un dominó, si algo falla externa o internamente, afectará a nuestro organismo. Estos son algunos factores que nos pueden alterar:

→ **Condiciones de trabajo.** Se trata del ambiente físico en el que desarrollamos nuestro trabajo (espacio, equipamiento, iluminación, ruido, temperatura, etc.) y otros aspectos como el horario, la carga de trabajo, la seguridad, la flexibilidad, el sueldo, etc. Cuando estas condiciones de trabajo son malas, aparece el estrés y tu salud digestiva se deteriora.

→ **Relaciones con los compañeros o con los jefes.** El clima social y emocional en el trabajo incluye aspectos como el grado de confianza, apoyo, comunicación, respeto y colaboración entre los miembros del equipo. Cuando las relaciones son conflictivas o inexistentes, pueden generar aislamiento, frustración o depresión.

→ **Metas o valores.** Son el sentido y el propósito que tiene nuestro trabajo para nosotros, es decir, el grado de identificación, compromiso, coherencia, realización o contribución que sentimos respecto a él. Cuando las metas o los valores del trabajo son incompatibles con los nuestros, nos suelen generar una carga de desilusión, apatía o desgaste, y todo esto es estrés.

Recuerda que tu trabajo no tiene por qué ser un obstáculo, sino una herramienta a tu favor. Si sientes que te genera estrés, insatisfacción o malestar, no lo ignores ni lo soportes; busca soluciones, cambia lo que puedas cambiar, acepta lo que no puedas cambiar y suelta lo que te haga daño. Así podrás mejorar tu bienestar y tu calidad de vida, y también la de tu tubo digestivo y la de los microorganismos que allí habitan.

El estrés laboral no solo afecta al aparato digestivo a nivel físico, sino también a nivel emocional. Cuando el estrés altera el funcionamiento del aparato digestivo, también afecta el cerebro y viceversa. Puede provocar cambios de humor, ansiedad, depresión, desmotivación, problemas de autoestima o confianza. A su vez, estos cambios pueden alterar el aparato digestivo, creando un círculo vicioso difícil de romper. Tu salud digestiva puede reflejar tu salud emocional y tu salud emocional puede reflejar tu bienestar laboral. Para romper este círculo, es necesario abordar el estrés laboral desde una perspectiva integral, que incluya tanto el aspecto físico como el emocional.

El orden en tu vida y en tu intestino van de la mano

El cuerpo percibe antes lo que la mente aún no sabe.

NAZARETH CASTELLANOS

Cuando hablamos de «orden» en la vida, no me refiero a que tu casa esté impecable o a que lo tengas todo perfectamente organizado. El orden del que te hablo es ese que te permite sentirte bien contigo, que te ayuda a no correr todo el día apagando fuegos, sino a tener claras tus prioridades, a estar presente en lo que de verdad te importa. Porque cuando vives desbordado, saltando de un compromiso a otro, sin tiempo ni espacio para ti, eso se refleja en tu salud, y especialmente en tu digestión.

La forma en que gestionas tu tiempo, tus relaciones y tus emociones tiene un impacto directo en cómo te sientes y en cómo digieres los alimentos. No se trata solo de lo que comes, sino de cómo vives. Piensa que tu energía es limitada y, si la malgastas en cosas que no te llenan o te pesan, tu cuerpo te lo dirá de una forma u otra. Y muchas veces lo hace a través de síntomas digestivos que parecen surgir de la nada. Pero no son casualidad. El momento en el que aparecen es una pista importante para que entiendas qué está pasando realmente en tu vida.

> Tu digestión no solo procesa lo que comes, sino también lo que sientes y piensas. La forma en que afrontas la vida se refleja directamente en cómo te sientes.

El estómago no solo procesa la comida, sino que también digiere lo que sientes y piensas. Cuando algo no está en su sitio o te preocupa, lo más seguro es que lo notes en el estómago antes que en cualquier otro lado. Y aquí viene lo importante: el momento exacto en el que aparece un síntoma digestivo (o cualquier otro síntoma) es clave para entender qué está pasando en tu vida. ¿Qué estabas haciendo? ¿Qué sentías? ¿Qué cambios, grandes o pequeños, estaban ocurriendo? No siempre se trata de grandes cosas. A veces es la acumulación de pequeños detalles que realmente están mostrando algo más profundo que necesitas atender: una discusión que evitaste; una decisión que pospusiste; algo que te inquieta, pero no has tenido tiempo de procesar. Los síntomas no solo se manifiestan por cuestiones físicas, sino que también reflejan lo que ocurre en nuestro interior. No podemos ignorar lo que nuestra mente y nuestras emociones están intentando decirnos a través del cuerpo.

Por eso te invito a que te detengas un momento y pienses:

→ ¿Cómo es un día típico en tu vida? ¿Qué haces desde que te levantas hasta que te acuestas? ¿Hay actividades que disfrutas y otras que simplemente te agotan? ¿Estás dedicando tiempo a las personas que realmente te importan o solo sigues el ritmo de las obligaciones?

→ Cuando no tienes que trabajar o estudiar, ¿qué cosas te gusta hacer? ¿Cuánto tiempo realmente te dedicas a ti? ¿Qué actividades te divierten y te hacen feliz?

→ ¿Qué cosas o actitudes suelen hacerte sentir mal contigo mismo? Porque lo que haces en esos momentos, cuando no estás «obligado» a nada, dice mucho de cómo te cuidas, te mimas o, a veces, te dejas de lado.

→ ¿Qué personas o situaciones te están quitando energía últimamente? ¿Cuántas veces te encuentras rodeado de lo que te resta y cuántas de lo que te suma? A veces no nos damos cuenta, pero esa falta de energía se va acumulando y, tarde o temprano, tu cuerpo lo acaba sintiendo.

Recuerdo el caso de una mujer que acudió a mí por múltiples intolerancias alimentarias. Hablando de su situación, surgió que llevaba dos meses con afonía. Indagamos un poco más y descubrimos que todo había empezado después de una situación muy tensa con una persona del trabajo que la había humillado. Ella no había sido capaz de expresar lo que sentía en ese momento y esas emociones inexpresadas acabaron manifestándose en su cuerpo. A raíz de todo aquello, fue perdiendo la voz. Le dije algo en lo que creo profundamente: «Piensa que no somos víctimas, sino que la vida nos pone delante personas y situaciones para aprender de ellas».

Este es un claro ejemplo de cómo el cuerpo expresa lo que no procesamos emocionalmente. Al final, las alteraciones digestivas son una forma en la que nuestro cuerpo nos dice que algo no va bien en nuestra vida, que hay algo que debemos cambiar, aprender o solucionar. Y lo más importante es no posicionarnos como víctimas ante estos problemas.

Por eso, cuando un síntoma da la cara, lo mejor es que te tomes un momento para observarlo con curiosidad y sin juicio. ¿Cómo estás invirtiendo tu energía? ¿Qué estás dejando de lado que realmente te importa? Porque si tu vida está desordenada, si vas por inercia o te sientes atrapado en una rutina con la que no te identificas en absoluto, es probable que tu cuerpo te esté pidiendo a gritos que te detengas, que respires, que reordenes tus prioridades. Al final, no solo se trata de qué comes o cómo comes, sino de cómo vives y digieres la vida.

> Los problemas digestivos son la manera que tiene tu cuerpo de decirte que algo no está bien. No somos víctimas de nuestros síntomas, sino que son oportunidades para aprender y cambiar.

Aquí es donde entra en escena una herramienta que considero muy valiosa para ayudar a interpretar estos síntomas que, muchas veces, no entendemos a simple vista. Se trata de la biodescodificación o descodificación biológica, y me resulta extremadamente útil en el consultorio. Desarrollada por el terapeuta francés Christian Flèche, propone que las enfermedades físicas tienen un origen emocional y mental. Los problemas digestivos, en particular, pueden asociarse a conflictos emocionales no resueltos que se expresan a través del cuerpo.

Esta forma de contemplar a la persona de manera integral, tanto física como emocionalmente, me resulta muy valiosa para orientarme respecto a los posibles problemas emocionales que puedan estar activando su eje de estrés. Sin embargo, en ningún caso se trata de encasillar a la persona. Y es así como quiero que te acerques a la siguiente tabla de biodescodificación de los problemas digestivos más comunes y su relación con el entorno familiar, laboral y personal. Espero que te sirva para explorar, reflexionar y profundizar, pero no para encasillarte.

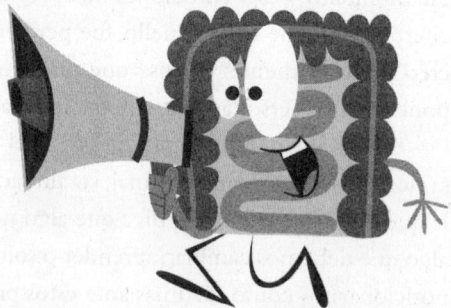

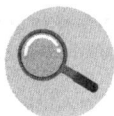

Tabla de descodificación biológica

Problema digestivo	Órgano afectado	Significado simbólico y conflicto emocional	Ejemplos de situaciones
Reflujo gastroesofágico	Esófago	Dificultad para tragar o aceptar una situación. Miedo a perder el control. Rabia contenida.	No poder expresar lo que se siente. Tener que obedecer a alguien que no respeta. Sentirse atrapado en una relación.
Ardor	Estómago	Falta de confianza en uno mismo. Sensación de no merecer lo que se tiene. Miedo a no ser suficiente.	Sentirse inferior a los demás. No valorar lo que se hace. Compararse constantemente con otros.
Gastritis	Estómago	Preocupación excesiva por el futuro. Angustia por lo que pueda pasar. Nerviosismo crónico.	Vivir bajo presión. Tener que tomar decisiones difíciles. Estar en una situación de incertidumbre.
Úlcera gástrica	Estómago	Agresividad hacia uno mismo. Culpa por algo que se hizo o se dejó de hacer. Autocrítica destructiva.	No perdonarse un error. Sentirse responsable de todo. Castigarse por no cumplir las expectativas.
Dispepsia o indigestión	Estómago	Indigestión de una situación. Contrariedad o disgusto. Falta de armonía.	No estar de acuerdo con algo. Tener un conflicto con alguien. No sentirse a gusto con lo que se vive.

Problema digestivo	Órgano afectado	Significado simbólico y conflicto emocional	Ejemplos de situaciones
Pérdida de peso debido a una mala digestión de los alimentos causada por una insuficiencia exocrina del páncreas (EPI)	Páncreas	Falta de dulzura en la vida. Deseo de desaparecer o de no existir. Desvalorización personal.	No disfrutar de lo que se tiene. Sentirse invisible o ignorado. Tener una baja autoestima.
Mala digestión de las grasas causada por una disfunción biliar	Hígado	Ira reprimida. Frustración por no conseguir lo que se quiere. Agresividad mal canalizada.	No expresar lo que se piensa. Sentirse limitado o bloqueado. Actuar con violencia o impulsividad.
Cálculos biliares	Vesícula biliar	Resentimiento acumulado. Amargura por lo que se vivió. Dificultad para perdonar.	Guardar rencor a alguien. Sentirse herido o traicionado. No soltar el pasado.
Gases	Intestino	Represión de las emociones. Necesidad de liberar lo que se siente. Miedo a ser juzgado o rechazado.	No decir lo que se piensa. Guardar secretos o mentiras. Sentirse incomprendido o criticado.
Permeabilidad intestinal	Intestino	Falta de límites. Invasión de lo externo. Pérdida de la identidad.	Dejarse influir por los demás. No saber decir que no. No tener claro quién se es.
Estreñimiento	Intestino	Retención de lo viejo. Apego al pasado. Miedo a perder. Rigidez mental.	No querer desprenderse de algo o alguien. Vivir de los recuerdos. Ser inflexible con las ideas.
Diarrea	Intestino	Rechazo de lo nuevo. Necesidad de huir o escapar. Ansiedad por el futuro.	No adaptarse a un cambio. Sentirse amenazado o en peligro. Preocuparse demasiado por lo que vendrá.

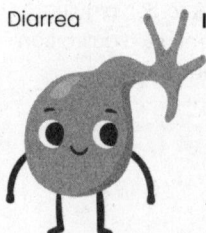

Problema digestivo	Órgano afectado	Significado simbólico y conflicto emocional	Ejemplos de situaciones
Síndrome del intestino irritable	**Intestino**	Conflicto entre lo que se quiere y lo que se hace. Dificultad para soltar o dejar ir. Miedo al cambio.	Estar en un trabajo que no gusta. No poder expresar las emociones. Resistirse a una nueva situación.
Enfermedad inflamatoria intestinal (colitis ulcerosa y enfermedad de Crohn)	**Intestino**	Conflicto de desvalorización. Sentimiento de impotencia. Inseguridad.	Sentirse incapaz de hacer algo. No tener el control de la situación. Dudar de uno mismo.
Autoinmunidad digestiva	**Intestino**	Conflicto interno. Rechazo de una parte de uno mismo. Autoagresión.	Estar en contradicción con lo que se siente. No aceptarse como se es. Autocastigarse o autoflagelarse.

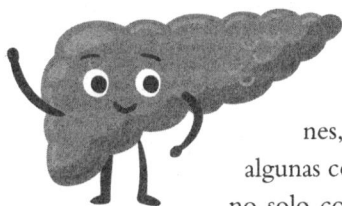

Como te comentaba, además de toda la función digestiva que hace (¡que no es poca!), el aparato digestivo también procesa frustraciones, conflictos, pérdidas y miedos. De todo esto, digiere algunas cosas y otras no. La salud del estómago tiene que ver no solo con lo que comes físicamente, sino también con lo que ingieres emocionalmente. Por eso, te recomendaría prestar especial atención a lo que comes, a lo que piensas y a lo que sientes.

Cuando te callas y no expresas lo que piensas o no estableces límites, esas emociones pueden «atragantarse» y tu estómago puede verse afectado y dañado. Si te bloqueas en la no aceptación y no eres tolerante ni flexible, seguramente estés dañando tu estómago. Por ejemplo, si eres incapaz de aceptar lo nuevo, tienes miedo a los cambios o no eres capaz de digerir lo que llega a tu vida, puedes tener problemas de indigestión. Los pensamientos negativos como «no trago a este…» también pueden bloquear literalmente tu mente y tu estómago. Como dice mi profe de yoga, cuanto más flexible y tolerante seas contigo y con los demás, más equilibrada será tu vida y —añado yo— mejores serán tus digestiones.

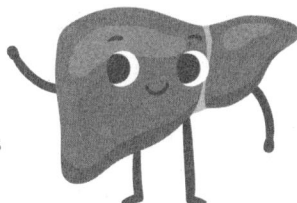

Así como tu estómago permite la digestión y proporciona alimento a tu cuerpo, tu mente puede abrirse a lo nuevo y nutrir tu alma. Tu estómago te envía señales de alarma para mostrarte lo intolerante que estás siendo. Si no hay aceptación ni flexibilidad, tu estómago te lo hará saber con señales evidentes.

> La salud del estómago tiene que ver no solo con lo que comes físicamente, sino también con lo que ingieres emocionalmente. Cuando te callas y no expresas lo que piensas o no estableces límites, esas emociones pueden «atragantarse» y tu estómago puede verse afectado y dañado. Si no digieres lo que llega a tu vida, es fácil que tengas problemas de digestión.

→ Si tienes **ardor**, puede que tengas la sensación de que algo o alguien te está quemando.

→ Si tienes **dolores de estómago**, piensa en dinero o trabajo. Puede que esté pasando algo relativo a tus finanzas o a tu vida profesional que no digieres bien.

→ Si tienes **gastritis**, puede que haya algo o alguien en tu vida que no toleras. También puede que no te desprendas del pasado, que te irrite lo vivido.

→ Si tienes **digestiones lentas**, puede ser porque tu estómago está tenso debido a la falta de aceptación.

> **Si quieres poner paz en tu estómago, pon paz en tu cabeza.**

Estés en la etapa vital en la que estés, te invito a profundizar e ir más allá de lo que se refleja a simple vista. Quizá en este momento no te sientas con energía suficiente para realizar ese cambio de actitud, pero el simple paso de tomar conciencia es ya muy importante para afrontar los cambios necesarios cuando estés preparado.

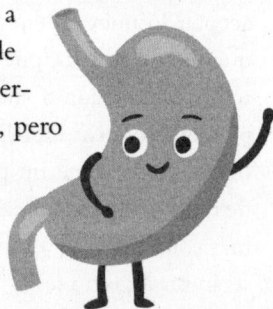

Atender tus emociones es el primer paso para mejorar tu salud digestiva

No son las cosas las que nos perturban, sino la opinión que tenemos de ellas.

EPICTETO

Como ves, la salud digestiva es el espejo de nuestro estado interior. También refleja nuestra actitud ante la vida y, con ella, nuestras emociones y pensamientos. Siempre vemos las emociones como algo mental, no tangible, pero en realidad son reacciones psicofisiológicas que experimentamos ante diferentes situaciones, personas o pensamientos; es decir, las emociones que sentimos se traducen en señales químicas que tienen una acción biológica. Su función es adaptativa, ya que nos ayudan a responder de forma adecuada a los estímulos que nos rodean. Pero cuando estas emociones son desagradables, intensas o duraderas, alteran nuestra salud física y mental.

Imagina que las emociones son como el clima. Cambian constantemente, pueden ser agradables o desagradables, pueden influir en nuestro estado de ánimo y en nuestra forma de ver el mundo, y pueden tener efectos positivos o negativos en nuestra salud y bienestar.

Las emociones desagradables, como la ira, la tristeza o el miedo, pueden alterar el equilibrio del eje cerebro-intestino. Cuando sientes estas emociones de forma muy intensa o durante largos periodos, tu cerebro libera sustancias que pueden causar inflamación, disbiosis o alteración de la microbiota. Estas sustancias también pueden afectar al movimiento, la sensibilidad y las defensas de tu aparato digestivo; además, si se prolongan demasiado en el tiempo, pueden llegar a crear alteraciones importantes a nivel cerebral como ansiedad o depresión.

Las emociones agradables, como la alegría, la gratitud o la esperanza, pueden favorecer el equilibrio del eje cerebro-intestino. Cuando sientes estas emociones, tu cerebro libera sustancias que pueden reducir el estrés, fortalecer el sistema inmunológico y aumentar la producción de serotonina y otras sustancias químicas o neurotransmisores beneficiosas. Estas sustancias también pueden mejorar el equilibrio, la diversidad y la función de tu microbiota, así como el funcionamiento de tu aparato digestivo.

Como ya hemos visto, estas emociones pueden afectar a diferentes órganos o funciones del aparato digestivo. Por lo tanto, conocer cómo se relacionan con el aparato digestivo y la microbiota puede ayudarnos a identificar y comprender los conflictos o emociones que están detrás de nuestros problemas digestivos. También nos puede ayudar a comprender y procesar las emociones que nos limitan, todo ello mediante la toma de conciencia, el cambio de creencias, etcétera.

Obviamente, no todos los problemas digestivos tienen un origen emocional, pero aquellos que persisten y empeoran con el tiempo, a pesar de someterse a múltiples tratamientos de todo tipo, sí suelen estar relacionados con asuntos emocionales no resueltos. Además, estos problemas afectan negativamente a cómo vivimos y sentimos, lo que a su vez agrava nuestra salud digestiva, creando un círculo vicioso que se retroalimenta.

> El estómago está cerca del corazón para que puedas digerir la vida con AMOR.

Rompe el círculo vicioso poco a poco, no a martillazos

La flexibilidad es la mejor forma de resistir al estrés y a la enfermedad. Cuando somos flexibles, nos adaptamos a las circunstancias cambiantes sin perder el equilibrio. Cuando somos rígidos, nos resistimos al cambio y nos estresamos. Debemos cultivar la flexibilidad mental, emocional y física, que nos permitirá fluir con la vida y disfrutar de cada momento.

DEEPAK CHOPRA

El círculo vicioso del estrés puede convertirlo en el principal enemigo de tu salud digestiva. Los problemas digestivos alteran el estado de ánimo y la calidad de vida, incrementando así el malestar. Esto, a su vez, aumenta el estrés y agrava los problemas digestivos, creando una espiral de sufrimiento que impide disfrutar de la vida y de una buena salud.

En lugar de centrarnos en los síntomas, debemos prestar atención a las verdaderas causas que han provocado nuestros problemas digestivos, ya sean físicas o psicológicas. Por ejemplo, podríamos tener una infección, una intolerancia, una alergia, una inflamación o una alteración de la microbiota. También es posible que afrontemos un conflicto emocional, una situación estresante, un cambio importante que aún no hemos asimilado o un trauma. Todos estos factores pueden afectar a nuestra salud digestiva.

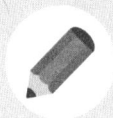

Preguntas clic

Además de las preguntas que te he ido plasmando sobre tu infancia, tu familia y tu trabajo, aquí te enumero otras preguntas clic que han removido a muchos pacientes cuando se las he planteado en consulta.

Ante la ansiedad	• ¿Qué esperan los demás de ti?
	• ¿Qué esperas tú de ti mismo?
	• ¿Qué es lo que más te preocupa en este momento?
	• ¿Qué pensamientos recurrentes te generan ansiedad?
	• ¿Cuál es tu mayor miedo si no cumples con las expectativas?
	• ¿Qué sucedería si no pudieras controlar todos los aspectos de tu vida?
	• ¿Qué intentas evitar cuando lo programas todo?
	• ¿Cómo te sientes cuando algo no sale según lo planeado?
	• ¿De dónde proviene la necesidad de tener todo bajo control?
Ante la depresión	• ¿Qué te impide avanzar hacia el futuro?
	• ¿Qué te hace sentir atrapado en tu situación actual?
	• ¿Cómo te describirías a ti mismo en este momento?
	• ¿Qué te hace sentir que no eres suficiente?
	• ¿Qué necesitas para sentirte más esperanzado sobre el futuro?
	• ¿Qué actividades solías disfrutar y ya no practicas?
	• ¿Qué significaría para ti encontrar un propósito o significado en tu vida?
Ante el hambre o vacío emocional	• ¿De qué tienes hambre exactamente en este momento?
	• ¿Qué vacío estás tratando de llenar con la comida?
	• ¿Cuándo comenzaste a sentir este vacío emocional?
	• ¿Qué situaciones o personas desencadenan tu deseo de comer emocionalmente?
	• ¿Qué emociones tratas de evitar al comer?
	• ¿Qué te impide encontrar otras formas de satisfacer tus necesidades emocionales?
	• ¿Cómo te sientes después de comer emocionalmente?

	• ¿Qué te hace sentir plenitud y satisfacción emocional?
	• ¿Qué pasos puedes tomar para abordar tus necesidades emocionales de manera saludable?
Ante la auto-inmunidad	• ¿Por qué no te respetas?
	• ¿Por qué sientes que te atacas?
	• ¿Qué aspectos de ti encuentras difíciles de aceptar?
	• ¿Cuándo empezaste a sentir que no eras suficiente?
	• ¿Qué eventos o situaciones han contribuido a tu autocrítica?
	• ¿Qué te impide cuidar de ti de manera compasiva?
	• ¿Cómo te afecta emocionalmente vivir con una enfermedad autoinmune?
	• ¿Qué creencias negativas tienes sobre ti que pueden estar afectando a tu salud?
	• ¿Qué pasos puedes dar para empezar a aceptarte y cuidarte mejor?
Ante la rigidez	• ¿En qué te beneficia tu actitud rígida?
	• ¿Qué te cuesta aceptar o «tragar» en tu vida?
	• ¿Qué temes perder si te vuelves más flexible?
	• ¿Qué situaciones te hacen sentir la necesidad de mantener el control?
	• ¿Cuándo empezaste a adoptar esta actitud rígida?
	• ¿Cómo afecta tu rigidez a tus relaciones con los demás?
	• ¿Qué emociones subyacen a tu necesidad de rigidez?
	• ¿Qué te impide permitirte ser más adaptable?
	• ¿Qué pasos puedes dar para empezar a ser más flexible y abierto?

Para romper el círculo vicioso, es necesario cambiar nuestra forma de afrontar el estrés y los problemas digestivos. Muchas veces, tendemos a controlar en exceso todo lo que hacemos en relación con nuestro problema digestivo, como la alimentación, la suplementación, los horarios, etc. Y esto, lejos de ayudar, genera más estrés a nivel cerebral y empeora el cuadro clínico. En estos casos siempre propongo pautas concretas pero flexibles para evitar la obsesión de analizar cada alimento.

Te invito a romper el círculo vicioso pero, en lugar de hacerlo a martillazos, se tratará de dar pequeños pasos, disolviéndolo poco a poco. En lugar de hacer un cambio drástico, intenta mejorar tu contexto gradualmente tomando pequeñas decisiones en cuanto a alimentación, movimiento, descanso y emociones y actitudes. Los cambios radicales pueden generarte más ansiedad y, además, no te permitirán escucharte y conocerte. Sin embargo, al hacer cambios graduales, poco a poco te darás cuenta de lo que es prioritario para tu cuerpo y lo que hay que ajustar.

> Recuperarse lleva tiempo. Es un proceso, no un acontecimiento.

Por esto mismo no soy partidaria de las etiquetas diagnósticas que nos limitan y paralizan, como el síndrome del intestino irritable, que solo ofrece soluciones paliativas y genéricas. Cuando me diagnosticaron colitis ulcerosa y me dijeron que sería una enfermedad de por vida, lo sentí como una losa. Sin embargo, creo firmemente que debemos buscar términos que nos movilicen y empoderen, como disbiosis o alteración de la microbiota, que ofrecen una perspectiva más positiva y esperanzadora, permitiéndonos actuar y cambiar la situación.

Como dice el escritor Marcel Proust, «el verdadero viaje de descubrimiento no consiste en buscar nuevos paisajes, sino en tener nuevos ojos».

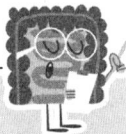

Recuerda

→ El estrés crónico no solo afecta mentalmente, sino que también enferma físicamente. El intestino es el primer órgano que lo sufre y, tarde o temprano, te lo hará saber.

→ El eje intestino-cerebro es una compleja red de comunicación bidireccional que conecta el intestino y el cerebro a través del nervio vago y otras vías nerviosas, hormonales e inmunológicas. Cuando el eje intestino--cerebro se desequilibra, pueden manifestarse problemas digestivos.

→ El estrés crónico es uno de los principales factores que pueden alterar el equilibrio del eje cerebro-intestino.

→ Una de las principales fuentes de estrés es la mente inconsciente, que funciona como un gran almacén donde se guarda todo lo que vivimos y no procesamos o resolvemos, incluyendo recuerdos, experiencias, creencias, deseos, miedos y traumas.

→ Los problemas emocionales relacionados con la familia también tienen una estrecha relación con el estrés. Los acontecimientos vividos durante la gestación, el nacimiento y la infancia dejan en nosotros memorias emocionales y psíquicas.

→ La infancia y la familia son como las raíces de un árbol que le dan sustento, estabilidad y nutrición. Pero también le pueden transmitir enfermedades, parásitos o toxinas, de modo que se ve afectada la comunicación entre el cerebro y el intestino y se genera un círculo vicioso que empeora la salud mental y física.

→ La insatisfacción laboral (incluyendo las condiciones de trabajo y las relaciones con compañeros y jefes) y la falta de sentido en la vida, junto con el estrés, pueden tener no solo consecuencias mentales y emocionales, sino también provocar enfermedades digestivas crónicas.

→ En la salud digestiva influyen también nuestros hábitos diarios, nuestra actitud ante la vida y nuestras emociones. Identificar, comprender y procesar las emociones que nos limitan puede mejorar significativamente nuestra salud.

→ El estrés causa malestar emocional, lo que puede llevar a problemas digestivos. Estos problemas digestivos, a su vez, crean más malestar emocional, lo cual genera más estrés y agrava los problemas físicos. Para romper este círculo vicioso debemos abordar el problema paso a paso, enfocándonos no solo en los síntomas, sino también en las causas subyacentes, ya sean físicas o psicológicas.

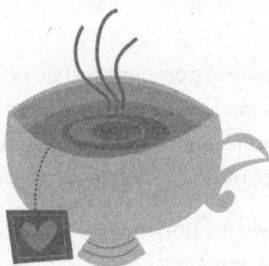

2

ERES LO QUE COMES

¿Alguna vez has sentido que tu intestino tiene vida propia? ¿Que se comunica contigo a través de sensaciones, sonidos o movimientos? ¿Que se alegra o se enoja según lo que comes, lo que sientes o lo que piensas? Si es así, ya conoces a tu microbiota intestinal, ese conjunto de microorganismos que viven en tu tracto gastrointestinal y que cumplen funciones esenciales para que tu cuerpo se sienta bien. La microbiota intestinal es muy grande e importantísima para tu cuerpo y, ¡cómo no!, para todo lo relacionado con tus digestiones, sean físicas o emocionales.

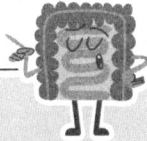

¿Sabías que...?

→ En un individuo que pesa 70 kilogramos, la microbiota intestinal pesa aproximadamente 200 gramos, similar al peso de un mango de tamaño mediano, y alberga prácticamente el mismo número de células bacterianas que de células humanas.

→ El genoma humano se compone de alrededor de 23 000 genes, mientras que nuestro microbioma codifica más de tres millones de genes.

→ El intestino es una puerta de entrada a nuestro cuerpo. La microbiota intestinal participa en la función barrera del intestino, ayudando al sistema inmunitario a luchar contra los agentes patógenos.

→ El tracto intestinal mide entre siete y diez metros de largo; su superficie es comparable a la de un departamento de 30 o 40 metros cuadrados.

→ El 95% de nuestras bacterias se encuentran en el intestino grueso, uno de los ecosistemas microbianos más densamente poblados de la tierra.

→ La composición de la microbiota intestinal es tan única como una huella digital y proporciona funciones esenciales para la digestión y la protección contra infecciones.

Para que te hagas una idea de su valor y de la estrecha relación entre nuestra parte física y emocional, te diré que las células del organismo ayudan a producir unas hormonas llamadas glucocorticoides (la más importante de ellas es el cortisol) que nos protegen de la inflamación y también tienen un papel en nuestro sistema hormonal. Lo interesante es que las bacterias que viven en nuestro intestino pueden influir en la producción y utilización de estos glucocorticoides. Estas bacterias también ayudan a regular el ritmo diario de producción de los glucocorticoides, un ritmo que está conectado con nuestro cerebro y con nuestras glándulas suprarrenales.

El problema es que si perdemos estas bacterias intestinales, se interrumpe la producción normal de glucocorticoides. Esta interrupción puede provocar un aumento constante de glucocorticoides en nuestro cuerpo, concentraciones elevadas de azúcar en sangre, resistencia a la insulina y niveles altos de triglicéridos. Es como si nuestro cuerpo estuviera en un estado constante de alerta. Como puedes ver, este es otro motivo importante para mantener un equilibrio saludable de bacterias en nuestro intestino.

La microbiota, la aliada que cuida tu salud digestiva ¡y la de todo el cuerpo!

Curiosidades aparte, quiero que tengas un concepto diferente de tu microbiota intestinal, que la veas como una amiga, una aliada, una compañera de viaje que te ayuda, te protege, te aconseja y te enseña. Quiero que sepas cómo cuidarla, cómo alimentarla, cómo escucharla y cómo entenderla. Quiero que, después de leer este libro, sepas perfectamente que tu microbiota intestinal se relaciona con tu cerebro, con tu alimentación, con tu salud y con tu vida.

Esta famosa microbiota está compuesta por 5 000 especies de diminutos microorganismos, como bacterias, virus, hongos y otros microbios. Este conjunto de microorganismos conviven contigo dentro de tu tubo digestivo, desde la boca hasta el ano. Imagina que estos microorganismos son como inquilinos en tu casa y ocupan diferentes habitaciones según sus preferencias y necesidades. Algunos se alojan en la cocina (el estómago); otros, en la sala (el intestino delgado), y otros en el baño (el intestino grueso). Cada uno tiene su función y su papel en la convivencia.

La microbiota intestinal se forma desde que naces, e incluso antes, durante el desarrollo fetal en el embarazo, y se transmite al recién nacido a través de la placenta y el cordón umbilical. Estas bacterias provienen de la madre, del medioambiente y de la alimentación del bebé. Durante los primeros meses de vida, el bebé recibe una gran cantidad de bacterias beneficiosas que le ayudan a colonizar su intestino y a desarrollar su sistema inmunitario. Esta colonización inicial depende de la salud física y mental previa de nuestros progenitores, y del estrés que haya podido sufrir nuestra madre embarazada.

La forma en la que naces, ya sea por parto natural o por cesárea, influye en el tipo de microorganismos que colonizan tu intestino. El parto vaginal favorece la transmisión de bacterias beneficiosas para el bebé, como los lactobacilos, un tipo de bacterias que viven en la vagina y ayudan a mantener el equilibrio de la microbiota, así como de otras especies probióticas. Estas bacterias pueden ayudar al desarrollo del sistema inmunitario y prevenir enfermedades como alergias o asma. La forma en la que te alimentas, ya sea con leche materna o fórmula, también influye. Y lo mismo sucede con la manera en que te relacionas: si tienes contacto piel con piel con tu madre y otras personas, y si creces con hermanos o mascotas.

El uso prolongado o excesivo de antibióticos durante la gestación o en los primeros años de vida también puede afectar, ya que altera el proceso de colonización y reduce la diversidad y el equilibrio de la microbiota intestinal.

Además de su gran importancia en edades tempranas, la microbiota intestinal se desarrolla y se modifica a lo largo de tu vida, influida por factores como la edad, el estilo de vida, la alimentación, la gestión del estrés, el uso de medicamentos y el estado de salud, entre otros. Una curiosidad: en el caso de gemelos idénticos que conviven, solo el 37% de las bacterias intestinales son iguales. Todo nuestro entorno da forma a nuestra microbiota intestinal, lo que genera una amplia variación en la microbiota de cada persona.

¿Cuáles son las funciones esenciales que cumple la microbiota en nuestra salud?

→ **Digestivas.** La microbiota te ayuda a digerir los alimentos, a absorber los nutrientes y a eliminar los desechos.

→ **Metabólicas.** Facilita la producción de sustancias beneficiosas, como vitaminas, ácidos grasos y neurotransmisores.

→ **Inmunológicas.** Protege de microorganismos que pueden causar infecciones o enfermedades. Regula la respuesta inmunitaria, entrenando y regulando las células del sistema inmunológico intestinal para que respondan adecuadamente a los estímulos externos. Además, previene la colonización de bacterias patógenas y el crecimiento excesivo de levaduras y hongos. También produce metabolitos que modulan la actividad de las células inmunológicas y promueven un equilibrio adecuado en la respuesta inmunitaria.

→ **Defensivas.** La microbiota contribuye a mantener la integridad de la barrera intestinal. Las bacterias beneficiosas forman una capa protectora en la mucosa, impidiendo la penetración de sustancias nocivas en el torrente sanguíneo. Esto es esencial para una adecuada función digestiva y para prevenir la inflamación crónica. Para entenderlo, imagina un collar de perlas en el que estas deben ir entrando una a una para ser reconocidas e integradas. Si en lugar de una entran cinco a la vez, el sistema inmunológico no reconoce esa estructura y la ataca. Por eso, la permeabilidad intestinal provoca tanta inflamación.

→ **Cerebrales.** Facilita la comunicación con tu cerebro a través del eje intestino-cerebro.

La microbiota intestinal es extremadamente diversa, y no solo en cuanto a la cantidad y al tipo de microorganismos, sino también en la manera en que se distribuyen y organizan a lo largo del tubo digestivo. Es como un jardín con diferentes zonas, plantas, flores y animales que conviven en armonía y equilibrio. Cada zona tiene su clima, su suelo, su luz y su agua, que determinan qué plantas y animales pueden crecer y vivir allí.

La microbiota puede influir en la producción y utilización de ciertos neurotransmisores, que son esas sustancias químicas que transmiten señales en el cerebro; por ello, puede afectar a las funciones cerebrales, al comportamiento, al metabolismo y a la inmunidad. A la vez, estos neurotransmisores modifican la calidad de la microbiota. Por ejemplo, hasta el 90% de la serotonina (un neurotransmisor que regula el estado de ánimo, el apetito y las funciones cognitivas y, a nivel intestinal, la inflamación y la motilidad) se produce en el intestino. La microbiota también influye en la producción de dopamina, un neurotransmisor clave en el sistema de recompensa del cerebro, que regula el comportamiento alimentario y el estado de ánimo.

Apetito y saciedad

La microbiota intestinal desempeña un papel clave en la regulación del apetito y la saciedad, al producir hormonas y neurotransmisores que se comunican con el cerebro. Uno de los productos que genera la microbiota son los ácidos grasos de cadena corta (también conocidos como AGCC), que estimulan la producción de hormonas que regulan el apetito y la utilización de la glucosa por parte del cuerpo. Algunas de las hormonas involucradas son la grelina, la leptina y la insulina, que son sensibles al estado nutricional de la persona y a los ritmos circadianos. Juntas, estas hormonas regulan qué, cuándo y cuánto debes comer.

La grelina, originada en el estómago y el duodeno, estimula el hambre al actuar sobre el hipotálamo, que es la parte del cerebro que regula el balance energético. Es la hormona del hambre, la encargada de controlar las ganas de comer. Se secreta cuando ayunas, cuando tienes el estómago vacío, y se inhibe cuando hay alimentos en el estómago. Además, tiene su propio reloj biológico, así que provoca tres picos principales de grelina a lo largo del día: a las ocho, a las doce y a las veinte horas. Si experimentas estrés, la grelina también aumenta, ya que está estrechamente relacionada con la hormona del estrés, el cortisol. Esta conexión puede influir en tus niveles de hambre y en la forma en que gestionas el estrés.

La leptina se produce en el tejido adiposo y reduce el apetito al informar al cerebro de la cantidad de grasa almacenada. Es la hormona de la saciedad, encargada de decirle al cerebro que ya tenemos suficientes reservas y que podemos dejar de ingerir alimentos, al tiempo que eleva el metabolismo basal. Cuando engordas, las concentraciones de leptina aumentan, y al revés cuando pierdes peso. Esta hormona es responsable del efecto rebote en las dietas donde se pierde mucho peso en poco tiempo. Cuando los niveles de la hormona descienden demasiado rápido, se produce un aumento del apetito y los antojos a nivel cerebral.

La insulina se genera en el páncreas. También disminuye el apetito, al facilitar la entrada de glucosa en las células.

El cortisol se produce en las glándulas suprarrenales. Aunque se considera la «hormona del estrés», tiene también un lugar muy importante en el control del apetito. El cortisol eleva la glucosa en sangre con el fin de poner a disposición de las células el combustible necesario para responder ante el estrés. Sin embargo, si este sistema se activa de forma crónica, aumenta la acumulación de grasa en el cuerpo, sobre todo en el abdomen.

El tiempo que tarda el cerebro en enterarse de que está saciado depende de varios factores, como el tipo y la cantidad de alimentos, la velocidad de la digestión y la liberación de hormonas. No obstante, en general se estima que el cerebro tarda unos veinte minutos en recibir las señales de saciedad que le envían el estómago y el intestino, que le indican que ya no es necesario seguir comiendo. Por eso, es importante comer despacio y masticar bien los alimentos, para dar tiempo a que el cerebro perciba la saciedad y evitar así comer en exceso.

> El cerebro tarda unos veinte minutos en percibir las señales de saciedad que le envían el estómago y el intestino. Por eso es importante comer despacio y masticar bien, para darle tiempo a reconocer que ya no necesita más comida y evitar así comer en exceso.

Además de su gran diversidad y de sus funciones primordiales, la microbiota intestinal no es la única microbiota en el cuerpo humano. También existen otros tipos de microbiota en diferentes partes del cuerpo, como la boca, la piel, la vagina, los pulmones y la leche materna. Cada una de estas microbiotas tiene su propia composición y función, y se relaciona con tu salud y tu entorno. Cuando se produce disbiosis, pueden aparecer patógenos oportunistas que causan diversas enfermedades, desde bucales (como periodontitis o gingivitis) hasta vaginales (como candidiasis).

Cómo funciona la digestión

El proceso digestivo transforma los alimentos en nutrientes que el cuerpo puede utilizar para obtener energía, crecer y repararse. Para ello, el aparato digestivo cuenta con la colaboración de la microbiota intestinal y el sistema inmunológico, dos aliados fundamentales para tu salud digestiva.

El aparato digestivo está formado por un tubo que se extiende desde la boca hasta el ano y cuenta con órganos accesorios que producen secreciones digestivas. La digestión es un proceso complejo que se lleva a cabo en varias fases, desde la boca hasta el intestino grueso. Cada fase es esencial para descomponer los alimentos en nutrientes que el cuerpo pueda absorber, así como para eliminar los desechos.

La máquina que se pone en marcha cada vez que digerimos es fantástica. El intestino tiene ya más neuronas que el cerebro. Nada menos que 200 millones de neuronas componen el sistema nervioso entérico, el cual regula los procesos digestivos y se comunica con el cerebro a través del eje cerebro-intestino. La digestión está regulada por el sistema nervioso y por el sistema endocrino, que coordinan la secreción de hormonas y jugos digestivos, así como la contracción de los músculos del tubo digestivo.

> La maquinaria que se activa cada vez que digerimos es asombrosa. El intestino contiene más neuronas que la médula espinal, y funciona como un segundo cerebro.

Etapas del proceso digestivo

1. **Oral.** La digestión empieza antes de que comas. El simple hecho de ver, oler o pensar en comida hace que tu cerebro envíe señales a tu aparato digestivo para que se prepare para la digestión, activando la producción de saliva y jugos gástricos.

   En esta etapa se mastican los alimentos y se mezclan con la saliva, la cual contiene enzimas, como la amilasa, que ayudan a descomponer los alimentos en la boca. Además, la saliva lubrica y protege la cavidad bucal contra el crecimiento de microorganismos dañinos.

   La lengua y los dientes, por su parte, trabajan juntos para moler los alimentos en trozos pequeños que puedan tragarse. Se crea así el bolo alimenticio.

2. **Esofágica.** Durante esta fase se transportan los alimentos desde la boca hasta el estómago. Una vez se tragan los alimentos, entran en el esófago, un tubo muscular que conecta la boca con el estómago. En el esófago, el bolo alimenticio se ve empujado hacia abajo por contracciones musculares llamadas movimientos peristálticos, que funcionan como ondas.

   La entrada al estómago se llama cardias; se trata de un esfínter que se abre para permitir el paso del bolo alimenticio y se cierra para evitar que este último regrese al esófago. Menciono esto porque el reflujo, del que hablaré más adelante en este capítulo, está estrechamente relacionado con el mal funcionamiento de este esfínter, que puede permanecer abierto.

3. **Gástrica.** Una vez que los alimentos llegan al estómago, comienza la fase gástrica. Los alimentos se mezclan con los jugos gástricos, que contienen ácido clorhídrico y enzimas digestivas. Imagínate el estómago como una bolsa que almacena y mezcla los alimentos con las secreciones gástricas.

   El estómago cumple una función antimicrobiana, al destruir muchos microorganismos no deseados que pueden llegar con los alimentos. Lo lleva a cabo gracias a su ácido clorhídrico, que además ayuda a descomponer los alimentos. Te hablaré de este ácido más adelante.

Además, el estómago actúa como un reservorio, permitiendo que los alimentos se liberen gradualmente en el intestino delgado. El resultado de la digestión gástrica es el quimo, una papilla semilíquida.

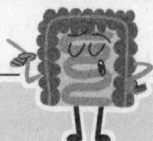

¿Sabías que...?

El estómago es un órgano elástico que puede expandirse o contraerse según lo que comas. En condiciones normales, su capacidad ronda los dos litros, aunque en casos extremos puede llegar a contener hasta cuatro.

4. **Intestinal.** El quimo pasa del estómago al intestino delgado a través del píloro, que es otro esfínter que regula el vaciamiento gástrico. El intestino delgado es la parte más larga y fina del tubo digestivo, donde se produce la mayor parte de la digestión y la absorción de los nutrientes.

Como te contaba antes, si un collar de perlas no se rompe bien y no entra cada perla, una a una, para ser absorbida, el sistema inmunitario lo reconoce como un cuerpo extraño y lucha contra él, produciendo inflamación. Si esta situación persiste, la inflamación puede intensificarse, lo cual nos hará sentir llenos antes de tiempo, incluso si no hemos comido lo suficiente. Esto puede dar lugar a un peligroso círculo vicioso. Muchos pacientes no absorben bien porque hay una lesión en la mucosa del intestino. El sistema inmunitario se activa, la mucosa se deteriora y la inflamación aumenta. Esta inflamación impide la correcta absorción de nutrientes y hace que te sientas lleno antes de tiempo. La falta de nutrientes provoca que el cerebro no funcione bien y falle el sistema hormonal.

El intestino delgado consta de tres partes: duodeno, yeyuno e íleon. En el duodeno, el quimo se mezcla con la bilis y los jugos pancreáticos. La bilis se produce en el hígado, se almacena en la vesícula biliar y se libera cuando detecta la presencia de grasa en el duodeno con el fin de facilitar su digestión. También neutraliza el ácido gástrico que llega al duodeno y elimina algunas sustancias de desecho del organismo. Por su parte, los jugos pancreáticos se producen en el páncreas. Las secreciones gástricas estimulan a su vez a las secreciones intestinales. De ahí que sea fundamental que las secreciones del estómago funcionen correctamente para que las del intestino también lo hagan.

En el yeyuno y el íleon se completa la digestión, y los nutrientes se absorben a través de las paredes del intestino delgado. Estas paredes están formadas por vellosidades que aumentan la superficie de contacto con el quimo. Las vellosidades contienen vasos sanguíneos y linfáticos que transportan los nutrientes al hígado para su procesamiento adicional. Posteriormente, los nutrientes procesados se distribuyen al resto del cuerpo. Entre los nutrientes absorbidos se incluyen los aminoácidos (provenientes de las proteínas), los ácidos grasos y el glicerol (procedentes de las grasas), la glucosa, la fructosa y la galactosa (derivadas de los carbohidratos), así como vitaminas, minerales y agua.

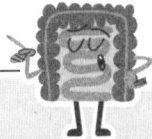

¿Sabías que...?

Gracias a las vellosidades, el intestino delgado tiene una superficie de absorción equivalente a una cancha de tenis, ya que cada vellosidad tiene microvellosidades, que son unas proyecciones aún más pequeñas. Si se extendieran todas las vellosidades y las microvellosidades del intestino delgado, ocuparían una superficie de unos 200 metros cuadrados.

El intestino tiene la capacidad de recordar los alimentos que has comido gracias a su memoria inmunológica. Esta memoria le permite reconocer y responder a los antígenos, sustancias que desencadenan una respuesta inmunitaria, procedentes tanto de los alimentos como de los microorganismos. Esta memoria se desarrolla desde el nacimiento y evoluciona a lo largo de la vida. Permite al intestino recordar los alimentos que has comido, por lo que, durante la infancia, cuanto más expuesto esté tu sistema inmunitario a diferentes microorganismos, mayor será su capacidad de respuesta.

El intestino también tiene memoria: recuerda los alimentos que has comido desde la infancia. Por eso, cuanto mayor sea la diversidad de microorganismos que conoce tu sistema inmunitario, mejor será su capacidad de respuesta.

5. **Colónica.** Esta fase comienza cuando los alimentos no digeridos entran en el intestino grueso. Durante esta fase, el intestino grueso absorbe el agua y las sales minerales que quedan del quimo y forma las heces con los restos no digeridos y las bacterias muertas, que se eliminarán a través del recto y el ano. El intestino grueso cumple una función defensiva gracias a las placas de tejido linfoide que forman parte del sistema inmunológico. Es la última sección del tubo digestivo y se compone del ciego, el colon, el recto y el ano.

La mayor parte de la microbiota intestinal se encuentra en el intestino grueso, donde contribuye a la regulación del sistema inmunitario y a la digestión, fermentando fibras no digeridas en el intestino delgado y produciendo vitaminas esenciales. Al ingerir alimentos, proporcionamos a estos microorganismos los nutrientes que necesitan para activar su metabolismo y multiplicarse. Para mantener un equilibrio saludable, el aparato digestivo debe regular este crecimiento mediante las secreciones digestivas y los movimientos intestinales, que facilitan la eliminación del exceso de microorganismos. Si estos mecanismos no funcionan bien, los microorganismos pueden acumularse y empeorar la salud digestiva.

El movimiento del intestino grueso es más lento que el del intestino delgado y está diseñado para mezclar y propulsar el contenido intestinal. En el intestino delgado se produce periódicamente un patrón de contracciones intensas conocido como «complejo migratorio motor». Este fenómeno ocurre a intervalos regulares, generalmente cada 90 a 120 minutos, cuando no estamos comiendo. Su función principal es limpiar y vaciar el intestino delgado, ayudando a mover los residuos a lo largo del tracto digestivo y facilitando su traslado al intestino grueso, especialmente cuando la digestión y la absorción están finalizando. El intestino suele estar vacío aproximadamente dos o tres horas después de comer, aunque esto puede variar bastante de una persona a otra. El objetivo de estos movimientos es limpiar el tracto digestivo de restos de comida, secreciones, células, bacterias y otros microbios, empujando todo este contenido hacia el intestino delgado y luego hacia el colon. Actúa como un barrendero digestivo.

El complejo migratorio motor se activa cuando el cuerpo ha terminado de digerir y absorber los nutrientes. Su función es limpiar el tubo digestivo de restos de comida, bacterias y otros residuos. Actúa como un auténtico barrendero digestivo.

Como ves, el proceso digestivo es una alquimia biológica maravillosa que te permite obtener los nutrientes que necesitas para vivir gracias a la ayuda clave de la microbiota intestinal y el sistema inmunológico.

La microbiota: tu mejor amiga... hasta que se descontrola y deja de protegerte

Casi la mitad de los españoles padece alguna patología digestiva, según la Fundación Española del Aparato Digestivo. Estas enfermedades, que se caracterizan por síntomas como dolor, inflamación, diarrea, estreñimiento, sangrado o pérdida de peso, empeoran drásticamente la calidad de vida de quienes las padecen. Normalmente, antes de que aparezca un cuadro de enfermedad con unos síntomas concretos, el cuerpo avisa con multitud de señales y alteraciones de que hay algo que no estamos haciendo bien.

Causas de las enfermedades digestivas

Estos son los factores que nos predisponen a padecer patologías digestivas:

→ El estrés altera la comunicación entre el cerebro y el intestino.

→ Una mala alimentación promueve el crecimiento de bacterias dañinas y disminuye la diversidad de la microbiota, lo que afecta negativamente a su capacidad para resistir las agresiones externas y mantener el equilibrio en el intestino.

→ Comer con demasiada frecuencia puede provocar una sobrecarga de trabajo en el aparato digestivo, una acumulación de residuos, la fermentación de los alimentos e inflamación intestinal. Para la mayoría de los adultos, basta con dos o tres comidas al día, aunque siempre es importante ajustar la frecuencia a las necesidades individuales de cada persona.

→ El uso excesivo o inadecuado de antibióticos no solo elimina las bacterias responsables de las infecciones, sino también las bacterias beneficiosas de nuestra microbiota. Esto crea un vacío que puede ser ocupado por microbios patógenos oportunistas, lo que puede llevar a problemas como diarrea, síndrome del intestino irritable o colitis.

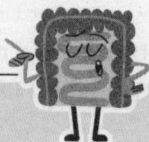

¿Sabías que...?

Una higiene excesiva, como la esterilización constante de las manos que se popularizó durante la pandemia, puede alterar nuestra microbiota natural y hacernos más susceptibles a alergias y enfermedades autoinmunes.

Resulta que lo realmente importante para tu salud es tener «buenos amigos». Y no me refiero solo a los de carne y hueso, sino también a los de microscopio y a las bacterias. Sí, leíste bien: las bacterias son tus amigas. Bueno, no todas, claro, ya que algunas pueden ser muy perjudiciales. Sin embargo, hay otras que son realmente beneficiosas y pueden aportarte grandes ventajas. Para entendernos, llamaremos «viejos amigos» a estas bacterias buenas, porque han coevolucionado con nosotros desde la época de nuestros antecesores primates, consiguiendo una profunda familiaridad con nuestra biología. Estos «viejos amigos», las bacterias beneficiosas, entrenan a nuestro sistema inmunológico, que defiende nuestro cuerpo contra agentes dañinos. Ayudan a prevenir que nuestro sistema inmunológico se vuelva hiperreactivo y, en lugar de protegernos, comience a atacarnos. Este tipo de respuesta inadecuada es lo que sucede en casos de alergias o inflamaciones crónicas, donde un sistema inmunológico desorientado contribuye a diversos trastornos y complica nuestra salud.

Y puede que te estés preguntando: ¿Cómo podemos tener más viejos amigos? Pues lo cierto es que no es tan fácil como parece. Resulta que, desde hace unos dos siglos, hemos cambiado muchísimo nuestra forma de vida y eso ha hecho que nos alejemos de nuestros viejos amigos. Hemos mejorado aspectos como la higiene, la limpieza, la medicina o la alimentación, y eso está muy bien, porque nos ha librado de muchas enfermedades graves. Pero también nos ha hecho perder el contacto con muchos microbios que nos hacían bien. En particular, el uso de antibióticos, que son medicamentos diseñados para eliminar bacterias perjudiciales, también afecta a las beneficiosas. Aunque los antibióticos son muy útiles para tratar infecciones, si los usamos demasiado, podemos destruir a nuestros «viejos amigos», las bacterias que nos protegen. Y eso es muy negativo, porque sin ellas nuestro sistema inmunitario se descontrola y nos puede provocar muchas enfermedades modernas.

El uso frecuente de medicamentos como los inhibidores de la bomba de protones (IBP, conocidos como -prazoles), antiinflamatorios y psicofármacos altera la microbiota intestinal. Estos medicamentos pueden influir en la microbiota intestinal tanto directamente, al modificar la composición de los microorganismos, como indirectamente, al alterar el entorno intestinal. El uso prolongado de IBP puede impactar en la microbiota intestinal, al reducir la acidez gástrica. Esta disminución favorece el sobrecrecimiento bacteriano en el estómago y el intestino delgado, y altera así el equilibrio de las especies bacterianas en el colon. En España, la prescripción de IBP supera en un 70% el promedio europeo. Sin embargo, no solo los medicamentos convencionales alteran la microbiota. Existe un número creciente de personas que consumen una variedad de suplementos naturales a diario y durante años. A menudo se asume que las plantas son inofensivas, pero esto no es necesariamente cierto; los suplementos también pueden interactuar significativamente con nuestro sistema.

> En España, la prescripción de inhibidores de la bomba de protones —medicamentos que reducen la producción de ácido gástrico— supera en un 70% el promedio europeo, y su uso puede alterar significativamente el equilibrio bacteriano en el colon.

→ Los tóxicos que nos rodean, como pesticidas, herbicidas, microplásticos o productos químicos de limpieza o higiene, también tienen su impacto. Hablaré de ellos en el capítulo 5.

→ Otros aspectos del estilo de vida, como el sedentarismo o la higiene excesiva, también alteran la microbiota. Para prevenir o revertir el impacto de la higiene excesiva en la microbiota intestinal, acentuado durante la pandemia, lo mejor es evitar el uso innecesario de productos o prácticas que alteren el equilibrio microbiano.

→ Los síntomas digestivos también pueden ser desencadenados por infecciones, aunque estos no dependen directamente de la persona. Por ejemplo, una infección en el oído puede provocar disbiosis intestinal, dado que todas las microbiotas están interconectadas. He observado en mi consultorio múltiples casos donde una infección contraída durante un viaje desencadena problemas digestivos, cutáneos y demás. Además, la carga genética y la colonización inicial del intestino son factores que influyen en la salud intestinal. Sin embargo, es importante recordar que la mayoría de los problemas digestivos se ven influidos por factores que podemos controlar. No te agobies con aquellos elementos difíciles de manejar; en su lugar, enfócate en los aspectos de tu vida que sí puedes modificar.

Síntomas: cuando el sistema falla

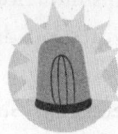

Como ya sabes, la microbiota oral e intestinal se encuentran interconectadas con diversos sistemas del cuerpo, como el inmunológico y el nervioso, así como con el metabolismo y la digestión, entre otros procesos. Cuando la microbiota está en equilibrio, hay eubiosis. Cuando está alterada, se habla de disbiosis. Esta última puede funcionar como un dominó, ya que provoca una serie de procesos que empeoran el funcionamiento digestivo y la salud en general.

La disbiosis altera la composición y la diversidad de la microbiota, con lo cual merma su eficacia para defendernos de patógenos, sintetizar sustancias beneficiosas y regular los procesos inflamatorios. La disbiosis también altera la función barrera de la mucosa intestinal, que impide el paso de sustancias nocivas al torrente sanguíneo. La mucosa intestinal se vuelve más permeable y permite la entrada de bacterias, toxinas, antígenos y otras moléculas. Este aumento de la permeabilidad permite el paso indebido de sustancias que normalmente se verían bloqueadas, lo que puede activar el sistema inmunitario y contribuir a respuestas inflamatorias.

La inflamación crónica daña las células intestinales, lo que conduce a una mala digestión y absorción de los alimentos. Este proceso resulta en la acumulación de residuos alimentarios en el intestino, lo que promueve el crecimiento de bacterias productoras de gases. Además, la inflamación afecta a la motilidad intestinal, pudiendo ocasionar estreñimiento o diarrea. Pero la inflamación no solo afecta al intestino, sino también a otros órganos del aparato digestivo, como el estómago, el páncreas, el hígado y la vesícula biliar, los cuales participan en la digestión y el metabolismo. Estos efectos pueden alterar la producción y el flujo de ácidos gástricos, enzimas pancreáticas, bilis y otros jugos digestivos, lo que provoca trastornos como reflujo gastroesofágico, ardor de estómago, gastritis, úlceras gástricas, dispepsia y pérdida de peso. La inflamación también puede extenderse a otras partes del cuerpo, como el cerebro, el corazón, las articulaciones y la piel, donde puede desencadenar diversas patologías, como trastornos del estado de ánimo, enfermedades cardiovasculares, artritis y dermatitis. Además, la inflamación puede alterar el equilibrio del sistema inmunitario y fomentar la autoinmunidad, un proceso por el que el sistema inmunitario ataca erróneamente a las células del propio cuerpo.

Principales trastornos digestivos

Todas las alteraciones anteriores se traducen en síntomas y trastornos digestivos. Estos son los principales:

→ **Problemas en la boca y la microbiota oral.** El desequilibrio en la composición y diversidad de la microbiota oral puede deberse a factores como una mala higiene bucal, el consumo de azúcar, el uso de antibióticos, el tabaquismo, el estrés y la respiración por la boca, entre otros. La disbiosis oral puede provocar problemas como caries, gingivitis, periodontitis y mal aliento. Además, puede afectar a la salud digestiva y general, ya que los microorganismos orales pueden trasladarse al tracto digestivo y causar infecciones o inflamación.

→ **Problemas en el estómago:**

- **Dispepsia y digestiones lentas.** Se conoce comúnmente como «indigestión». Sus síntomas ocurren en la parte superior del abdomen e incluyen dolor, ardor, sensación de plenitud, náuseas y vómitos. Se debe a diversas causas, como úlceras gástricas, gastritis, disfunciones biliares o pancreáticas, intolerancias alimentarias e infecciones por *Helicobacter pylori*, entre otras. Aproximadamente la mitad de la población mundial está infectada por *H. pylori*, aunque solo cerca del 10% de las personas infectadas desarrollan síntomas, generalmente años después de la colonización inicial. En realidad, esta bacteria es bastante astuta. Por sí sola no siempre causa daño, pero si tu aparato digestivo está debilitado, puede favorecer el desarrollo de úlceras e incluso aumentar el riesgo de cáncer de estómago. Detrás de la dispepsia pueden estar factores como el estrés, la irritación de la mucosa gástrica o una mala alimentación. Estas condiciones pueden llevar a una mala digestión y a una malabsorción de los nutrientes.

Las digestiones lentas causan sensación de pesadez, inflamación, gases y eructos, entre otros síntomas. Estas molestias pueden tener múltiples causas, como una disminución en la producción o el flujo de los jugos digestivos (como el ácido gástrico, las enzimas pancreáticas o la bilis), irritación de la mucosa gastrointestinal, alteraciones en la motilidad gástrica o intestinal, disbiosis intestinal, intolerancias alimentarias, enfermedades digestivas o factores externos. Entre los factores externos podemos incluir el estrés psicoemocional, ciertos medicamentos y una mala alimentación.

- **Alteraciones del ácido gástrico y reflujo gastroesofágico.** El reflujo gastroesofágico es el retorno del contenido del estómago al esófago, lo que provoca ardor, dolor e irritación. Aunque muchas veces se asocia con un exceso de ácido gástrico, en realidad en muchos casos está relacionado con una baja producción de ácido (hipoclorhidria), lo que altera el cierre del esfínter esofágico inferior y facilita el ascenso del contenido gástrico. Se puede originar por diversos factores, como una baja secreción de ácido clorhídrico, la debilidad del esfínter esofágico inferior (el músculo que evita el paso del ácido gástrico al esófago), una hernia de hiato (el desplazamiento de una parte del estómago hacia el tórax), la disminución de la motilidad gástrica (que ralentiza el vaciado del estómago), la disbiosis intestinal, o factores externos como el estrés, el consumo de sustancias irritantes para la mucosa gástrica, ciertos medicamentos o una mala alimentación.

El ardor es una de las manifestaciones principales del reflujo, pero también puede ser consecuencia de una hipoclorhidria, ya que el ácido clorhídrico es responsable de acidificar el bolo alimenticio y activar las enzimas digestivas. Cuando hay una baja producción de ácido, la digestión se vuelve ineficiente y los alimentos permanecen más tiempo en el estómago, y fermentan y generan gases que aumentan la presión dentro del abdomen, lo que puede dar lugar al reflujo y al ardor. Esta hipoclorhidria puede tener diversas causas, como una infección por *H. pylori*, gastritis atrófica, déficit de zinc, el uso prolongado de antiácidos e inhibidores de la bomba de protones, o el estrés crónico. Además, la falta de ácido gástrico afecta la regeneración de la mucosa y la pared gástrica, ya que el ácido clorhídrico es fundamental para mantener su integridad y su función de barrera.

Por otro lado, cuando el problema es el exceso de ácido gástrico (hiperclorhidria), la mucosa puede irritarse y volverse más vulnerable a la inflamación y la formación de úlceras. Esta hiperclorhidria puede estar relacionada con el estrés crónico, el consumo excesivo de ciertos alimentos irritantes como alcohol y café, el uso prolongado de antiinflamatorios no esteroides (AINE) o, en casos más raros, con factores genéticos y enfermedades como el síndrome de Zollinger-Ellison, que provoca una producción excesiva de ácido gástrico.

Por lo tanto, el ardor se genera principalmente cuando hay un desajuste en la producción de ácido gástrico. Si hay hipoclorhidria, los alimentos no se digieren bien y fermentan, lo que genera gases y presión intraabdominal que favorece el reflujo. Si hay hiperclorhidria, el exceso de ácido puede irritar la mucosa y causar molestias. Además, cuando estas alteraciones no se corrigen, pueden favorecer la inflamación crónica del esófago, la malabsorción de nutrientes esenciales, el sobrecrecimiento bacteriano (SIBO) y, en algunos casos, el desarrollo de úlceras o lesiones en la mucosa gástrica y esofágica.

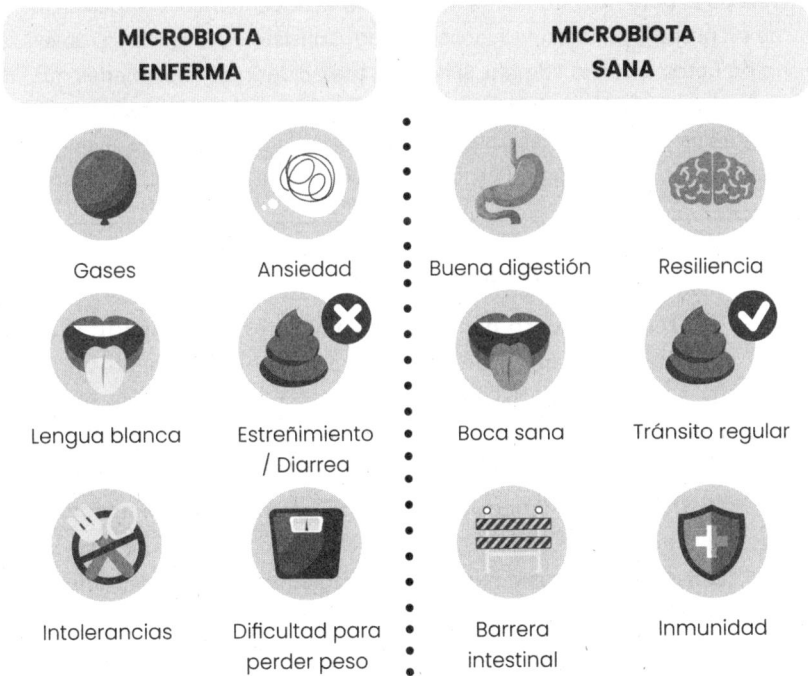

MICROBIOTA ENFERMA		MICROBIOTA SANA	
Gases	Ansiedad	Buena digestión	Resiliencia
Lengua blanca	Estreñimiento / Diarrea	Boca sana	Tránsito regular
Intolerancias	Dificultad para perder peso	Barrera intestinal	Inmunidad

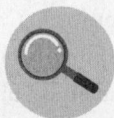

Pruebas caseras para confirmar si tu estómago produce poco ácido

→ **Test del bicarbonato.** El bicarbonato reacciona con el ácido del estómago produciendo gas. Para realizar esta prueba, simplemente disuelve una cucharadita de bicarbonato en un vaso de agua y bébetelo. Si tus niveles de ácido son adecuados, el bicarbonato reaccionará rápidamente con el ácido estomacal y generará gas, que te provocará un eructo en 1-2 minutos. Si tus niveles de ácido son bajos, es probable que tardes más de 2-3 minutos en eructar.

→ **Test del betabel.** El betabel tiene un pigmento rojo que se llama betanina. Si tienes buenos niveles de ácido, esta betanina se degradará y no coloreará tu orina. Si tienes poco ácido, seguramente tu orina salga de color oscuro o incluso rojo.

→ **Test de la betaína.** Este test te recomendaría hacerlo bajo la supervisión de un profesional para mayor seguridad. Consiste en tomar una tableta de betaína con la comida. Si no aparece acidez ni reflujo, puedes aumentar progresivamente la dosis en la siguiente comida. Si tienes buenos niveles de ácido, el exceso de ácido puede llegar a molestarte. Si tienes poco ácido, no tendrás síntomas, e incluso tendrás una mejor digestión.

→ **Problemas en el intestino:**

- **Sobrecrecimiento bacteriano en el intestino delgado (SIBO, por sus siglas en inglés).** Se caracteriza por un aumento anormal de la cantidad de bacterias o un cambio en el tipo de bacterias presentes en el intestino delgado. Normalmente, esta parte del intestino tiene una población bacteriana escasa, como ya hemos visto. El SIBO puede tener diversas causas, como una disminución en la producción o el flujo de jugos digestivos (como ácido gástrico, enzimas pancreáticas o bilis); una alteración en la motilidad intestinal, especialmente del complejo migratorio motor (movimiento de los músculos que limpian el intestino delgado entre comidas). También puede deberse a factores externos como el estrés, medicamentos que afectan a la digestión o la motilidad, y una mala alimentación (consumo frecuente de comidas y alimentos que favorecen el crecimiento bacteriano, como azúcares, almidones y fibras).

- **Sobrecrecimiento de parásitos y hongos.** Existe una sobrecolonización de microorganismos patógenos en el tracto digestivo que altera el equilibrio de la microbiota y causa problemas digestivos. Puede tener varias causas, como una disminución de la inmunidad, la disbiosis intestinal, la alteración de la función barrera de la mucosa intestinal, la exposición a alimentos o aguas contaminadas, etc. Estos son los síntomas más frecuentes que provoca esta sobrecolonización: dolor abdominal, diarrea, flatulencia, náuseas, vómitos, pérdida de peso, anemia y alergias. También pueden surgir complicaciones como malabsorción, desnutrición e inflamación, entre otras.

- **Intolerancias alimentarias.** Cada vez hay más intolerancias y alergias alimentarias, lo que a su vez está provocando un aumento en las restricciones alimentarias y en los trastornos de la conducta alimentaria (TCA). De todo ello te hablo en el siguiente apartado.

- **Síndrome del intestino irritable (SII).** Se caracteriza por dolor o molestia abdominal, y se asocia a cambios en la frecuencia o consistencia de las heces. Estos cambios pueden manifestarse en forma de diarrea, estreñimiento o una alternancia entre ambos. Puede deberse a múltiples factores, como alteraciones en la motilidad intestinal, hipersensibilidad visceral, disbiosis intestinal, inflamación crónica de bajo grado, alteraciones en la función barrera de la mucosa intestinal, desequilibrios en el eje intestino-cerebro, estrés psicológico, infecciones previas o intolerancias alimentarias.

- **Enfermedad inflamatoria intestinal (EII) – enfermedad de Crohn y colitis ulcerosa.** Engloba la colitis ulcerosa y la enfermedad de Crohn. La colitis ulcerosa se caracteriza por una inflamación y ulceración de la mucosa del colon y del recto, mientras que la enfermedad de Crohn puede afectar a cualquier parte del tubo digestivo, desde la boca hasta el ano. Puede tener varias causas, como una alteración del sistema inmunitario, una disbiosis intestinal, una alteración de la función barrera de la mucosa intestinal, una exposición a factores ambientales (como el tabaco, los medicamentos, la alimentación), etc. Asimismo, puede haber una predisposición genética: la genética carga la pistola y el estilo de vida aprieta el gatillo. ¡Esto es fundamental y no me canso de repetirlo! Centrémonos en todo lo que podemos controlar, que es mucho, y que nos ayudará a compensar aquello que no está en nuestras manos.

El peligro de las intolerancias y alergias alimentarias: restricciones y trastornos de la conducta alimentaria (TCA)

La incidencia de intolerancias y alergias alimentarias está aumentando en España. Ambas, muy comunes, son formas diferentes de reaccionar a un alimento o a uno de sus componentes, que pueden causarte bastantes molestias.

Intolerancia y alergia alimentaria, ¿cuál es cuál?

Se estima que del 1 al 3% de los adultos[*] y del 4 al 6% de los niños[**] tienen alguna alergia alimentaria, y que entre el 15 y 20% de la población tiene alguna intolerancia. La diferencia es que en las alergias interviene el sistema inmunitario y en las intolerancias no.

Cuando tenemos una alergia alimentaria, nuestro sistema inmunitario se confunde y cree que el alimento es un enemigo al que hay que atacar. Entonces produce unas proteínas defensivas llamadas anticuerpos, que se unen al alimento y desencadenan una cascada de reacciones. Estas reacciones pueden ir desde síntomas leves (como comezón, ronchas o diarrea) hasta manifestaciones más graves (como dificultad para respirar, hipotensión o incluso pérdida de conocimiento); en esta última situación se produce una anafilaxia, que puede ser muy peligrosa si no se trata a tiempo. Las alergias alimentarias suelen aparecer en la infancia, aunque también pueden desarrollarse en la edad adulta. Los alimentos que más alergias provocan son la leche, los huevos, el pescado, los mariscos, los frutos secos, el trigo, la soya y el ajonjolí.

Por otro lado, cuando presentamos una intolerancia alimentaria, nuestro organismo no puede digerir o asimilar correctamente un alimento o uno de sus componentes. Esto ocurre porque tenemos una sensibilidad especial hacia ese alimento o bien nos falta una enzima, que es una proteína que se

---

[*]   Fuente: Sociedad Española de Alergología e Inmunología Clínica, 2015.

[**]   Fuente: Agencia Española de Seguridad Alimentaria y Nutrición.

encarga de descomponer los alimentos en partes más pequeñas para que puedan pasar al torrente sanguíneo y nutrir nuestras células. Si no tenemos suficientes enzimas, el alimento se queda en el intestino sin digerir y provoca gases, inflamación, dolor, náuseas o diarrea. Las intolerancias pueden aparecer en cualquier momento de la vida y están relacionadas, en la mayoría de los casos, con el estrés, algún medicamento o la microbiota. Los alimentos que más intolerancias causan son la lactosa, el gluten y la fructosa.

¿Recuerdas cuando comparábamos la microbiota con un jardín lleno de diferentes plantas que convivían en armonía y aportaban beneficios al ecosistema? Ahora imagina que las intolerancias son como un sistema de riego defectuoso en ese jardín, que no permite que ciertas plantas reciban los nutrientes que necesitan, lo cual hace que se debiliten y genera malestar en el entorno. Por su parte, las alergias serían como plagas que atacan ese jardín y causan daños más graves tanto a las plantas como al ecosistema en general.

La relación entre la microbiota y las intolerancias y alergias alimentarias es muy importante, ya que la microbiota influye en la digestión, la absorción y la tolerancia de los alimentos. Por ello, si la microbiota está alterada o desequilibrada, puede favorecer la aparición o el agravamiento de las intolerancias y las alergias alimentarias. De ahí que sea clave cuidar la microbiota y mantenerla en equilibrio, como si fuera un jardín que necesita riego, abono y poda.

Te propongo que visualices una imagen que te ayudará a entender de forma muy sencilla cómo la afectación de la microbiota y la permeabilidad intestinal pueden desencadenar una respuesta inmunitaria o inflamatoria anormal frente a ciertos alimentos. Imagina que la microbiota es como un equipo de trabajadores que se encargan de mantener el orden y la limpieza en una fábrica, que es el intestino. La permeabilidad intestinal, que es la capacidad de la pared del intestino de dejar pasar o no las sustancias procedentes de los alimentos, puede ser como una puerta con un guardia de seguridad, que controla quién entra y quién sale de la fábrica. La respuesta inmunitaria o inflamatoria, que es la reacción de nuestro organismo frente a las sustancias extrañas, puede ser como una alarma que se activa cuando hay una amenaza o un intruso en la fábrica, y que moviliza a bomberos, policías y médicos, que son las células y las moléculas que nos defienden.

Si la microbiota se altera o se desequilibra, puede haber menos trabajadores, o bien trabajadores de mala calidad que no hacen bien su trabajo. Esto puede provocar que la puerta se abra demasiado, lo que permite que entren sustancias que no deberían pasar o que salgan sustancias que deberían quedarse dentro. Cuando la permeabilidad intestinal aumenta, es como si el guardia de seguridad se distrajera o se quedara dormido, permitiendo que entren sustancias que no deberían estar en la fábrica, lo que puede activar la alarma y desencadenar una respuesta inmunitaria o inflamatoria.

De este modo, si la respuesta inmunitaria o inflamatoria se activa o se desactiva incorrectamente, es como si la alarma de la fábrica funcionara mal: se dispara sin motivo; no se activa cuando realmente hay un problema; se queda sonando demasiado tiempo o se apaga demasiado pronto. Esto puede llevar a que bomberos, policías o médicos (nuestras defensas) se movilicen sin necesidad, no respondan cuando se les necesita o actúen de manera desproporcionada, esto causará más daño que beneficio. Es en estos casos cuando nuestro organismo puede reaccionar de forma anormal frente a ciertos alimentos, dando lugar a intolerancias o alergias.

Según algunos estudios epidemiológicos de la Sociedad Española de Alergología e Inmunología Clínica (SEAIC), las alergias alimentarias son la quinta causa de consulta en adultos y la tercera en niños en los servicios de alergología. Además, un 43% de los españoles evita algún alimento por diversas razones, ya sea por voluntad propia, intolerancia o alergia.

A continuación te hablo de las sustancias que provocan con más frecuencia intolerancias o alergias, y cuáles son sus síntomas.

Gluten

El gluten es una proteína que se encuentra en algunos cereales, como el trigo, la cebada, la espelta, el centeno y la avena. Algunas personas no lo toleran bien y pueden desarrollar problemas al consumirlo. Las reacciones al gluten se pueden clasificar en tres grupos diferentes:

→ **Enfermedad celiaca.** En España se estima que del 1 al 2% de la población es celiaca.[***] Esta enfermedad autoinmune provoca que el sistema inmunitario ataque el intestino delgado en respuesta al gluten, lo cual causa una inflamación y un daño que impiden la absorción de los nutrientes. Los síntomas incluyen diarrea, dolor abdominal, anemia, pérdida de peso, retraso del crecimiento y osteoporosis, entre otros. Se puede diagnosticar mediante análisis de sangre, pruebas de anticuerpos específicos, pruebas genéticas y una biopsia intestinal mediante citometría de flujo.

[***] Fuente: *Protocolo para el diagnóstico precoz de la enfermedad celiaca* del Ministerio de Sanidad.

→ **Alergia al trigo.** Se trata de una reacción inmediata y exagerada del sistema inmunitario al trigo o a alguno de sus componentes, entre los que se encuentra el gluten. Los síntomas pasan por urticaria, rinitis, asma, vómitos, diarrea, *shock* anafiláctico, etc. Esta alergia se diagnostica mediante pruebas cutáneas y análisis de sangre.

→ **Sensibilidad al gluten no celiaca.** Esta afección es más común que la enfermedad celíaca. En este caso, el gluten causa síntomas similares a los de la celiaquía, pero sin que el sistema inmunitario ataque el intestino. Los síntomas pueden incluir diarrea, dolor abdominal, inflamación, fatiga, dolor de cabeza, ansiedad, depresión, etc. Se diagnostica por exclusión, descartando la enfermedad celiaca y la alergia al trigo.

No se sabe si el gluten es el único responsable de estas reacciones o si hay otros componentes del trigo o de los cereales que puedan influir, como los carbohidratos fermentables (FODMAP), los inhibidores de amilasa y tripsina (ATI), las lectinas o los agentes químicos y aditivos alimentarios.

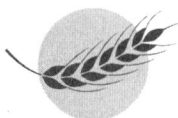

¿El gluten es bueno o malo?

El gluten puede ser muy perjudicial si existen factores específicos como sensibilidad al gluten, enfermedad celiaca u otras condiciones autoinmunes, especialmente si proviene de alimentos ultraprocesados. Sin embargo, lo que realmente hace que el gluten siente mal a muchas personas no es tanto esta sustancia en sí, sino el mal estado del aparato digestivo y la forma en que consumimos el gluten hoy en día.

En la actualidad, el gluten que encontramos en muchos alimentos procesados no es el mismo que se consumía hace años. Por un lado, antes, la masa madre se dejaba fermentar durante horas, lo que ayudaba a descomponer el gluten y hacerlo más fácil de digerir. Por otro lado, los métodos modernos de cultivo han aumentado la cantidad de gluten en el trigo para mejorar el rendimiento y la elasticidad de las masas, lo que podría estar contribuyendo a que más personas sean sensibles al gluten.

Lo importante es evaluar cómo está tu salud digestiva, qué tipo de cereal consumes y cómo lo preparas. Personalmente, defiendo el consumo de cereales de calidad, bien fermentados y consumidos con conciencia. No es simplemente una cuestión de «gluten sí» o «gluten no», sino de considerar el contexto y la situación de cada persona.

Lácteos

Cada vez que comes un trozo de queso, te duele el estómago. Si bebes un vaso de leche, te empiezas a sentir inflamado, con gases y cólicos. Cada vez que tomas un yogur, te salen ronchas en la piel y te pica la garganta. Estos son problemas habituales con los lácteos, que suelen deberse a un componente principal:

→ **La caseína, que es una proteína.** La alergia a esta proteína de los lácteos puede causar alergias. Esta reacción inmunológica puede generar síntomas leves (como erupciones cutáneas o congestión nasal) y síntomas graves (como dificultad para respirar o anafilaxia). Las alergias a proteínas de la leche, como la caseína, son más comunes en la infancia y, en muchos casos, se resuelven a medida que los niños crecen. Sin embargo, ciertas caseínas de la leche, especialmente las procedentes de la vaca, pueden inflamar en personas sensibles o en aquellas con una inflamación de base, incluso sin causar una reacción alérgica típica.

Más allá de la caseína, la leche contiene otras proteínas, como la alfa-lactoalbúmina y la beta-lactoglobulina, que pueden causar reacciones alérgicas en ciertas personas. Si no digieres bien las grasas, también puedes tener dificultades a la hora de digerir los lácteos, especialmente si tienes problemas en la vesícula biliar o en la producción de enzimas pancreáticas, lo cual suele dar síntomas como inflamación, dolor abdominal y diarrea. También he visto en mi consultorio que los aditivos que pueden contener algunos lácteos, como conservadores, pueden causar sensibilidades o intolerancias en algunas personas. Asimismo, los contaminantes o residuos de medicamentos u hormonas que se utilizan en la ganadería intensiva pueden provocar síntomas.

Oligosacáridos, Disacáridos, Monosacáridos y Polioles Fermentables (FODMAP)

Si cada vez que comes ciertas frutas, legumbres o edulcorantes artificiales te llenas de gases, se te inflama el abdomen y sientes dolor, o incluso aparece diarrea, es posible que tengas una malabsorción de un grupo de carbohidratos llamados FODMAP (Fermentable Oligosaccharides, Disaccharides, Monosaccharides and Polyols). Estos carbohidratos no se absorben bien en el intestino delgado y, al llegar al intestino grueso, son fermentados por las bacterias, producen gases y atraen agua al intestino. Este proceso puede provocar distensión abdominal, dolor y alteraciones en el tránsito intestinal. Dentro de los FODMAP se incluyen:

→ **Fructosa** (presente en frutas como la manzana, la pera, el mango y la sandía; en la miel y en algunos edulcorantes como el jarabe de maíz).

→ **Lactosa** (el azúcar de la leche y sus derivados). La reacción a la lactosa en el cuerpo suele manifestarse como una intolerancia, no como una alergia. Esto ocurre cuando el organismo no produce suficiente lactasa, la enzima necesaria para digerir la lactosa, provocando síntomas como inflamación, gases, dolor abdominal y diarrea después de consumir productos lácteos.

→ **Fructanos** (se encuentra en alimentos como el trigo, la cebolla, el ajo, los espárragos y las alcachofas).

→ **Galactanos** (presentes en legumbres como frijoles, lentejas, garbanzos y soya).

→ **Polioles** (edulcorantes como sorbitol, manitol, xilitol y maltitol, que se encuentran en productos sin azúcar como chicles, dulces y otros alimentos procesados, así como en algunas frutas como manzanas, peras, cerezas y aguacates).

En personas con sensibilidad digestiva o síndrome del intestino irritable, los FODMAP pueden causar síntomas severos, pero la solución no es simplemente dejar de consumirlos. Es necesario abordar la causa de la malabsorción, mejorar la salud intestinal, equilibrar la microbiota y tratar cualquier condición subyacente que afecte a la digestión y absorción de estos carbohidratos.

Las intolerancias que se diagnostican con más frecuencia dentro del grupo de los FODMAP son la intolerancia a la lactosa y a la fructosa.

Fructosa

La fructosa es un tipo de azúcar que se absorbe en el intestino delgado y se transporta al hígado para convertirse en glucosa, lactato o grasa. Sin embargo, su absorción depende de transportadores específicos en el intestino delgado y, cuando hay más fructosa de la que estos transportadores pueden manejar, parte de ella se queda en el intestino.

Una forma sencilla de entenderlo es imaginar la fructosa como pasajeros que intentan subirse a un autobús (el intestino delgado). Si hay más pasajeros que asientos disponibles (transportadores de fructosa), algunos quedan fuera y terminan en el intestino grueso, donde fermentan y generan gases.

La intolerancia a la fructosa y el síndrome del intestino irritable (SII) están estrechamente relacionados, aunque no siempre ocurren juntos. En personas con SII, los transportadores de fructosa pueden ser menos eficientes debido a la inflamación intestinal, una menor expresión de estos transportadores o una motilidad intestinal irregular. Esto hace que la fructosa no absorbida atraiga agua al intestino, y cause diarrea, o que llegue al intestino grueso, fermente y genere inflamación, dolor y gases.

Volviendo a la metáfora del autobús, imagina que la fructosa no absorbida es como los pasajeros que se quedan fuera y empiezan a caminar por la carretera intestinal. A medida que avanzan, generan más tráfico y afectan a los trabajadores de la obra (las bacterias de la microbiota), esto provoca más alteraciones en la digestión.

Histamina

La histamina es una sustancia química presente en varios alimentos y que también puede producir el cuerpo en respuesta a alergias o infecciones. La intolerancia a la histamina ocurre cuando se da un desequilibrio entre la ingesta de histamina y la capacidad del cuerpo para degradarla, principalmente por una deficiencia de la enzima diamino oxidasa (DAO), encargada de descomponer la histamina en el intestino. Así, cada vez que comes queso curado, embutidos, vino o ciertos vegetales puedes empezar a sentir dolor de cabeza, migrañas, urticaria, comezón, congestión nasal y problemas digestivos.

Además, el desequilibrio en la microbiota intestinal y las condiciones inflamatorias del intestino (como la enfermedad inflamatoria intestinal y el síndrome del intestino permeable) pueden contribuir a esta intolerancia, ya que las bacterias intestinales también desempeñan un papel en la descomposición de la histamina. De hecho, la disbiosis intestinal puede aumentar la presencia de bacterias productoras de histamina, lo que empeora los síntomas.

Restricciones alimentarias: cuándo, cómo y durante cuánto tiempo

Ahora que ya sabemos cómo nos afectan las intolerancias y las alergias, la primera solución que puede venir a la mente es dejar de comer los alimentos que nos sientan mal. Y aquí es donde surge el problema: aunque es necesario retirar temporalmente los alimentos que provocan los síntomas, este no es el tratamiento final, sino tan solo un paso en el proceso. En el caso de las intolerancias, el objetivo es recuperar la funcionalidad del aparato digestivo y regular la microbiota, mientras que, en el caso de las alergias, el enfoque es reducir la inflamación y regular el sistema inmunitario para que deje de estar en alerta constante.

Muchas veces, la alimentación es un reflejo de nuestra vida. Si tu día a día es un caos lleno de dramas, ansiedad y prisas, es probable que tu alimentación también sea caótica. Tratar de corregir la alimentación directamente solo te generará más ansiedad y frustración. Primero necesitas poner orden en tu vida y, a partir de ahí, la alimentación mejorará de forma natural y casi sin esfuerzo.

Encuentro muchos casos en los que la persona empieza a retirar alimentos que le generan síntomas, ya sea con supervisión profesional o por su cuenta, y termina debilitando todo su sistema, lo que lleva a más intolerancias o alergias. Con un profesional, las restricciones se controlan mejor y tienen un objetivo claro.

El problema viene cuando, por miedo, se deja de reintroducir los alimentos incluso después de que los síntomas hayan mejorado. Esto acaba afectando a la microbiota, porque, sin la variedad de alimentos que necesita, se desequilibra y pierde diversidad. Y cuando la microbiota se desajusta, nos cuesta más digerir bien, absorber nutrientes, defendernos de infecciones y mantener esa conexión tan importante con el cerebro.

Además, cuando las restricciones alimentarias se vuelven demasiado estrictas o se prolongan mucho, es normal sentir carencias, ansiedad y frustración, esto puede llevar a atracones o a comportamientos impulsivos con la comida. Aquí entra otro aspecto clave: la manera en la que te hablas a través de lo que comes. Si decides darte un capricho, hazlo bien. Si se te antoja una pizza, cómetela del mejor restaurante italiano que haya en tu ciudad, no una opción procesada y barata llena de porquerías. Al final, lo que eliges refleja cómo te valoras a ti mismo.

En algunos casos, estos episodios pueden generar culpa, vergüenza o miedo a engordar, lo que puede llevar a conductas compensatorias como el vómito o los laxantes. Este ciclo de restricción y compensación puede volverse difícil de romper y derivar en un trastorno de la conducta alimentaria (TCA). Los TCA son trastornos mentales graves que distorsionan la relación con la comida, el peso y la imagen corporal, y tienen consecuencias serias tanto a nivel físico como mental, como desnutrición, desequilibrios hormonales o depresión. Por eso es fundamental que las personas con intolerancias o alergias sigan pautas equilibradas y guiadas por profesionales para evitar caer en extremos u obsesiones.

En mi consultorio, cuando identifico un TCA, derivo al paciente a un psicólogo y trabajamos de forma conjunta, abordando en paralelo los aspectos emocionales y cognitivos relacionados con la alimentación, la ansiedad y el desarrollo de estrategias de afrontamiento y autoestima. Al mismo tiempo, promuevo que la persona evite el aislamiento y la vergüenza, fomentando una actitud positiva, flexible y consciente hacia la alimentación. Es fundamental que disfrute de los alimentos sin culpa ni miedo, respetando las señales de hambre y saciedad de su cuerpo. Recomiendo encarecidamente que nadie gestione sus intolerancias o alergias alimentarias excluyendo alimentos por su cuenta, sin la orientación de un profesional.

Recuerdo el caso de una paciente que medía 1.54 metros y pesaba solo 37 kilos, muy por debajo de su peso habitual de 47 kilos. Llegó a mi consultorio con disbiosis, con un aumento de la permeabilidad intestinal y con una alimentación extremadamente restringida. Presentaba acidez, reflujo, gases, inflamación, digestiones muy lentas sin importar lo que comiera, bajo peso y una alternancia entre estreñimiento y diarrea. Me llamó la atención su fuerte resistencia a incluir nuevos alimentos en su dieta, ya que temía que todo empeorara, especialmente la acidez. A pesar de explicarle los riesgos que corría al seguir comiendo solo calabacitas, espinacas cocidas, camote, arroz, huevo y pollo, se negaba a hacer cambios. Finalmente, gracias al trabajo que realizó en paralelo conmigo y con una psicóloga, se descubrió que tantas restricciones habían desencadenado un TCA.

¿Tu forma de comer está provocando inflamación y dañando tu intestino?

Como ya vimos, un factor determinante en el desarrollo de patologías digestivas es no comer como nuestro cuerpo espera que lo hagamos. La forma en que nos alimentamos es fundamental para mantener una buena salud digestiva, ya que es uno de los factores más importantes para mantener el equilibrio de la microbiota. Cuando se altera, puede desordenar la microbiota y favorecer la disbiosis, lo que aumenta el riesgo de desarrollar problemas digestivos más serios e incluso otras afecciones.

¿Qué te viene a la mente cuando piensas en una mala alimentación? Probablemente imagines a alguien sentado en un sillón, viendo Netflix y comiendo una hamburguesa con papas fritas. Pues bien, no estás tan lejos. Sin embargo, comer mal no es únicamente eso; de hecho, hacerlo de forma puntual no es ningún drama. Lo que determina tu salud no es lo que comas en un momento puntual, sino lo que comas de forma habitual. El riesgo surge cuando este tipo de alimentación se convierte en una rutina, especialmente si va acompañada de estrés y ansiedad, algo que sucede con demasiada frecuencia.

Para mí, una mala alimentación es aquella que no se adapta a tus necesidades, sean del tipo que sean. Por ejemplo, una persona puede necesitar comer solo una o dos veces al día, y otra tres. Sin embargo, en mi experiencia, tendemos a movernos entre dos extremos: los atracones y un perfeccionismo excesivo que no nos permite ningún margen de flexibilidad, lo que genera también ansiedad.

Si el refrán dice «dime con quién andas y te diré quién eres», yo lo adapto a «dime cómo comes y te diré quién eres». Nuestra alimentación dice mucho sobre nuestro diálogo interior y nuestro grado de exigencia, que a menudo se forma desde la infancia. Nuestro cuerpo tiene una gran capacidad de adaptación. Si pudiéramos ser tan flexibles como él en nuestra alimentación y en nuestra vida diaria, reconociendo que nada es completamente blanco o negro, sería más benéfico para nuestra salud física y mental.

Estos son algunos ejemplos de una mala alimentación:

→ Consumir alimentos ultraprocesados, ricos en azúcares añadidos, harinas refinadas, grasas poco saludables y aditivos, puede alterar la microbiota y dañar la mucosa intestinal. La mejor estrategia es no comprarlos; si no están en casa, es menos probable que los consumas.

→ Los residuos de pesticidas, herbicidas, hormonas y antibióticos alteran el equilibrio hormonal, afectan al sistema inmunitario y perjudican la salud en general. Por ello, una buena alimentación debería provenir principalmente de la agricultura orgánica y la ganadería de libre pastoreo.

→ Consumir siempre los mismos alimentos, sin variar ni respetar los productos de temporada, puede provocarte carencias nutricionales, alergias e intolerancias. Lo ideal es consumir una variedad de alimentos en pequeñas cantidades, en lugar de comer grandes cantidades de unos pocos alimentos.

→ En mi opinión, comer mientras se hace otra cosa, como ver la televisión, trabajar o estudiar, también sería una mala alimentación. Esto puede provocar que no mastiques bien, que tu atención no esté en la comida, que comas más de la cuenta o que tengas problemas con la digestión. Es importante dedicar cada día un momento de tranquilidad exclusivamente para comer.

→ Comer rápido y sin masticar bien no es buena opción, ya que aumentas las probabilidades de una mala digestión. Si comes rápido, no masticarás lo suficiente y el estómago trabajará más, y producirá más enzimas y ácido para digerir. Recuerda que no tiene reservas infinitas. No es necesario contar cada bocado, pero sí hacerlo con conciencia, formando una pasta bien mezclada para facilitar la digestión.

→ Comer con estrés es otro problema, ya que puede alterar tu sistema nervioso, reducir la producción de enzimas digestivas, contraer los músculos intestinales y disminuir el flujo sanguíneo. En resumen, esto complica bastante la digestión y puede provocarte síntomas como acidez, ardor y dolor.

→ Hacer muchas comidas al día tampoco sería conveniente. Por lo general, en una jornada normal hacemos más comidas de las que necesitamos. Si no hay descanso, el aparato digestivo no tiene tiempo suficiente para recuperarse y limpiarse entre comida y comida, aunque siempre debe adaptarse la alimentación a la persona y a sus circunstancias. Por ejemplo, una mujer no tendrá las mismas necesidades si está con la menstruación. ¿La clave? Escuchar a tu cuerpo. En mi caso, suelo comer dos veces al día, pero si un día hago una comida más abundante, con una sola comida me va perfecto. Seamos flexibles. Más adelante te contaré sobre los ritmos de comida que te recomiendo, pero, por ahora, quédate con la idea de que es clave ayunar al menos doce horas entre la cena y el desayuno. Esto ayudará a que tu intestino pueda limpiarse y regenerarse. Recuerda la labor del complejo migratorio motor, que provoca movimientos de limpieza y vaciado en el estómago y el intestino cuando no comemos.

→ Comer sin tener en cuenta los ritmos naturales de tu cuerpo puede desajustar tu reloj biológico interno, desincronizar los órganos y alterar el metabolismo, de manera que aumenta la tendencia al sobrepeso. Aunque en la segunda parte hablaremos en detalle sobre los ritmos circadianos, por ahora recuerda que es fundamental alinear tus comidas con el ciclo de luz y oscuridad del día. Ajusta las cantidades y tipos de alimentos según la hora, evita comer de noche o justo antes de dormir, y respeta lo máximo posible tus horas de sueño.

No solo importa lo que comes, sino también el lugar desde el que lo haces. Si comes desde el miedo o la ansiedad (aunque sea sin gluten, sin lácteos, sin azúcares o con productos orgánicos), el sistema nervioso entra en alerta y la digestión queda relegada. Es como si le dijeras a tu cuerpo que hay una amenaza y que no es momento de digerir.

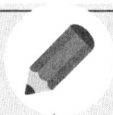

¿Tu forma de comer te inflama el intestino?

¿Has detectado ya qué hábitos te funcionan y cuáles te perjudican? Para ayudarte a reflexionar sobre ello, responde a las siguientes preguntas con sinceridad. Al final del test sabrás si tu forma de comer te está causando inflamación intestinal.

¿Qué tipo de alimentos sueles consumir?

○ Productos ultraprocesados, ricos en azúcares añadidos, harinas refinadas, grasas poco saludables y aditivos (2 puntos)

○ Alimentos frescos, integrales y naturales, y sin aditivos artificiales (0 puntos)

○ Una mezcla de ambos tipos (1 punto)

Puntos:

¿De dónde procede la mayoría de los alimentos que consumes?

○ De agricultura orgánica y ganadería de libre pastoreo (0 puntos)

○ De agricultura convencional y ganadería intensiva (2 puntos)

○ Una mezcla de ambos tipos de producción (1 punto)

Puntos:

¿Cómo describirías la variedad de alimentos que consumes regularmente?

○ Consumo siempre los mismos alimentos, sin variar ni respetar los productos de temporada (2 puntos)

○ Consumo una variedad moderada de alimentos, pero no siempre respeto los productos de temporada (1 punto)

○ Consumo una gran variedad de alimentos de todos los grupos, respetando los productos de temporada (0 puntos)

Puntos:

¿Cómo es tu forma y tu ritmo de comer en el día a día?

○ Como con tranquilidad, dedicándole el tiempo necesario, masticando bien y disfrutando de lo que como (0 puntos)

○ Como rápido, sin masticar bien y sin prestar atención a lo que como, a menudo mientras hago otras cosas como ver la televisión, trabajar o estudiar (2 puntos)

○ A veces como rápido y otras veces despacio, dependiendo del tiempo que tenga y de las circunstancias (1 punto)

Puntos:

¿Qué estado de ánimo sueles tener con mayor frecuencia cuando comes?

○ Como con estrés, nerviosismo o ansiedad (2 puntos)

○ Como con calma, relajación y alegría (0 puntos)

○ A veces como con un estado de ánimo y otras veces con otro, dependiendo de la situación o de cómo me sienta (1 punto)

Puntos:

¿Cuántas veces comes al día en general?

○ Cuatro o más veces al día (2 puntos)

○ Tres o cuatro veces al día (1 punto)

○ Tres o menos veces al día (0 puntos)

Puntos:

¿Qué horario de comidas sigues normalmente?

○ Como respetando los ritmos naturales, según el ciclo de luz y oscuridad (0 puntos)

○ Como sin respetar los ritmos naturales, a cualquier hora del día o de la noche (2 puntos)

○ A veces como respetando los ritmos naturales y otras veces no, dependiendo de mi agenda (1 punto)

Puntos: **Puntos totales:**

Resultados

- **De 0 a 3 puntos.** ¡Enhorabuena! Estás haciendo un gran trabajo cuidando tu salud digestiva. Tu forma de comer es saludable y mantiene un buen equilibrio, lo cual es maravilloso para tu bienestar general. Sigue haciendo las cosas como hasta ahora y continúa disfrutando de una alimentación que respete tus necesidades.

- **De 4 a 7 puntos.** Tu alimentación es bastante buena, pero hay algunas cosas que podrías mejorar para evitar problemas digestivos. Aunque no estás mal, hay ciertos hábitos que podrías ajustar para sentirte aún mejor. Tómate un momento para revisar tus respuestas y considera hacer algunos pequeños cambios. Mejorar estos detalles podría ayudarte a sentirte más a gusto y a reducir cualquier molestia.

- **De 8 a 11 puntos.** Hay algunas áreas en las que podrías trabajar para mejorar tu salud digestiva. Las decisiones que estás tomando podrían estar contribuyendo a presentar molestias intestinales. Te haría bien revisar tus hábitos alimentarios con un poco más de detalle y hacer algunos ajustes importantes. Si mejoras tus hábitos, notarás que te sientes mucho mejor.

- **De 12 a 14 puntos.** Parece que la forma en la que estás comiendo podría estar afectando seriamente a tu salud digestiva y general. Hay varias cosas que necesitan atención urgente. La inflamación y otros problemas digestivos podrían estar relacionados con lo que estás haciendo ahora. Es importante que consideres hacer un cambio significativo en tus hábitos alimentarios. Estos cambios te ayudarán a mejorar tu salud y a sentirte mucho mejor.

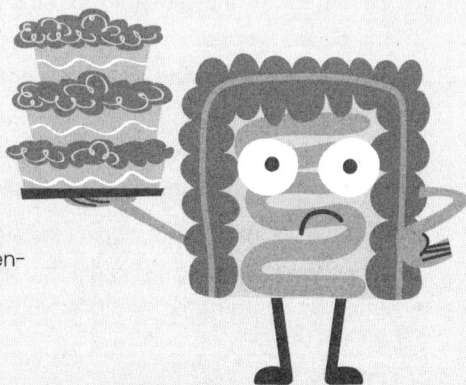

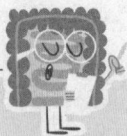

Recuerda

→ La microbiota consta de unas 5000 especies de microorganismos (incluyendo bacterias, virus, hongos y otros microbios) que habitan en todas las mucosas de nuestro cuerpo. Es tan única como una huella digital. Factores como el tipo de parto, la alimentación infantil, el medicamento, la salud mental de los padres y el entorno en general influyen en esta comunidad microbiana, la cual se va modificando a lo largo de la vida.

→ Cumple funciones esenciales en nuestro organismo, como la digestión, el metabolismo y la regulación del sistema inmunológico. Además, tiene un papel crucial en el control del apetito y la saciedad, al producir hormonas y neurotransmisores que se comunican directamente con el cerebro.

→ La microbiota intestinal tiene el poder de protegernos, pero también de enfermarnos. El estrés, la mala alimentación, comer con demasiada frecuencia, el uso excesivo de antibióticos, la exposición a tóxicos, el sedentarismo y el exceso de higiene pueden provocar numerosos trastornos digestivos, como indigestión, síndrome de intestino irritable, enfermedad inflamatoria intestinal, ardor o reflujo, entre otros.

→ Cada vez hay más intolerancias y alergias alimentarias al gluten, a los lácteos, a la fructosa, etc. Se estima que del 1 al 3% de los adultos y del 4 al 6% de los niños presentan alguna alergia alimentaria. Además, alrededor del 15 al 20% de la población tiene alguna intolerancia alimentaria.

→ Para tratar intolerancias y alergias es necesario eliminar temporalmente los alimentos que provocan los síntomas. Sin embargo, estas restricciones deben ser supervisadas por un profesional, quien también guiará la reintroducción gradual de los alimentos una vez que los síntomas hayan mejorado. Actualmente, existe una tendencia peligrosa a evitar la reintroducción de alimentos, y cuando eliminamos o reducimos el consumo de ciertos alimentos, disminuye la diversidad y el equilibrio de la microbiota.

→ Una mala alimentación es, para mí, aquella que no se adapta a las necesidades de cada persona, sean del tipo que sean. Es importante conocerte y entender cómo tu forma de comer puede estar afectándote.

Segunda parte

Los hábitos digestivos que tu intestino necesita para funcionar bien

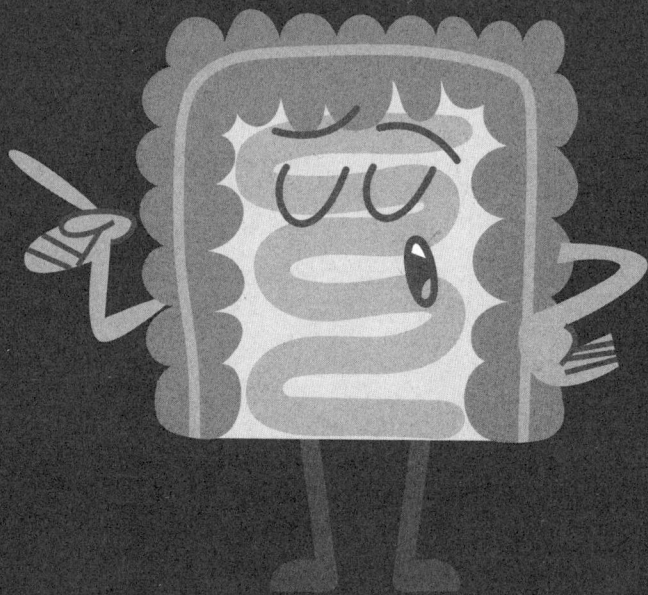

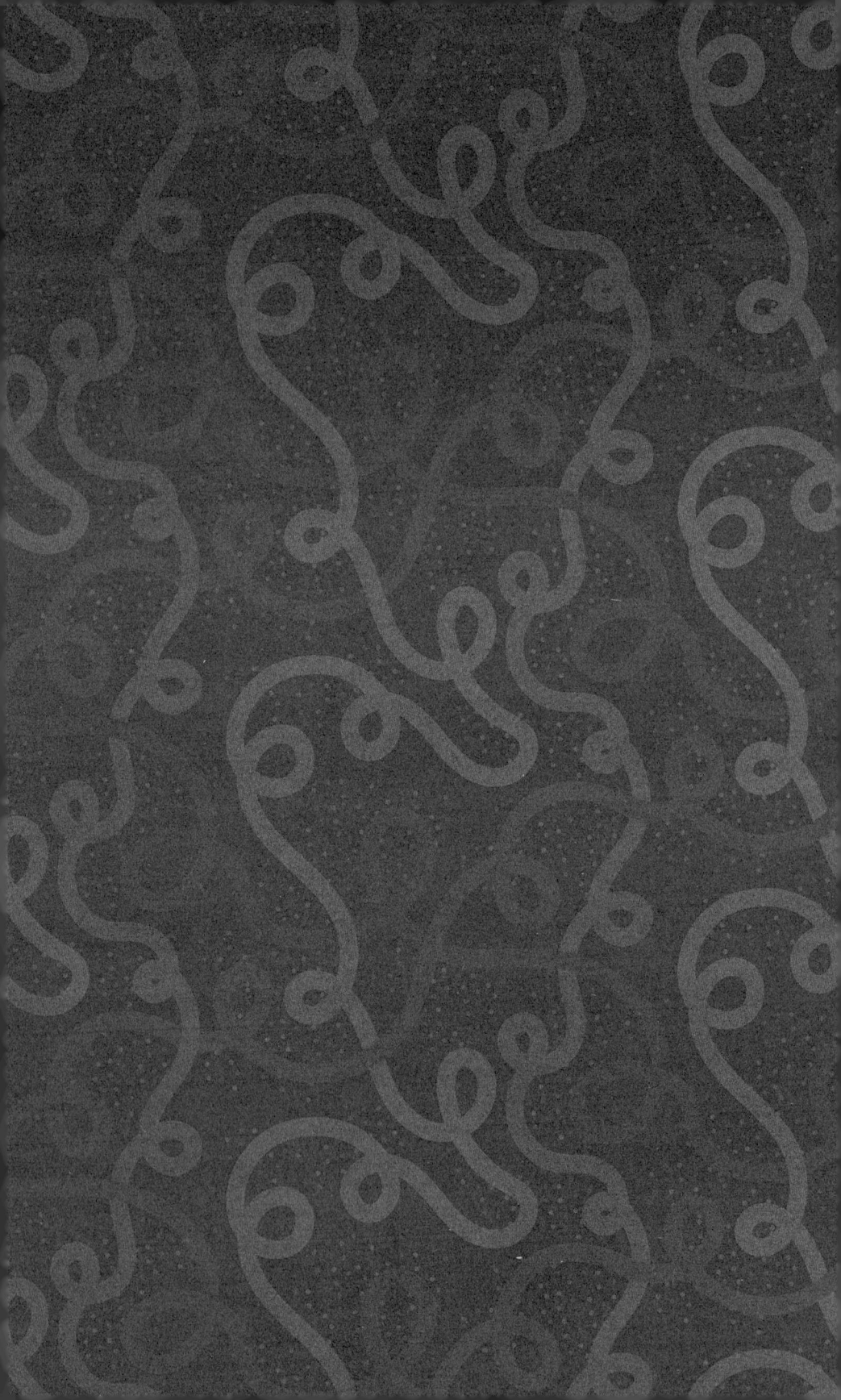

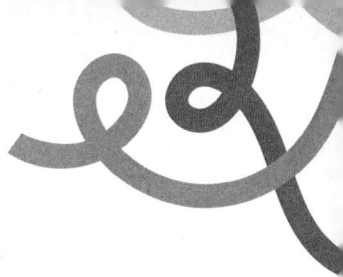

3
LOS SECRETOS DE UNA BUENA ALIMENTACIÓN

Comer bien es algo que todos queremos hacer, porque sabemos que es bueno para la salud, especialmente para la salud digestiva. Pero ¿qué significa comer bien? ¿Hay que seguir unas normas? ¿Debemos renunciar a todo lo que nos gusta? Te adelanto que la respuesta es «no». Comer bien no tiene que ser algo aburrido, difícil o estresante, sino que tiene que ser algo natural, flexible y placentero.

¿Por qué no es tan buena idea comer «perfecto»?

Muchas veces nos dejamos influenciar por la presión social o por lo que vemos en las redes sociales o en la publicidad, obsesionándonos con seguir una dieta perfecta que promete milagros, pero que termina robándonos la alegría de vivir. Nos volvemos esclavos de las etiquetas, los números, los ingredientes, los horarios y las cantidades. Nos prohibimos comer cualquier cosa que no sea sana, orgánica, natural o integral. Nos sentimos culpables si nos saltamos la dieta o si nos damos un capricho. Si lo llevamos al extremo, nos aislamos de los nuestros, porque no podemos compartir con ellos una comida, una cena o una fiesta.

Quiero dejarte claro que todo esto, lejos de ser bueno para tu salud digestiva, es muy perjudicial. De hecho, los profesionales de la salud que divulgamos a través de las redes sociales debemos ser especialmente cuidadosos con nuestras recomendaciones. Nuestra responsabilidad es enorme y, a veces, el mensaje puede malinterpretarse, y da la impresión de que promovemos dietas milagrosas. Sin embargo, cualquier enfoque que prometa resultados instantáneos o «milagrosos» puede, en realidad, ser muy perjudicial para la salud digestiva y la microbiota.

Obsesionarse con la perfección a la hora de comer puede generarte, por un lado, un estrés y una ansiedad enormes que alteran tu sistema nervioso, el cual, como ya sabes, está íntimamente relacionado con tu aparato digestivo. Por otro lado, puede impedirte llevar una alimentación equilibrada y adaptada a tus necesidades y preferencias, que es lo que realmente necesita tu cuerpo y tu mente. Por último, puede hacerte perder el contacto con tu intuición y con tu placer, que son los que te guían a la hora de elegir lo que te sienta bien.

Lo sé por experiencia propia. Como profesional de la salud con un enfoque integral, he estudiado muchísimo sobre la alimentación y la salud digestiva, y he experimentado personalmente diversos enfoques de alimentación. Al principio, cometí el error de creer que cuanto más perfecta fuera mi alimentación, mejor me sentiría, pero me equivoqué, porque cuanto menos «errores» cometía y más perfecto intentaba hacerlo todo, peor me sentía. El problema fue que esta situación hizo que me aislara. De hecho, empecé a experimentar síntomas digestivos que nunca había tenido, a pesar de estar comiendo mejor que nunca. Fue entonces cuando entendí que debía cambiar, dejar de lado tanta perfección, soltar el control, relajarme y disfrutar. Al hacerlo, no solo se normalizó mi digestión, sino que también empecé a sentirme más tranquila y feliz.

Insisto a mis pacientes, y a todo el mundo en general, que no se dejen engañar por la secta de la perfección, que no se pierdan entre los árboles y se olviden de mirar el bosque. No existe una única forma de comer bien; hay tantas maneras como personas en el mundo. Lo importante es que encuentres tu propia manera de comer, aquella que te haga sentir bien y te haga feliz. Para eso, es clave ser flexible, moderado y consciente. Come de todo, pero sin excesos; disfruta de lo que te gusta, pero sin obsesionarte; elige lo que te sienta bien, pero sin aislarte; come con amor, pero sin culpa. Así es como se come bien y, al fin y al cabo, así es como se vive bien.

Diarios de comida: ¿sí o no?

¿Nos ayudan los diarios de comida a comer mejor? Estos registros escritos de lo que comemos y bebemos a diario se suelen utilizar como herramienta clínica para controlar la ingesta calórica, los nutrientes, los alérgenos y otros aspectos relacionados con la alimentación. Algunas personas los utilizan por recomendación de un profesional de la salud, mientras que otras lo hacen por iniciativa propia, ya sea para perder peso, seguir un tipo de alimentación específico o monitorear su alimentación.

Utilizarlos puede tener algunos beneficios, como aumentar la conciencia que tienes de tus hábitos alimentarios, identificar tus patrones de consumo y facilitar el seguimiento de los objetivos nutricionales. Sin embargo, los diarios de comida también conllevan ciertos peligros, sobre todo si se usan de forma obsesiva o compulsiva. Pueden fomentar una relación negativa con la comida, marcada por el miedo, la culpa, la ansiedad o la vergüenza; además, pueden hacer que se pierda la intuición, el placer y la satisfacción que normalmente se obtienen al comer, e incluso pueden interferir en la vida social y familiar. Algunas personas, como me pasó a mí en cierta medida, pueden llegar a aislarse de sus seres queridos por el miedo a salirse de su plan de alimentación o ser juzgadas y criticadas durante una comida compartida.

Por todo esto, creo que los diarios de comida no son una buena opción para la mayoría de las personas que quieren cuidar su salud digestiva.

¿En qué creo?

→ **Creo que existen maneras más sanas y felices de comer bien**, sin la necesidad de estar pendientes de cada bocado y anotación. Defiendo que lo mejor es comer con conciencia, flexibilidad y amor, sin caer en la obsesión ni el estrés. Así es como realmente podemos disfrutar de la comida y de la vida.

→ **Creo en una alimentación que se ajuste a ti**, a tu contexto, a tus necesidades y a tus preferencias. Es fundamental que tenga en cuenta tus condiciones de salud, tus objetivos y tus gustos personales. No existe un único tipo de alimentación que funcione para todo el mundo. Cada persona debe encontrar la suya propia y, si es necesario, con la orientación de un profesional de la salud.

→ **Creo también en una alimentación flexible**, que permita hacer cambios, ajustes y adaptaciones según las circunstancias y los momentos de la vida. No debemos ser rígidos ni dogmáticos con nuestra manera de comer. Lo importante es saber adaptarnos a lo que nos rodea, a lo que nos gusta y a lo que nos hace sentir bien. No hay que tener miedo a probar cosas nuevas, a romper con la rutina o a darse un capricho de vez en cuando.

Cómo debería ser tu alimentación para sentirte realmente bien

Tan solo veinticuatro horas después de modificar la alimentación, la microbiota intestinal puede empezar a cambiar. Esto refleja que la microbiota es altamente maleable, pero al mismo tiempo también es altamente resiliente. Ahora bien, si los cambios en la alimentación no persisten, la microbiota puede tender a regresar a su estado original. Para que tu alimentación sea digestiva y saludable, no solo importa lo que comes, sino también cómo y cuándo lo comes.

A continuación te hablo de los aspectos más importantes para una buena alimentación.

La masticación

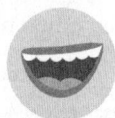

Masticar bien los alimentos facilita la digestión, ya que se rompen en trozos más pequeños y se mezclan con la saliva, que contiene enzimas que inician la descomposición de los nutrientes. Además, al masticar, se envían señales al cerebro que ayudan a regular el apetito y la saciedad, lo que puede contribuir a evitar comer en exceso.

Es importante comer con tranquilidad y sin distracciones, y masticar bien cada bocado, idealmente unas veinte veces. Pero, como ya te imaginarás, no te voy a sugerir que cuentes las veces que masticas cada bocado. Por favor, ¡sentido común siempre! Recuerdo un encuentro con otros profesionales de la salud que —no exagero— en cinco minutos se comieron una pierna entera de cabrito, mientras que mi pareja y yo tardamos más de media hora en disfrutarla. Ellos se sorprendieron mucho. Lo curioso fue que muchos mencionaron que solían tener ansiedad y estrés en su día a día, lo que acababa reflejándose en su manera de comer, ya que masticaban muy rápido.

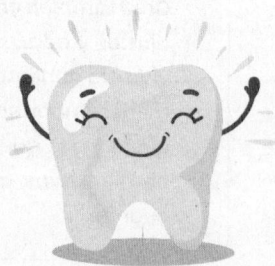

La frecuencia y el horario de las comidas

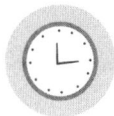

El descanso digestivo es clave para activar tu complejo migratorio motor, que es el mecanismo que mueve los restos de comida y las bacterias a lo largo del intestino (recuerda que este deja de funcionar cada vez que come). Con esto no te estoy diciendo que lo saludable sea dejar de comer, sino que no te pases todo el día comiendo.

Hacer tres comidas al día está bien y si te funcionan dos, también es válido. Sin embargo, esto es algo muy personal y depende de muchos factores, como tu metabolismo, tu estilo de vida y la actividad física que realices. Lo más importante es hacer una valoración crítica de las recomendaciones que encuentras y aplicar el sentido común en tu propio contexto. Te animo a que escuches a tu cuerpo y a que comas cuando tengas hambre, sin forzarte ni privarte.

Si es la primera vez que intentas reducir el número de comidas y actualmente haces cinco al día, te aconsejo que no te fuerces durante el proceso de adaptación. Vive este cambio con tranquilidad; todo necesita su tiempo para ajustarse. Si al principio sientes mucha hambre entre las tres comidas principales, puedes comer algo entre horas, como coco natural o frutos secos. Pero si tu desayuno, tu almuerzo y tu cena están bien equilibrados en cuanto a grasas, proteínas, hidratos de carbono y nutrientes, no deberías sentir hambre entre las comidas principales.

Además, es fundamental permitir un descanso digestivo nocturno más prolongado de lo que estamos habituados. Un buen punto de partida es dejar al menos doce horas entre la cena y el desayuno, como veremos en detalle al tratar los ritmos circadianos en el capítulo cinco.

Si sigues esta recomendación, tu complejo migratorio motor podrá realizar su fase de limpieza intestinal en condiciones, sin interrupciones. Un mal funcionamiento del complejo migratorio motor puede contribuir al desarrollo de SIBO, lo que provoca síntomas como inflamación, gases y dolor abdominal. Por eso te sugiero espaciar las comidas a lo largo del día, buscando la sensación de hambre real, especialmente si ya tienes SIBO, para así estimular el buen funcionamiento del complejo migratorio motor.

La forma de cocinar los alimentos

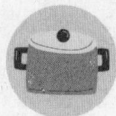

Este paso es tan importante como los propios alimentos. Piensa en ello como el hecho de ajustar la temperatura de tu regadera; si está demasiado caliente o fría, no es agradable. Del mismo modo, cocinar carnes y pescados a fuego lento ayuda a preservar sus nutrientes, como las vitaminas del grupo B y los ácidos grasos poliinsaturados.

→ En la medida de lo posible, evita las altas temperaturas y el uso de freidoras o microondas, siempre con cordura. Como suelo decir, no pasa nada si ocasionalmente cocinas de esta manera.

→ En cuanto a las verduras, es mejor consumirlas cocinadas, a la plancha, al horno, al vapor o en cremas, especialmente si padeces síntomas digestivos, ya que esto facilita la digestión. Una vez que recuperes la funcionalidad del aparato digestivo, podrás tolerar mejor los vegetales crudos. Si tienes problemas digestivos como reflujo, gastritis o ardor, te ayudará descansar de las verduras crudas durante un par de semanas y consumirlas cocinadas.

→ Evita priorizar las conservas, los alimentos procesados y las comidas rápidas. Estos productos no son la mejor opción para mantener el equilibrio de tu digestión, ya que contienen grandes cantidades de sal y xenobióticos o aditivos químicos, que pueden desequilibrar tu ecosistema digestivo. Si optas por pescado o carne en conserva, elige aquellos envasados en vidrio y en aceite de oliva, y evita los enlatados.

Los grupos de alimentos y su origen

Además de los alimentos que consumimos, es fundamental considerar su calidad, ya que su procedencia influye directamente en su contenido nutricional. No es lo mismo una calabacita cultivada con pesticidas y herbicidas que una procedente de la agricultura orgánica. A continuación te hablo de los distintos grupos de alimentos, cada uno con su papel único y sus diferentes procedencias.

Pescados azules

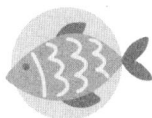

Los pescados azules, como el salmón, la caballa, la sardina, el boquerón, el jurel, el arenque y el bacalao (hígado) son ricos en ácidos grasos omega-3, que nos ayudan a reducir significativamente los marcadores de inflamación en el cuerpo. Dos estudios (Calder, 2010; Souza *et al.*, 2019) destacan que el omega-3 reduce la inflamación crónica y fortalece nuestras defensas. Cocinar estos pescados azules a fuego lento ayuda a conservar sus nutrientes y maximizar sus beneficios.

Para potenciar el efecto antiinflamatorio en tu sistema inmunitario, una buena opción es incluir, una vez a la semana, paté de hígado de bacalao casero. Esto te asegurará un buen aporte de EPA y DHA (omega-3), además de vitaminas liposolubles como la A, D y E, esenciales para la inmunomodulación. Prepararlo es muy sencillo: solo tienes que triturar hígado de bacalao con su propio aceite y añadir caballa en conserva bien escurrida, nuez moscada y pimienta. Tritúralo todo y listo. Puedes disfrutarlo acompañado de chips de plátano macho, bastones de yuca, pan tostado de harina de almendra y huevo, o lo que más te guste.

El problema del pescado azul y los metales pesados

Los pescados grandes y de larga vida como el atún, el cazón, el emperador, el pez espada, el tiburón y el marlín acumulan grandes cantidades de mercurio. Este metal pesado se encuentra en el medioambiente por fuentes naturales y por la actividad humana. Se acumula en los océanos y, a través de la cadena alimentaria marina, llega a estos peces grandes. Su forma más tóxica, el metilmercurio, puede acumularse en sus tejidos.

A nivel digestivo, la exposición a altos niveles de mercurio puede provocar inflamación, alteración de la microbiota intestinal y daño en las células del tracto digestivo. Además, el mercurio puede afectar negativamente al sistema inmunológico y nervioso, lo que explica por qué se advierte de su consumo especialmente a mujeres embarazadas y niños pequeños. Un estudio (Videau y José, 2013) encontró que la exposición al mercurio puede alterar la función inmunológica y contribuir a enfermedades autoinmunes. La Agencia para Sustancias Tóxicas y el Registro de Enfermedades señaló que la exposición al metilmercurio puede tener efectos perjudiciales en las células del intestino, lo que podría traducirse en problemas digestivos.

Por ello, es importante moderar la frecuencia con la que consumes estos pescados y optar por alternativas más seguras. Los pescados más pequeños y de ciclo de vida corto, como las sardinas, suelen ser opciones más recomendables, ya que tienden a acumular menos contaminantes.

El problema del pescado azul y la mala tolerancia a las grasas

Si actualmente tienes dificultades para digerir alimentos grasos, es posible que el pescado azul, aunque sea saludable, te resulte pesado. En este caso te recomiendo:

→ **Opta por fuentes alternativas de omega-3.** Si el pescado azul no te cae bien, prueba con chía, linaza o nueces. Aunque el omega-3 de estos alimentos no es tan aprovechable como el de los pescados grasos, los mariscos o las algas, pueden ser una buena opción temporal.

→ **Aumenta la ingesta de pescado blanco.** El pescado blanco, el lenguado y otros pescados bajos en grasa te resultarán más fáciles de digerir y siguen siendo una excelente fuente de proteínas.

→ **Cocina de manera cuidadosa.** Hornear, cocinar al vapor o a fuego lento son opciones suaves que no añaden grasa extra, a diferencia de las frituras.

→ **Comienza con porciones más pequeñas.** Así ayudarás a tu aparato digestivo a adaptarse a la grasa de los pescados de manera gradual.

→ **Ajusta la cantidad de grasa que consumes.** Si en este momento las grasas te están dando problemas, es importante que las reduzcas según lo necesites.

→ **Mantén una alimentación equilibrada.** Un equilibrio en el consumo del resto de los alimentos mejorará tu salud digestiva y compensará la menor ingesta de grasas omega-3.

Pescados blancos

Entre los pescados blancos tienes opciones como la acedía, la merluza, el rodaballo, el rape o la corvina. Estos pescados son ricos en proteínas de alta calidad, lo que hace que sean un gran apoyo para la salud digestiva. Gracias a su bajo contenido en grasas, los pescados blancos son fáciles de digerir y menos propensos a causar molestias digestivas, como inflamación o malestar abdominal, lo que los hace ideales para quienes tienen actualmente dificultades para procesar las grasas. Además, son ricos en nutrientes esenciales como el selenio, el yodo y la vitamina B12, que apoyan la función tiroidea y el metabolismo, ambos fundamentales para una buena digestión.

Pescado salvaje frente a pescado de piscifactoría

A la hora de elegir entre pescados salvajes y de piscifactoría, es importante saber que ambos aportan beneficios.

Los pescados salvajes, criados en su entorno natural, suelen tener un perfil nutricional ligeramente superior. Sin embargo, es importante considerar que, debido a la contaminación de los océanos, también pueden contener contaminantes. Aun así, cuando se eligen con cuidado, pueden ser una opción muy beneficiosa para la salud digestiva.

Los pescados de piscifactoría, que son más accesibles y económicos, han mejorado en calidad gracias a las prácticas modernas de acuicultura y a las regulaciones más estrictas. Estas opciones pueden ser más sostenibles y, cuando se eligen de fuentes fiables, también son seguras y nutritivas para la salud digestiva.

Mariscos

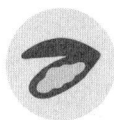

Los mariscos, como los camarones, los langostinos, los mejillones, las almejas y las ostras, son excelentes fuentes de proteínas y minerales esenciales. Su bajo contenido en grasas saturadas los hace más fáciles de digerir, especialmente para quienes tienen dificultades con la grasa.

Además, los mariscos están llenos de zinc y selenio, dos minerales muy importantes para tu sistema inmunitario y para cuidar el revestimiento de tu intestino. También son una gran fuente de vitamina B12, que te da energía y mantiene tu sistema nervioso en forma, lo que a su vez ayuda a que tu digestión funcione bien.

Carnes

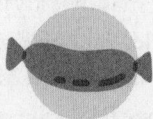

En cuanto a la elección de carnes, las opciones son muy variadas: desde carnes blancas como pollo, pavo, conejo o codorniz hasta carnes rojas como cordero, cerdo, vacuno (ternera, vaca, res, toro), cabra, ciervo, venado, caballo, o de caza (jabalí, liebre, pato); sin olvidar las vísceras, como hígado, corazón, mollejas o riñones, que son opciones increíblemente nutritivas.

Las carnes blancas, en particular, son ligeras y fáciles de digerir, lo que las hace ideales para quienes buscan una digestión suave. Por otro lado, las carnes rojas, especialmente los cortes magros, son una excelente fuente de glutamina, un aminoácido esencial para la salud intestinal. La glutamina desempeña un papel crucial a la hora de mantener y reparar las células del revestimiento intestinal, actuando como un verdadero combustible para estas células. Esto fortalece la barrera intestinal, previniendo la inflamación y otros problemas relacionados con el sistema inmunológico, y reduciendo la permeabilidad intestinal, lo que es especialmente importante en casos de síndrome de intestino permeable.

Al incluir vísceras en tu alimentación, no solo aprovechas su alto valor nutricional, sino que también contribuyes a una alimentación más sostenible, utilizando partes del animal que a menudo se desechan. Es fundamental que estas vísceras provengan de animales criados en condiciones saludables. Si la idea de comer hígado u otras vísceras no te entusiasma, una buena opción es hacer un paté casero, que te permite disfrutar de sus nutrientes de una manera más rica.

Para facilitar la digestión de la carne y aprovechar todos sus beneficios, te aconsejo acompañarla con alimentos que contengan vinagre de sidra de manzana, un maravilloso facilitador digestivo.

Los caldos de huesos son otro fantástico recurso para tu salud intestinal. No solo ayudan a reparar y fortalecer el revestimiento intestinal, sino que también reducen la inflamación y mejoran la permeabilidad intestinal, protegiendo así tu aparato digestivo desde dentro. Aparte de ser reconfortantes, estos caldos son una verdadera ayuda para la salud intestinal. Para preparar un buen caldo de huesos, puedes utilizar huesos de pollo, restos de huesos de alitas y muslos de pollo, huesos de pierna de cerdo, huesos de res o espinazo, entre otros. Si cocinas los huesos a fuego lento durante varias horas, estos caldos son una gran fuente de glutamina. Esta forma de prepararlos permite extraer aminoácidos esenciales como la glutamina en buenas cantidades.

En cuanto a los embutidos, es importante moderar su consumo. Cuando los comas, intenta elegir aquellos que estén certificados como de pasto u orgánicos, y presta atención a los aditivos en sus etiquetas. Si te descuidas, ¡te pueden incluir ingredientes que inflaman tu intestino sin que te des cuenta! Recuerda que, al elegir carnes y productos cárnicos, la clave está en la calidad y la procedencia. Opta siempre que puedas por opciones de alimentación con pasto, orgánicas y libres de aditivos químicos para asegurar que lo que comes realmente beneficie tu salud.

> Al elegir carnes y productos cárnicos, la clave está en la calidad y la procedencia. Opta siempre que puedas por opciones de alimentación con pasto, orgánicas y libres de aditivos químicos.

Huevos

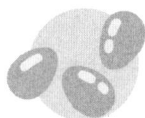

Son de los alimentos más nutritivos, un verdadero tesoro para nuestra salud, aunque hayan sido injustamente atacados. Durante mucho tiempo, se ha estigmatizado el consumo de huevos por su contenido en colesterol. Sin embargo, numerosos estudios recientes han demostrado que el colesterol presente en los huevos tiene un impacto mínimo en el colesterol sanguíneo para la mayoría de las personas (Sugano y Matsuoka, 2021).

Los huevos contienen proteínas de muy alta calidad, son fáciles de digerir y te aportan todos los aminoácidos esenciales. Son ideales para nuestro tubo digestivo. Además, también contienen algunos nutrientes, como la colina, que son fundamentales para que el hígado funcione bien, y una gran cantidad de antioxidantes, como la luteína y la zeaxantina, que protegen a las células del tubo digestivo, ayudando a reducir la inflamación y apoyando al sistema inmunológico.

De seguro, al mirar un huevo, has observado en ese número que está impreso en la cáscara. Pues bien, ese número es clave para saber de dónde viene el huevo y su calidad. Los códigos van del 0 al 3, y cada uno tiene un significado:

→ **0: huevos orgánicos.** Proceden de gallinas que viven al aire libre, con acceso a pastos y alimentadas con productos orgánicos. Son los de mejor calidad.

→ **1: huevos de gallinas de libre pastoreo.** Las gallinas también tienen acceso al aire libre, pero su alimentación no necesariamente es orgánica.

→ **2 y 3: huevos de gallinas criadas en interiores**, con menor calidad de vida y un producto de menor calidad.

Mi recomendación es que optes por huevos con código 0 o 1. No solo estarás eligiendo una opción más ética y sostenible, sino que también te aseguras de consumir un producto de mayor calidad nutricional.

Mayonesa casera sin huevo crudo: una alternativa más digestiva

> Si el huevo crudo no te cae bien ahora mismo, puedes probar a hacer la mayonesa con huevo duro. Solo tienes que triturar dos huevos duros con tres cucharadas de aceite de oliva extra virgen, una cucharada de agua, el jugo de medio limón, un poco de *curry*, sal y pimienta. ¡Y listo!

Vegetales y frutas

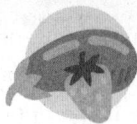

Cuando se trata de pintar tu plato con todos los colores de la naturaleza, las frutas y verduras son tus mejores pinceles. No son solo un acompañamiento, sino verdaderas herramientas para cuidar tu salud digestiva, reducir la inflamación y nutrir tu microbiota. Si alguna verdura o fruta te provoca gases o malestar de manera puntual, es mejor dejarla a un lado temporalmente mientras investigas qué podría estar causando esos síntomas. Escucha a tu cuerpo, pero recuerda que es importante entender si se trata de una reacción temporal o de algo más serio. Cada persona es diferente y lo que a uno le funciona, a otro puede no caerle igual.

Te recomiendo ingerir la fruta tal cual, en su estado natural, y evitar los jugos, incluso los caseros. ¿Por qué? Porque al hacer jugo, se pierde la fibra de la fruta y se concentran los azúcares, lo que no es bueno ni para tu digestión, ni para tu salud en general. Además, comer fruta unos quince minutos antes de las comidas, en lugar de al final, puede ayudarte a evitar esa sensación de inflamación o los gases que a veces se forman después de comer.

Frutas como la manzana, el coco, el aguacate (que, además, es rico en grasas buenas), la papaya, la piña y los frutos rojos son especialmente buenas por su aporte enzimático. Las cerezas, las uvas y la piña destacan por ser ricas en vitaminas, mientras que los arándanos, las frambuesas y las grosellas son potentes en antioxidantes. La manzana, la pera o las ciruelas, ya sean crudas, al horno o en puré, son grandes amigas de tu digestión. La piña, cruda o asada, es especialmente buena por su cantidad de enzimas que ayudan a descomponer las proteínas y facilitan la digestión.

En lo que respecta a los tubérculos como la papa y el camote, puedes convertirlos en aliados de tu microbiota asándolos con la cáscara en el horno y refrigerándolos durante veinticuatro horas. Este proceso transforma su almidón en prebiótico, que son sustancias que alimentan a las bacterias intestinales beneficiosas. Eso sí, recuérdalo: no los comas con cáscara y no los recalientes a más de 130 °C para preservar sus propiedades prebióticas.

Si tienes una irritación excesiva o autoinmunidad, te puede resultar útil evitar temporalmente las solanáceas (como jitomate, berenjena y pimiento). Y si estás teniendo dificultades para absorber grasas, podrías considerar ajustar tu consumo de grasas saludables, como el aguacate, el coco, el aceite de oliva extra virgen, las aceitunas, los frutos secos o el pescado graso, mientras trabajas en mejorar tu digestión.

Los germinados, como el brócoli, el kale, el rábano y la alfalfa, son verdaderas bombas nutritivas, ya que están llenos de enzimas digestivas que facilitan tanto la digestión como la absorción de nutrientes. Además, son antiinflamatorios y muy beneficiosos para personas con síndrome del intestino irritable o enfermedad inflamatoria intestinal. Tienen muchos nutrientes y, al mismo tiempo, son fáciles de digerir y asimilar.

Las hierbas amargas como las espinacas, la arúgula, la escarola, la col o las acelgas estimulan la producción de enzimas digestivas, lo cual mejora la digestión.

Otros alimentos que estimulan las enzimas digestivas incluyen la papaya, la piña, el kiwi, el aguacate, el mango maduro, el plátano maduro, el durazno, el polen y la miel pura, así como el jengibre. También los fermentados como el miso, el chucrut, el ajo negro, la kombucha y el kéfir.

Hongos y algas

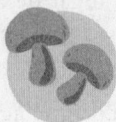

Se trata de dos grupos de alimentos con propiedades muy buenas en cuanto a salud digestiva.

Los hongos, como el *shiitake*, el champiñón, el níscalo, el *maitake*, el *boletus* y la morilla, son auténticos tesoros del bosque, ya que están llenas de nutrientes esenciales para tu salud digestiva. Contienen fibras muy interesantes para la microbiota, como los betaglucanos, que no solo cuidan tu intestino, sino que también estimulan tu sistema inmunológico. Además, tienen propiedades antiinflamatorias y antioxidantes, por lo que son grandes aliadas para reducir la inflamación en el tracto digestivo.

Por otro lado, las algas son verdaderas maravillas del océano. *Nori*, *kombu*, *wakame*, espagueti de mar y espirulina son auténticas joyas nutricionales. Son muy ricas en minerales como el yodo y el magnesio, en fibra y en antioxidantes, y ayudan a que el aparato digestivo y la microbiota funcionen mucho mejor. Por su alto contenido en yodo, se deben consumir en pequeñas cantidades. Lo ideal es que vayas experimentando poco a poco con diferentes tipos de algas en tu cocina, al igual que con los hongos.

Legumbres

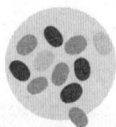

Aunque son nutritivas, en algunas personas pueden causar síntomas digestivos, principalmente por los antinutrientes que contienen y porque tienden a producir gases.

Los antinutrientes como los fitatos, las lectinas y las saponinas pueden interferir en la absorción de minerales y provocar molestias digestivas. Por ejemplo, los fitatos pueden reducir la disponibilidad de hierro, calcio y zinc. Para contrarrestar este efecto, la vitamina C es una gran aliada, ya que ayuda a que el cuerpo absorba mejor el hierro. Remojar, cocinar, fermentar o germinar las legumbres activa enzimas, como las fitasas, que ayudan a reducir significativamente los fitatos. Por otro lado, los fitatos tienen su lado positivo como antioxidantes, ya que protegen la mucosa intestinal del exceso de hierro, e incluso tienen propiedades anticancerígenas.

Por su parte, las lectinas pueden ser problemáticas. Si consumes muchas lectinas o si las legumbres no están bien cocidas, podrían dañar el revestimiento intestinal.

En cuanto a los gases, la culpa es de unos carbohidratos complejos llamados oligosacáridos, como la rafinosa y la estaquiosa. Nuestro cuerpo no puede digerirlos completamente, así que las bacterias en el intestino grueso los fermentan y se producen gases. Las legumbres envasadas, congeladas o el hummus comercial pueden ser una opción rápida, pero ten en cuenta que no suelen pasar por procesos de remojo o cocción adecuados, lo que las hace más difíciles de digerir.

Consejos para mejorar la digestión de las legumbres

Puedes introducir las legumbres en tu alimentación de forma gradual para que tu aparato digestivo se vaya adaptando. Aquí te dejo algunos consejos para hacerlas más digestivas.

Germinación

Si vas a cocinarlas en sopas o guisados, germina las legumbres durante uno o dos días. No las dejes más tiempo, porque la textura y el sabor pueden cambiar bastante. Las lentejas son ideales para germinar, ya que son las que mejor se toleran a nivel digestivo e inmunológico.

Sigue estos sencillos pasos:

1. Déjalas remojando durante ocho horas.

2. Escúrrelas bien, lávalas con agua limpia y vuelve a escurrir.

3. Colócalas en un *bowl* o plato hondo y cúbrelas. Déjalas en un lugar donde reciban algo de luz, pero no directa.

4. Riégalas cada día, esparciendo un poco de agua con un atomizador. Asegúrate de que no se acumule agua debajo, moviéndolas bien y añadiendo agua solo si es necesario.

Al segundo o tercer día ya puedes consumirlas, pero cocidas. Si prefieres comerlas crudas en ensaladas, espera hasta el cuarto día o más. También puedes congelarlas crudas y usarlas otro día.

En el caso de los garbanzos, el tiempo de germinación es de un máximo de dos a tres días.

Remojo

Si no tienes tiempo para germinar, al menos remoja las legumbres durante 8-12 horas y cambia el agua. Cocínalas con especias digestivas como comino, *curry*, jengibre o semillas de hinojo.

Combinación

Evita mezclar las legumbres con proteínas animales, sobre todo aquellas con alto contenido graso como chorizo o moronga. La mejor manera de digerirlas bien es combinarlas con muchas verduras, especialmente de hoja verde, como espinacas, acelgas o escarola.

Tipos de legumbres

→ **Lentejas.** Las más fáciles de digerir son las lentejas rojas y amarillas, ya que no tienen cáscara, lo que reduce la cantidad de fibra insoluble y antinutrientes. Este tipo de lentejas suelen tolerarlas mejor las personas con sensibilidades digestivas.

→ **Garbanzos.** Aunque son muy nutritivos, los garbanzos tienden a causar gases e inflamación debido a los oligosacáridos mencionados anteriormente, que no se digieren hasta llegar al intestino grueso, donde los fermentan las bacterias. Estos son los que suelen causar más problemas en personas con digestiones delicadas.

→ **Habas.** Contienen lectinas y oligosacáridos que pueden generar molestias digestivas, como gases e inflamación, especialmente si no se cocinan bien.

→ **Chícharos.** Aunque también contienen oligosacáridos, suelen ser más fáciles de digerir en comparación con las habas. Pero algunas personas, especialmente aquellas con sensibilidad digestiva, pueden experimentar síntomas similares de inflamación.

→ **Soya.** Es fundamental que la soya sea orgánica, porque los cultivos convencionales suelen estar contaminados con pesticidas. Además, para mejorar su digestibilidad, lo ideal es comerla fermentada, como en el miso, tempeh o tamari. Sin embargo, las personas con hipotiroidismo deben tener precaución al consumir soya, ya que en algunos casos puede interferir en la función tiroidea.

→ **Altramuz.** Es una legumbre rica en proteínas y fibra, pero también tiene algunos compuestos que pueden hacer que sea un poco más difícil para tu cuerpo aprovechar ciertos minerales. Para que sea más fácil de digerir y aprovechar, lo mejor es remojarlo durante varias horas y cambiar el agua antes de cocinarlo. Su bajo contenido en almidón lo hace menos propenso a causar gases o inflamación, por lo que puede ser una buena opción para quienes tienen sensibilidad digestiva. Eso sí, es importante probarlo y ajustarlo según cómo te sientas, ya que cada persona lo tolera diferente.

→ **Cacahuates.** Aunque son técnicamente legumbres, se suelen comer como frutos secos. Un problema común con los cacahuates es la contaminación por micotoxinas, producidas por ciertos hongos, lo que puede agravar problemas digestivos, especialmente en personas con disbiosis intestinal.

Cereales

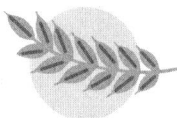

Cuando piensas en cereales, probablemente te vengan a la mente muchos productos básicos como el pan, la pasta, los fideos, las pizzas, las galletas y demás. Sin embargo, la mayoría de lo que encuentras en los supermercados no es la mejor opción para tu salud digestiva. Estos productos suelen estar muy procesados y llenos de aditivos que afectan negativamente a tu aparato digestivo.

Es importante priorizar los cereales orgánicos. No solo porque son más respetuosos con el medioambiente, sino también porque los cereales convencionales suelen estar contaminados con pesticidas, metales pesados como plomo y cadmio, y mohos que producen micotoxinas. Estos contaminantes no solo empeoran la calidad del cereal, sino que también pueden tener un impacto considerable en tu salud digestiva.

Consejos para mejorar la digestión de los cereales

Al igual que con las legumbres, una preparación adecuada puede hacer que los cereales sean más fáciles de digerir y más beneficiosos para tu salud. Aquí te ofrezco algunos consejos para mejorar la digestión de los cereales:

→ **Remojo.** Sumerge los cereales en agua tibia (una taza de cereal por dos tazas de agua) con dos cucharaditas de jugo de limón o vinagre de manzana sin pasteurizar, lo cual favorece el proceso de activación. Déjalos remojando durante varias horas o toda la noche. Esto ayuda a reducir los antinutrientes, como los fitatos, y también inicia el proceso de germinación, lo que hace que los cereales sean más nutritivos.

→ **Germinación.** Después de remojar, escurre el agua y coloca los cereales en un lugar cálido. Déjalos allí durante uno o dos días, enjuagándolos y escurriéndolos periódicamente. Germinar los cereales activa enzimas que descomponen los antinutrientes y mejora la disponibilidad de nutrientes.

→ **Cocción y fermentación.** Cocina bien los cereales para reducir los antinutrientes. Puedes añadir un cultivo iniciador como masa madre y dejar fermentar la mezcla. La fermentación no solo reduce antinutrientes, sino que también hace que los cereales tengan mejor sabor y textura.

→ **Enjuaga después de remojar.** Una vez que los cereales se han remojado, enjuágalos bien antes de cocinarlos. Esto elimina el agua que contiene los antinutrientes liberados durante el remojo.

Al igual que en el caso de las legumbres, combinar con alimentos ricos en vitamina C, como frutas cítricas o verduras de hoja verde, ayuda a mejorar la absorción de hierro y neutraliza los efectos de los fitatos.

Prueba a cocinar los cereales al vapor, a hervirlos o a usarlos en guisados. Experimentar te ayudará a encontrar la mejor forma de prepararlos para que te resulten más digeribles. Y aunque está de moda la avena cruda en licuados y desayunos, es mucho mejor cocinar los cereales, ya que elimina los antinutrientes y facilita su digestión.

Problemas con el gluten de los cereales

Las variedades actuales de trigo moderno son muy diferentes a las cultivadas y consumidas siglos atrás. Las variedades modernas se han modificado para aumentar la productividad, con lo cual están alteradas tanto la cantidad como la naturaleza del gluten, lo que hace que sea más difícil de digerir. También los procesos industriales actuales para la elaboración del pan y de muchos otros productos derivados, como la repostería, los llamados cereales para el desayuno y otros productos que llenan más de la mitad de los supermercados, llevan a cabo una fermentación insuficiente para predigerir el gluten. Esto contribuye a que el gluten en estos productos sea más difícil de digerir y pueda intensificar las molestias digestivas en algunas personas.

Los métodos modernos de cultivo de trigo usan abonos químicos y pesticidas, los cuales pueden estar contribuyendo a los problemas de salud asociados al consumo de gluten. De todos los pesticidas que se usan en el cultivo de cereales, el glifosato es el más conocido. Este herbicida, el más utilizado a nivel mundial para controlar las malas hierbas, no solo afecta a las plantas, sino que también puede perjudicar a las bacterias beneficiosas del intestino. Esta alteración puede llevar a una disbiosis intestinal, lo cual aumenta la susceptibilidad a enfermedades como la celiaca y provoca problemas como la reducción del peristaltismo, lo que puede llevar al estreñimiento y al SIBO.

Hay estudios que han sugerido una posible correlación entre el uso de glifosato y el aumento de la intolerancia al gluten. Un estudio publicado en *Interdisciplinary Toxicology* (Samsel y Seneff, 2013) propuso que el glifosato podría ser un factor importante en el incremento de la enfermedad celiaca y la sensibilidad al gluten a nivel mundial. Aunque estos estudios han sido controvertidos y necesitan más investigación para confirmarse, la preocupación radica en que el glifosato podría afectar a la capacidad del cuerpo para procesar el gluten, al alterar la microbiota intestinal y dañar la barrera intestinal. Por otro lado, el problema de no utilizar glifosato en los cultivos convencionales es que obliga a los agricultores a trabajar más intensamente los suelos, lo que incrementa los costos de combustible y mano de obra, poniendo en riesgo la viabilidad de muchas explotaciones agrarias. Sin embargo, los cultivos ecológicos ofrecen una alternativa viable que no depende de herbicidas químicos como el glifosato, lo cual demuestra que es posible mantener la rentabilidad sin comprometer la salud del suelo ni la nuestra. Y, al final, esto beneficia más a las grandes empresas biotecnológicas que fabrican tanto los transgénicos como el glifosato, a costa de nuestra salud y de la del medioambiente. La mejor forma de evitar la ingesta de residuos, ya sea de glifosato, de otros pesticidas o de aditivos alimentarios, es optar por alimentos orgánicos, especialmente si son de origen local. Al hacerlo, no solo protegemos nuestra salud, sino que también apoyamos prácticas agrícolas más sostenibles y responsables.

Es fundamental adoptar un enfoque equilibrado y no alarmista al hablar sobre el gluten, ya que la mayoría de las personas pueden consumirlo puntualmente sin problemas. Sin embargo, para aquellas con sensibilidad al gluten, enfermedad celiaca u otras condiciones autoinmunes, sí que es importante evitarlo para prevenir daños intestinales y otros problemas de salud.

Tipos de cereales

Ahora que hemos visto cómo las prácticas modernas han cambiado la naturaleza del gluten y su impacto en nuestra salud digestiva, es hora de conocer los diferentes tipos de cereales, tanto los que contienen gluten como los que no. Entender qué cereales son más adecuados en tu caso puede ayudarte a tomar decisiones más acertadas sobre tu alimentación.

Los cereales que contienen gluten incluyen trigo, cebada, centeno, espelta y kamut. Aunque la avena no contiene gluten de manera natural, a menudo se contamina durante el procesamiento por contacto con otros cereales que sí lo tienen. Por eso, si necesitas evitar el gluten por completo, asegúrate de que la avena que consumes esté certificada como libre de gluten.

Por otro lado, entre los cereales sin gluten tenemos el maíz, el arroz, el mijo, el teff, el sorgo, el trigo sarraceno, el amaranto y la quinoa. Estos tres últimos, aunque técnicamente son pseudocereales, son excelentes alternativas libres de gluten por su perfil nutricional y su versatilidad en la cocina, lo que los hace tan populares como los cereales tradicionales.

El maíz, aunque es un cereal sin gluten, puede estar contaminado con micotoxinas, producidas por ciertos tipos de hongos que crecen en los cultivos. Por eso, es fundamental asegurarte de que el maíz y los productos derivados provengan de fuentes fiables y que se almacenen de forma adecuada para minimizar cualquier riesgo de contaminación.

En cuanto al arroz, para reducir el contenido de arsénico, te recomiendo ponerlo remojando la noche anterior y lavarlo bien antes de cocinarlo. Esto ayuda a eliminar gran parte del arsénico. El arroz blanco o semiintegral, especialmente el de grano largo como el basmati o el jazmín, es una buena opción. Puedes cocinarlo y luego refrigerarlo durante veinticuatro horas para beneficiarte del almidón resistente, que es un maravilloso alimento para tus bacterias intestinales.

Y ya, por último, comentarte que la quinoa, aunque es nutritiva, contiene antinutrientes como las saponinas, que pueden irritar tu aparato digestivo y dificultar la absorción de ciertos nutrientes. Para reducir este efecto, es importante lavarla bien antes de cocinarla. Esto ayudaría a minimizar la cantidad de saponinas y a hacerla más digestiva, especialmente si tienes sensibilidad digestiva o síntomas gastrointestinales.

Lácteos

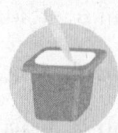

Al igual que ocurre con los cereales, no todos los lácteos son iguales. Muchos productos lácteos han pasado por tanto procesamiento que, además de perder valor nutricional, nuestro cuerpo tiene más dificultades para digerirlos bien. Por otro lado, la caseína, una de las principales proteínas de la leche, varía según el producto, lo que también puede influir en cómo lo digerimos. Es importante distinguir entre los lácteos naturales y aquellos modificados o con ingredientes añadidos, ya que esto tiene un impacto en nuestra salud digestiva y general.

Los lácteos de cabra, oveja y búfala suelen ser más fáciles de digerir en comparación con los de vaca, y esto responde a varias razones. Una de ellas es el tamaño de las partículas de grasa: las moléculas de grasa en la leche de cabra y oveja son más pequeñas, lo que facilita la digestión. Además, aunque todos los lácteos contienen lactosa, los de cabra y oveja tienen niveles ligeramente inferiores a los de vaca, lo que puede hacerlos más tolerables para quienes tienen sensibilidad a la lactosa.

También influye la composición de las proteínas. La leche de cabra y oveja contiene proteínas que forman cuajos más suaves y fáciles de digerir. A diferencia de la leche de vaca, que contiene más alfa-s1 caseína, una de las proteínas asociadas a problemas digestivos, los lácteos de cabra y oveja tienen menos cantidad de esta proteína.

Por si fuera poco, la leche de cabra tiene un pH más cercano al de la leche humana, lo que la hace aún más suave para el aparato digestivo. Y no olvidemos que estas leches no solo son más fáciles de digerir, sino que también tienen un mayor porcentaje de ácidos grasos de cadena media (MCT), que se absorben fácilmente y se convierten rápidamente en energía, lo cual beneficia tanto la digestión como el metabolismo.

Así que si tienes sensibilidad a los lácteos o problemas de inflamación intestinal, los productos de cabra, oveja o búfala pueden ser una gran alternativa para disfrutar de los beneficios de los lácteos sin las molestias digestivas que a veces causan los de vaca.

Para la salud digestiva, es mejor elegir lácteos fermentados (como el yogur, el kéfir y algunos quesos) que lácteos no fermentados como la leche. La fermentación es un proceso en el que las bacterias beneficiosas descomponen la lactosa (el azúcar natural de la leche) en ácido láctico. Esto no solo da a estos alimentos un sabor más ácido, sino que también reduce la cantidad de lactosa presente, lo que los hace más fáciles de digerir para muchas personas, especialmente aquellas con intolerancia a la lactosa. Además, la fermentación mejora la disponibilidad de otros nutrientes y genera microorganismos beneficiosos durante el proceso.

Pero recuerda que, al igual que ocurre con las legumbres y los cereales, si estás lidiando con problemas digestivos importantes, como la permeabilidad intestinal, es mejor retirar temporalmente los lácteos mientras trabajas en mejorar tu función intestinal. La clave no está en eliminarlos para siempre, sino en tratar la raíz de tus problemas digestivos. Durante este tiempo —o si en general los lácteos no te sientan bien— una buena alternativa son los yogures vegetales, especialmente los de coco sin aditivos. También puedes optar por leches vegetales, como las de coco, almendras, avellanas o nueces, siempre que estén libres de aditivos. Y si necesitas una opción para reemplazar los quesos tradicionales, los quesos vegetales hechos a base de frutos secos son una buena elección. Además, también suele sentar bien en la mayoría de los casos el *ghee*, que es mantequilla clarificada sin lactosa ni caseína.

Al elegir productos lácteos, es fundamental optar en la medida de lo posible por versiones orgánicas. Los lácteos orgánicos provienen de animales criados sin el uso de hormonas sintéticas ni antibióticos, lo que minimiza la exposición a sustancias que podrían alterar la microbiota intestinal y causar desequilibrios digestivos. Al estar libres de pesticidas y transgénicos, estos lácteos son menos propensos a causar irritaciones cuando el aparato digestivo está sensible. Esto no solo protege tu salud digestiva, sino que también contribuye al bienestar animal y al cuidado del medioambiente.

Aceites y vinagres

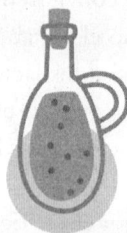

Cuando se trata de aceites, lo mejor es priorizar el aceite de oliva virgen o extra virgen. Te cuento por qué.

El aceite de oliva es cualquier aceite que se obtiene del fruto del olivo. Pero cuando simplemente se habla de «aceite de oliva» sin ningún otro calificativo, suele referirse a una mezcla de aceite de oliva virgen y aceite de oliva refinado (este último se ha tratado con procesos químicos para eliminar defectos).

Por otro lado, el aceite de oliva virgen se obtiene directamente de las aceitunas mediante procesos mecánicos, sin necesidad de tratamientos químicos. Es decir, no está refinado. Aunque puede tener algún que otro pequeño defecto en cuanto a sabor o aroma, sigue siendo un aceite de muy buena calidad.

El aceite de oliva extra virgen es lo mejor de lo mejor. Se extrae de la misma manera que el aceite virgen, pero la diferencia radica en que su sabor, aroma y acidez son impecables. Además, es el que más nutrientes beneficiosos contiene, como antioxidantes y polifenoles. Es uno de los grandes tesoros para la microbiota intestinal y el intestino por sus nutrientes. Estas son sus propiedades beneficiosas:

→ **Es rico en polifenoles.** Estos compuestos alimentan las bacterias buenas del intestino.

→ **Es antiinflamatorio.** Ayuda a reducir la inflamación en el tubo digestivo, creando así un ambiente más saludable para la microbiota.

→ **Promueve la absorción de nutrientes.** Como es una grasa saludable, facilita la absorción de vitaminas que solo se pueden asimilar con la presencia de grasa, como las vitaminas A, D, E y K.

→ **Favorece la digestión.**

Otra opción interesante es el aceite de coco, pero prensado en frío y no mezclado con otros aceites. Este aceite contiene ácidos grasos como el ácido láurico, que pueden ayudar a eliminar bacterias dañinas y otros patógenos del intestino, además de mejorar la absorción de nutrientes y apoyar el sistema inmunológico.

Por último, trata de cocinar con la menor cantidad de aceite posible para evitar que se oxide.

Consejo para potenciar el efecto antiinflamatorio del aceite de oliva extra virgen

Para darle un plus antiinflamatorio a tu aceite de oliva extra virgen, prueba macerándolo con hierbas de olor. Solo necesitas un frasco de vidrio y un poco de paciencia. Añade aproximadamente media cucharadita de tomillo y romero por cada 100 mililitros de aceite y déjalo reposar durante al menos nueve días. Esto ayudará a potenciar su acción antiinflamatoria.

Si prefieres añadirle orégano, puedes hacerlo así:

→ Coloca aproximadamente 80-100 gramos de ramas de orégano silvestre en un litro de aceite de oliva extra virgen.

→ Asegúrate de que las flores de la planta queden cubiertas por el aceite.

→ Guarda el frasco en un lugar soleado, donde reciba al menos cuatro horas de sol al día, y déjalo macerar entre 3 y 4 semanas, agitando el frasco a diario.

→ Luego, filtra el aceite y guárdalo en un frasco oscuro con gotero para usarlo más fácilmente.

Respecto a los vinagres, el de sidra de manzana y el de umeboshi son muy digestivos, sobre todo si no están pasteurizados.

Frutos secos y semillas

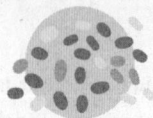

Los frutos secos son una fuente increíble de nutrientes, pero pueden ser un poco difíciles de digerir para algunas personas. Esto se debe a que contienen antinutrientes como los fitatos, mucha fibra y grasa, lo que puede provocar inflamación y gases.

¿Cómo hacer los frutos secos más digestivos?

→ Mastícalos bien para facilitar la digestión.

→ Consúmelos en cantidades moderadas, además de introducirlos gradualmente en pequeñas cantidades para que tu aparato digestivo se adapte.

→ Para reducir los fitatos y hacerlos más digestivos, te recomiendo remojarlos durante la noche. Después de remojarlos, puedes secarlos o tostarlos a baja temperatura.

→ Lo mejor es comprarlos crudos para que puedas remojarlos y tostarlos en casa o preparar con ellos crema de frutos secos, triturándolos justo después de tostarlos. Si sufres problemas digestivos, podrías intentar quitarles la cáscara a los frutos secos para ver si te sientan mejor. Por supuesto, se recomienda comerlos con moderación.

→ Las pepitas de calabaza, los piñones, las castañas y las avellanas suelen ser los frutos secos mejor tolerados por el aparato digestivo.

→ Respecto al chocolate, te recomiendo priorizar aquellos con un alto porcentaje de cacao. Si en este momento te resulta pesado por su contenido en grasas, puedes probar con el cacao en polvo puro y desgrasado.

Pero si presentas disbiosis o exceso de histamina, o ambos a la vez, lo mejor es limitarlo.

→ Una alternativa interesante al chocolate es la algarroba. A diferencia del cacao, la algarroba es baja en grasa y no contiene cafeína, lo que la hace más amable con tu aparato digestivo. Aunque técnicamente es una legumbre, tiene propiedades diferentes a las legumbres tradicionales. Se utiliza, de manera principal, en forma de harina y es una opción versátil que puedes incorporar en tus recetas como sustituto del cacao.

Movimiento *bean to bar*

Hoy en día existe un movimiento llamado *bean to bar* («del grano a la barra») que nos invita a ser más conscientes de todo lo que hay detrás de una barra de chocolate. Estos chocolates son muy diferentes de los industriales, no solo en su forma de elaboración y en sus valores éticos, sino también en aspectos críticos como el tostado de los granos de cacao, que se realiza de manera más suave y controlada. Este proceso no solo preserva mejor su perfil nutricional, sino que también hace que el chocolate sea más suave para el estómago, al reducir la formación de compuestos que pueden que irritar el aparato digestivo.

Mientras que la producción industrial somete a los granos de cacao a altas temperaturas, lo cual reduce drásticamente su contenido de antioxidantes, el método *bean to bar* emplea un tostado suave que hace que se conserven los polifenoles y flavonoides, compuestos responsables de los beneficios antiinflamatorios del cacao.

Además, el chocolate *bean to bar* suele venir de pequeñas plantaciones que promueven la sostenibilidad y la biodiversidad, evitando prácticas como los monocultivos, que provocan deforestación y requieren mucho riego y fertilizantes. Además, los productores de este chocolate trabajan para combatir la pobreza y el trabajo infantil en los países de origen, pagando un precio justo por el cacao y asegurando condiciones dignas para los trabajadores.

Por todo ello, te animo a que apuestes por este tipo de chocolates, que no solo son mejores para tu salud y la del planeta, sino que también contribuyen a un cambio positivo en la vida de las personas productoras de cacao.

Endulzantes

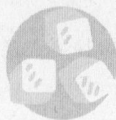

La miel pura, consumida con moderación, es muy beneficiosa para la salud digestiva y para la microbiota. Gracias a sus oligosacáridos, que sirven de alimento para las bacterias beneficiosas en el intestino, la miel pura tiene propiedades prebióticas que fomentan el crecimiento y la actividad de esas bacterias.

Sus propiedades antiinflamatorias y antioxidantes también contribuyen a reducir la inflamación y a mejorar la digestión, lo que la convierte en un endulzante natural muy beneficioso. Sin embargo, aunque endulcemos con frutas, dátiles o miel pura, lo ideal es acostumbrarse al sabor natural de los alimentos sin necesidad de endulzantes adicionales.

Especias y hierbas de olor

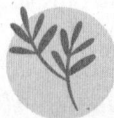

Cuando se trata de cuidar tu salud digestiva, no solo es importante lo que comes, sino también cómo lo condimentas. Las especias y hierbas de olor no solo añaden sabor a nuestros platillos, sino que también pueden desempeñar un papel clave en el equilibrio de nuestra microbiota intestinal y en la mejora de la digestión.

Algunos ejemplos de especias y hierbas de olor benéficas son el jengibre, la cúrcuma, la pimienta, el *curry*, la canela, el clavo, el comino, el eneldo, el estragón, el hinojo, el azafrán, el cardamomo, el anís estrella, el fenogreco, la nuez moscada, la paprika, la albahaca, el tomillo, el orégano, el cilantro, la hierbabuena, el perejil, el laurel, el romero y la menta. Estas especias son especialmente ricas en polifenoles, que son compuestos con múltiples beneficios para nuestra salud intestinal. Gracias a los polifenoles, estas especias pueden ser grandes aliadas para controlar la presencia de bacterias patógenas en nuestros intestinos y estimular el crecimiento de las bacterias beneficiosas.

Existen muchas evidencias científicas que demuestran la actividad anticancerígena, antimicrobiana y antiinflamatoria de las especias. El ajo, por ejemplo, contiene alicina, un compuesto con efectos antimicrobianos conocidos, mientras que la curcumina en la cúrcuma también ha demostrado tener efectos antimicrobianos y antiinflamatorios en estudios *in vitro*. Especias como el orégano, la pimienta negra, la cayena y el jengibre han demostrado ser especialmente eficaces para mantener el control en nuestro ecosistema intestinal, al reducir las bacterias patógenas y fomentar un entorno favorable para las bacterias buenas.

Pero no todo son ventajas, sobre todo si tienes algún problema digestivo. En personas con enfermedad inflamatoria intestinal, síndrome del intestino irritable o gastritis, ciertas especias pueden irritar el revestimiento intestinal y empeorar los síntomas. Las especias picantes, como la pimienta de cayena o el chile, pueden provocar molestias, dolor o ardor en personas con trastornos digestivos.

Finalmente, cuando uses sal, opta siempre por la sal de mar sin refinar, la más natural y rica en minerales.

Alimentos amargos

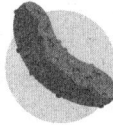

Los alimentos amargos son muy interesantes para tu salud digestiva. Incorporar alimentos como las olivas, los encurtidos o los fermentados antes de las comidas puede preparar tu estómago y activar de manera efectiva los procesos digestivos.

Los encurtidos y los fermentados no son lo mismo, así que no los confundas. Los encurtidos se conservan en un medio ácido, como el vinagre, mientras que los fermentados son el resultado de la lactofermentación, un proceso en el que bacterias y levaduras naturales convierten los carbohidratos de los alimentos en ácido láctico. Estos fermentados son muy ricos en microorganismos vivos, pero solo si no están pasteurizados, ya que la pasteurización los elimina. Puedes comprar encurtidos y fermentados, intentando que sean lo más naturales posibles, que no lleven aditivos y que estén sin pasteurizar (en el caso de los fermentados), o aventurarte a prepararlos en casa.

Sin embargo, ten en cuenta que, en casos de disbiosis intestinal, estos alimentos pueden generar síntomas adversos. Si actualmente padeces SIBO o un exceso de histamina, es posible que, al comerlos, puedan empeorar tus síntomas. En cualquier caso te animo a probarlos para que valores qué tal te sientan.

Además de los encurtidos y los fermentados, las verduras amargas como la escarola, la endivia, la arúgula, la toronja, las alcachofas, los cardos, los espárragos, las acelgas, las coles de Bruselas, la col kale, las berenjenas y las espinacas también tienen efectos potentes en el tracto gastrointestinal.

Por otro lado, tomar después de las comidas bebidas como el café, el té o las infusiones como el poleo, la genciana, el cardo mariano o el diente de león, e incluso el chocolate amargo, pueden favorecer la digestión y aumentar los movimientos y las secreciones gástricas y biliares. Así ayudan a tu aparato digestivo a funcionar mejor.

Agua, café, infusiones y otras bebidas

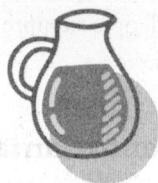

El agua, el café, las infusiones y otras bebidas pueden influir mucho en cómo funciona tu aparato digestivo. No se trata solo de qué bebes, sino también de cuándo y cómo lo haces.

Agua

Beber demasiada agua durante las comidas puede diluir los jugos gástricos y ralentizar la digestión, lo cual afecta a la acción de las enzimas digestivas, y eso es como ahogar las plantas de tu jardín con un exceso de riego. Lo ideal es beber entre comidas, hasta media hora antes de comer o dos horas después, y siempre hacerlo cuando sientas sed, en lugar de estar bebiendo a pequeños sorbos continuamente.

Por otro lado, el agua de mar es interesante por su contenido en minerales y oligoelementos, que son fundamentales para la función digestiva. Estos minerales ayudan a equilibrar los electrolitos, a mejorar la hidratación y a apoyar procesos clave como la producción de ácido clorhídrico en el estómago. Incluso puede tener un efecto positivo en la microbiota intestinal, al crear un ambiente más saludable para las bacterias beneficiosas.

Por ejemplo, si tienes estreñimiento, puedes probar a tomar agua de mar de forma muy puntual. La idea es solucionar de raíz el problema en vez de poner parches, así que no es un remedio que te recomiende usar siempre. Sin embargo, una opción es consumir agua de mar en pequeñas cantidades. Al ser hipertónica, el agua de mar puede atraer agua hacia el intestino, lo cual suaviza las heces y facilita su evacuación. Eso sí, como en todo, ten cuidado con las contraindicaciones, especialmente si tienes hipertensión. Una forma segura de incorporar agua de mar es mezclándola con agua mineral o de filtro. Por ejemplo, puedes usar dos tercios de agua de filtro y un tercio de agua de mar. También puedes optar por beber agua de filtro y añadir algunas ampollas de agua de mar a lo largo del día. Eso sí, antes de lanzarte a tomar agua de mar, asegúrate de que tu cuerpo la tolera bien, empezando con pequeñas cantidades. Y recuerda no tomar más de un cuarto de litro al día, ya que esto podría hacer que tu cuerpo liberara agua para equilibrar las sales y provocar diarreas.

Café

El café puede ser un problema si tienes alguna molestia digestiva, especialmente gastritis, por sus propiedades estimulantes y ácidas. Por eso, si ahora mismo tienes problemas digestivos, es mejor dejarlo de lado por un tiempo. La cafeína y otros compuestos del café pueden irritar el revestimiento del estómago, empeorar el reflujo gastroesofágico y provocar ardor o acidez. Una vez que tu estómago esté más fuerte, podrás volver a disfrutarlo, siempre prestando atención a cómo te sientes.

Si vas a tomarlo, aquí van algunas recomendaciones para minimizar sus efectos negativos:

→ Evita tomarlo en ayunas; mejor después de una comida.

→ Elige siempre un café de buena calidad, preferiblemente cien por ciento arábica y de tueste natural. El café arábica tiene menos cafeína que el robusta, lo que lo hace más ligero para el estómago, y ayuda a subir la energía de manera más equilibrada. Evita el café torrefacto, que se ha sometido a un proceso de tostado con azúcar, y también las famosas cápsulas de café exprés. Un buen café de especialidad no debe saber amargo y, por lo tanto, no necesita azúcar.

→ El café de especialidad, al igual que ocurre con el chocolate *bean to bar*, tiene una calidad superior al industrial. Este tipo de café se produce en pequeñas cantidades, con gran cuidado en cada etapa, desde el origen del grano hasta el proceso de tostado. Los productores de café de especialidad suelen enfocarse en prácticas sostenibles y en mejorar las condiciones laborales, con lo cual ofrecen un precio justo. Esto no solo apoya a las comunidades cafetaleras, sino que también contribuye a la preservación del medioambiente y la biodiversidad.

Mi objetivo al explicarte esto es que tu consumo de café (al igual que el de chocolate) sea lo más consciente posible.

Si te gusta el café y te sienta bien, puedes disfrutarlo de vez en cuando, pero sin caer en la adicción. Es importante que entiendas que si sientes la necesidad de «tomarte un café para espabilarte», puede que detrás haya una falta de energía que tu cuerpo te está pidiendo atender desde hace tiempo.

Para aprovechar al máximo el café sin que afecte a tu ritmo natural de energía, aquí te dejo un cuadro con las mejores horas para disfrutarlo sin desregular la producción de cortisol en tu cuerpo:

→ **8-9 h:** pico de cortisol

→ **9:30-11:30 h:** buen momento para el café

→ **12-13 h:** pico de cortisol

→ **13:30-17 h:** otro buen momento para el café

→ **17:30-18:30 h:** pico de cortisol

Nota: Ten en cuenta que estos horarios son aproximados y pueden variar según tu cronotipo o tus rutinas. Lo importante es evitar el café en los picos naturales de cortisol para no alterar tu ritmo energético interno.

Infusiones y otras bebidas

La escarola y las infusiones digestivas pueden ser buenas opciones como alternativas al café, ya que no contienen los compuestos irritantes y estimulantes del café.

Por las mañanas, intenta empezar el día con agua caliente o una infusión para estimular los movimientos digestivos.

También puedes disfrutar de otras bebidas ocasionalmente, como agua de coco, kombucha o kéfir de agua. Si sales con amigos, puedes optar por agua mineral.

En cuanto al alcohol, ya sea cerveza, vino, licores o destilados, no te lo recomiendo si estás tratando de mejorar tu microbiota y la función de tu intestino. Pero cuando estés mejor, podrías disfrutar de una bebida con alcohol de vez en cuando si así lo quisieras. Con moderación, es posible disfrutar de todo puntualmente.

Prebióticos y probióticos

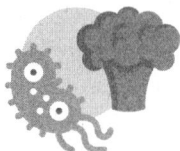

¿Te resultan familiares? Estos alimentos pueden favorecer la salud de tu microbiota intestinal.

Pero antes de seguir, es importante que entiendas que no todas las fibras son iguales. Existen dos tipos de fibras:

→ **Fibra insoluble.** La encontramos en alimentos como el apio, las almendras y los cereales integrales. No se disuelve en agua y no la fermentan fácilmente nuestras bacterias intestinales. Su principal función es aumentar el volumen de las heces y facilitar el tránsito intestinal, lo que ayuda a prevenir el estreñimiento.

→ **Fibra soluble.** Se encuentra en alimentos como la avena, la manzana y las lentejas. Se disuelve en agua y puede ralentizar la digestión, formando un gel que ayuda a estabilizar los niveles de glucosa en sangre. Además, la fibra soluble suele ser fermentable, lo que significa que nuestras bacterias intestinales pueden descomponerla y producir ácidos grasos de cadena corta (AGCC), compuestos que reducen la inflamación y mejoran la salud de nuestro intestino.

Al entender estas diferencias, podemos ver que ambas formas de fibra son importantes. Mientras que la fibra insoluble ayuda principalmente al tránsito intestinal, la fibra soluble, al ser fermentable, también beneficia directamente a la microbiota, favoreciendo un ambiente intestinal saludable.

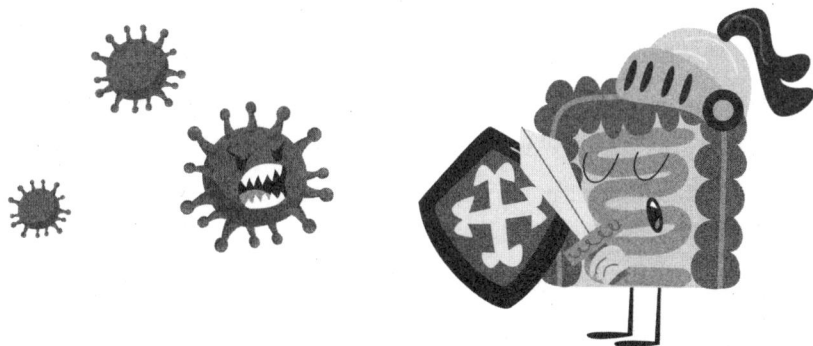

Prebióticos

Es aquí donde entran en juego los prebióticos: unos carbohidratos complejos que, aunque son imposibles de descomponer por parte de nuestras enzimas digestivas, sirven de alimento a nuestras bacterias, estimulando su crecimiento y actividad. Así ayudan a mantener el equilibrio en nuestra microbiota.

Cuando comemos alimentos que contienen fibras que nuestro cuerpo no puede digerir ni absorber, estas fibras pasan intactas por nuestro intestino y llegan a los microbios que viven allí. Estos microbios, que forman parte de nuestra microbiota intestinal, pueden descomponer esas fibras durante el proceso de fermentación. Este proceso produce compuestos beneficiosos, como los AGCC (entre los que se encuentran el butirato, el propionato y el acetato), que calman el sistema inmunológico, reducen la inflamación, mejoran la salud de las células intestinales y reducen el riesgo de cáncer de colon.

Los prebióticos, así como los probióticos, que veremos a continuación, son muy beneficiosos para mejorar el tránsito intestinal, especialmente en casos de estreñimiento. Alimentos como el mango, la papaya, los espárragos, las alcachofas, la zanahoria y la raíz de perejil, entre otros, contienen este tipo de fibra, que no solo ayuda a regular el intestino, sino que también alimenta a las bacterias buenas que viven en él.

Algunas fibras altamente fermentables son las pectinas, los betaglucanos, los mucílagos, los fructanos, los galactooligosacáridos y el almidón resistente. Estos compuestos se encuentran en alimentos como las frutas, los vegetales, los hongos, las algas, los cereales integrales, las legumbres y las semillas.

→ **Pectinas.** Se encuentran en frutas como zanahoria, kiwi, uvas, manzana, cerezas y cítricos como naranja, toronja y limón. Para que sean más aprovechables por la microbiota intestinal, es recomendable cocinarlas bien.

→ **Betaglucanos.** Presentes en cereales como avena y cebada, así como en hongos.

→ **Mucílagos.** Abundantes en la linaza, chía y algunas algas marinas. Para extraer sus propiedades, es importante remojarlas antes de consumirlas.

→ **Fructanos.** Se hallan en vegetales como cebolla, poro, espárragos, raíz de escarola, alcachofa y plátano.

→ **Galactooligosacáridos (GOS).** Comunes en legumbres, donde sirven de alimento para las bacterias intestinales beneficiosas.

→ **Almidón resistente.** Presente en tubérculos, plátano macho, cereales y legumbres. Su contenido aumenta cuando estos alimentos se cocinan y luego se enfrían en el refrigerador. Aunque se recalienten después, mantienen su estructura siempre que la temperatura no supere los 130 °C.

Recuerda que ya te hablé de otros alimentos que son geniales para tu microbiota. El cacao, los frutos rojos, las especias, la miel pura y los frutos secos, como las nueces, las almendras y las avellanas, están cargados de polifenoles. Estos antioxidantes no solo ayudan a combatir el daño celular, sino que también hacen un gran trabajo modulando tu microbiota, ayudando a que crezcan las bacterias buenas mientras frenan a las no tan buenas. Además, la microbiota transforma los polifenoles en moléculas más fáciles de absorber y, en muchos casos, con efectos aún más beneficiosos para tu salud que los polifenoles de partida.

En personas sanas, la fibra aporta muchísimos beneficios para la salud, pero en personas con ciertos problemas digestivos, como disbiosis (desequilibrio en la microbiota intestinal) o enfermedad inflamatoria intestinal, un exceso de fibra no se tolera bien y puede ser contraproducente. ¿Significa esto que un enfoque bajo en fibra o una dieta baja en FODMAP es la solución? No necesariamente. Como en muchos aspectos de la salud, no todo es blanco o negro. Seguir una dieta baja en fibra durante mucho tiempo puede reducir aún más la diversidad de tus microorganismos intestinales, lo que es clave para recuperarte de la disbiosis y mantener un intestino sano.

Probióticos

Antes de empezar a hablar de los probióticos, es fundamental hacer una distinción importante. Cuando mencionamos la palabra *probióticos*, normalmente pensamos en alimentos fermentados, pero tienes que saber que no son lo mismo. Aunque los alimentos fermentados son muy buenos y contribuyen a la diversidad de nuestra microbiota intestinal, no debes confundirlos con los probióticos en el sentido terapéutico.

Los probióticos que se venden como suplemento son productos diseñados específicamente para contener cantidades exactas de microorganismos vivos, con cepas identificadas que han sido científicamente estudiadas y se ha demostrado su capacidad de ofrecer beneficios concretos para la salud. Estos probióticos tienen una cantidad mucho mayor de microorganismos beneficiosos que los alimentos fermentados y están formulados para sobrevivir al paso por el tracto digestivo, asegurando que lleguen al intestino en cantidades suficientes para ejercer su efecto. Por tanto, aunque los alimentos fermentados son fantásticos por sus beneficios generales, los probióticos en forma de suplemento ofrecen una «microbioterapia» más precisa y dirigida, con efectos terapéuticos específicos y comprobados.

Dicho esto, hablemos de las maravillas de los alimentos fermentados. Estos alimentos, cargados de microorganismos beneficiosos, aportan compuestos como ácidos orgánicos, enzimas y vitaminas, y además ayudan a reducir los antinutrientes, al predigerir los alimentos. Esto hace que la digestión sea más fácil, reduce la inflamación y alivia problemas digestivos, especialmente en personas con síndrome del intestino irritable, enfermedad inflamatoria intestinal o condiciones autoinmunes. Además, al fortalecer la microbiota, también se refuerza el sistema inmunitario, lo que significa menos infecciones y menos síntomas alérgicos.

Entre los microorganismos más conocidos que se encuentran en los alimentos fermentados están las bifidobacterias y los lactobacilos, que puedes encontrar en productos como el chucrut (col fermentada), el kimchi (una variante del chucrut) y el vinagre.

Es interesante saber que también puedes fermentar otras hortalizas, como zanahorias, rabanitos, cebollitas cambray o pepinillos. Solo ten cuidado porque muchos frascos de chucrut que encuentras en las tiendas han sido pasteurizados, lo que elimina la mayoría de sus beneficios. Para aprovechar al máximo las propiedades de los alimentos fermentados, lo mejor es comprar chucrut fresco en la sección de refrigerados o, mejor aún, prepararlo en casa.

Recuerda que todos los alimentos fermentados que te menciono deben ser frescos, es decir, no pasteurizados ni procesados, para que mantengan todos sus beneficios. Además, puedes incorporar a tu alimentación kombucha, kéfir de agua, así como soya y lácteos fermentados, que ya hemos comentado anteriormente.

Como siempre digo, lo mejor es que escuches a tu cuerpo, pruebes diferentes opciones y descubras qué es lo que realmente te hace sentir bien en cada momento.

Reintroducciones alimentarias

Recuerda que, una vez resueltos los problemas digestivos que causaban tus síntomas, es muy importante reintroducir los alimentos que habías restringido. Como comentamos antes, muchas veces, un alimento no te cae mal porque sea el problema en sí, sino porque había algo más detrás. Volver a incluir estos alimentos te ayudará a saber si realmente son problemáticos para ti o si los síntomas estaban causados por otra cosa.

He visto casos de personas con SIBO que llevaban más de un año con una dieta extremadamente restrictiva, como la baja en FODMAP, donde se eliminan ciertos carbohidratos de fácil fermentación. Esto puede ser útil en una primera fase del tratamiento y siempre bajo supervisión, pero no tiene sentido mantenerlo indefinidamente sin abordar la causa raíz del SIBO. En estos casos, también es clave espaciar las comidas para favorecer el correcto funcionamiento del complejo migratorio motor y estimular las secreciones digestivas, lo cual ayuda a regular la actividad enzimática y biliar, potenciando el efecto antimicrobiano necesario para controlar el SIBO.

Te recomiendo que hagas la reintroducción de alimentos de forma gradual. Empieza con pequeñas cantidades de un solo alimento y observa cómo responde tu cuerpo durante unos días. Si todo marcha bien y no hay ningún malestar, puedes ir aumentando la cantidad o probar con otro alimento. Y como siempre digo, si necesitas ayuda, no dudes en consultar a un profesional.

Lo orgánico y de temporada es más que una moda

Puede que pienses que lo de comer alimentos orgánicos es solo una moda pasajera, pero en realidad es una cuestión más importante de lo que parece para tu salud en general, y en especial para tu salud digestiva, inflamatoria y microbiana. Los alimentos orgánicos se cultivan sin pesticidas, sin herbicidas y sin fertilizantes sintéticos, lo cual no solo es bueno para el medioambiente, sino también para tu intestino.

Piénsalo así: cuando eliges qué alimentos vas a comer, en realidad estás seleccionando el «combustible» que alimentará a tu cuerpo, igual que escoges el tipo de gasolina para tu coche. Un combustible de calidad asegura un mejor rendimiento y menos problemas mecánicos. Pues bien, los alimentos orgánicos hacen lo mismo por tu cuerpo: te aportan nutrientes esenciales sin los riesgos que conllevan los químicos y pesticidas, los cuales disminuyen el valor nutricional de los alimentos y aumentan el riesgo de inflamación en tu organismo.

Elegir productos orgánicos no solo reduce tu exposición a pesticidas y químicos, sino que también te ofrece una mayor concentración de nutrientes, lo que es fundamental para mantener una salud digestiva óptima. Así que incluye una gran variedad de frutas y verduras de temporada y locales, a ser posible que no estén envueltas de plástico y con un código de barras.

Imagina que tu microbiota es como un jardín lleno de vida. Cuantas más variedades de plantas crezcan en él, más fuerte y sano estará tu intestino. Del mismo modo, una alimentación diversa funciona como la paleta de un pintor: cuantos más colores tenga, más ricos en nutrientes serán tus platillos y más beneficiosos serán para tu salud digestiva.

Otro tema importante es la calidad de la carne que consumes. Las carnes de animales alimentados con pastos o, si no es posible, las orgánicas, son muy diferentes a las carnes procedentes de ganadería intensiva. Estos animales, a menudo enfermos y medicados, no pueden ofrecer carne de calidad. En cambio, los animales criados de forma natural y en entornos más saludables nos ofrecen carne con un mejor perfil nutricional. Las carnes orgánicas garantizan, además, que no se usen aditivos químicos ni hormonas, lo que no solo beneficia la salud de los animales y del planeta, sino que también reduce los elementos inflamatorios presentes en la carne. Hoy en día existen plataformas online que conectan a consumidores con productores de carne de pasto, lo que facilita el acceso a estos productos más saludables y sostenibles.

Ahora bien, entiendo perfectamente que, si estás en una situación económica complicada, pensar en comprar alimentos orgánicos puede parecer un lujo. La salud y el bienestar no deben ser una fuente de estrés adicional, sobre todo si las circunstancias económicas son difíciles. Si el presupuesto es ajustado, lo más importante es que tú y tu familia tengáis suficiente para comer. En estos casos, prioriza la cantidad sobre la calidad. No te sientas mal por no poder elegir siempre opciones orgánicas. No se trata de lograr una alimentación perfecta, sino de encontrar la más adecuada para ti y tu familia. Una vez que tus necesidades básicas de alimentación estén cubiertas, puedes empezar a explorar formas de mejorar la calidad de los alimentos dentro de tus posibilidades.

Si no puedes acceder a carnes orgánicas o de mayor calidad, prioriza la carne de rumiantes como vacas, ovejas o cabras. Estos animales, gracias a su aparato digestivo único que les permite digerir pasto de manera eficiente, tienden a acumular menos toxinas en su grasa corporal. Incluso cuando no son orgánicos, los rumiantes producen carne con un perfil de ácidos grasos más saludable en comparación con otras carnes, ya que contienen mayores cantidades de ácidos grasos omega-3 y ácido linoleico conjugado, ambos con propiedades antiinflamatorias. Además, requieren menos antibióticos y hormonas de crecimiento en comparación con otras carnes, como las de cerdo o pollo, que suelen criarse en condiciones más intensivas y con dietas más artificiales.

Por otro lado, también puedes reducir los pesticidas en los alimentos convencionales de una forma muy práctica. Los alimentos con cáscaras delgadas y hojas suelen tener más pesticidas que aquellos con cáscaras gruesas o desechables. Para eliminarlos, lava bien las frutas y verduras bajo la llave, frotándolas con un cepillo suave. Luego, sumérgelas en una solución de una cucharada de bicarbonato en medio litro de agua, dejándolas remojando durante un máximo de diez minutos para no perder las vitaminas hidrosolubles. En el caso de frutas y verduras delicadas, como los frutos rojos y las hortalizas de hoja, basta con dos a cinco minutos de remojo.

Recuerda que esto es un camino personal y cada pequeño paso hacia una mejor alimentación cuenta, independientemente de tu punto de partida. Lo importante es avanzar hacia opciones más saludables a tu propio ritmo y según tus capacidades.

El poder natural de las hierbas para tu intestino

Desde hace siglos se han utilizado las hierbas para mejorar la digestión y tratar problemas intestinales. Son como un empujoncito natural para que tu aparato digestivo funcione mejor por sus grandes beneficios:

→ Ayudan a eliminar toxinas del cuerpo.

→ Pueden reducir la inflamación.

→ Contribuyen a combatir infecciones bacterianas, víricas, micóticas y hasta parasitarias.

→ Dan un impulso a tu sistema inmunológico.

Eso sí, recalco una vez más que cada persona es diferente y que las hierbas no funcionan igual para todo el mundo. No es que una hierba sea menos efectiva en sí misma, sino que nuestra genética y la forma en que cada cuerpo reacciona a las diferentes sustancias y moléculas desempeñan un papel importante en su eficacia.

Además, las hierbas no son inocuas. La mayoría de los medicamentos que usamos hoy en día vienen de principios activos que se encuentran en las plantas. Así que, aunque sean naturales, no significa que sean completamente inofensivas.

Así pues, ¿cuáles son las mejores hierbas a nivel digestivo y cómo combinarlas según lo que quieras mejorar o potenciar? Te lo voy a contar, pero antes una recomendación: no tienes que tomar todo. De hecho, lo mejor es que vayas probando una por una para ver cuál te sienta bien y cuál no.

Mejores hierbas a nivel digestivo

→ **Jengibre.** Estimula la digestión y es efectivo para aliviar las náuseas y el malestar estomacal. Además, favorece el vaciamiento gástrico, lo que mejora la digestión.

→ **Cúrcuma.** Gracias a la curcumina, tiene potentes propiedades antiinflamatorias que benefician la salud intestinal. La pimienta negra, que contiene piperina, mejora la absorción de la curcumina en el cuerpo.

→ **Hinojo.** Ayuda a reducir la inflamación y los gases.

→ **Manzanilla.** Conocida por sus propiedades calmantes, la manzanilla tiene un efecto relajante sobre los músculos intestinales, lo que alivia el malestar digestivo y reduce la inflamación. Además, puede ser útil para disminuir los espasmos intestinales.

→ **Anís verde.** Mejora la digestión y alivia los cólicos. Sus propiedades carminativas ayudan a reducir la producción de gases y a aliviar el malestar abdominal.

→ **Menta.** Ayuda a relajar los músculos del tracto digestivo, aliviando síntomas de afecciones como el síndrome de intestino irritable y otros trastornos digestivos al reducir los espasmos intestinales.

→ **Regaliz.** La raíz de regaliz contiene glicirricina, una sustancia con propiedades antiespasmódicas y antiinflamatorias que puede ayudar a aliviar síntomas digestivos como la indigestión, el dolor de estómago y el reflujo. Sin embargo, no te recomiendo usarla durante periodos prolongados o en grandes cantidades, ya que puede provocar hipertensión.

Combinaciones de infusiones

→ **Antiestrés.** Para relajarte y mejorar la gestión del estrés, mezcla tila, cedrón y melisa. Estas hierbas son conocidas por sus propiedades calmantes, ideales para esos días en los que necesitas un respiro.

→ **Digestiva.** Si buscas algo para ayudar a tu digestión, combina hinojo, manzanilla, anís verde, cedrón y regaliz. Esta mezcla es genial para aliviar molestias digestivas, reducir los gases y calmar el estómago.

→ **Détox.** Si estás pensando en detoxificarte, primero asegúrate de reducir cualquier inflamación que puedas tener. Luego puedes optar por hierbas como el cardo mariano, el diente de león, el boldo, la cola de caballo y la alcachofa. Estas hierbas son muy beneficiosas para el hígado y te ayudarán en el proceso de limpieza del cuerpo.

→ **Antiinflamatoria.** Para combatir la inflamación, prueba esta potente mezcla: jengibre, cúrcuma, canela, cardamomo, clavos y pimienta negra.

Receta de infusión antiinflamatoria

En 2 litros de agua, añade ¼ de taza de raíz de jengibre troceada, ⅛ de taza de raíz de cúrcuma troceada, una rama de canela, ½ cucharadita de cardamomo verde, una cucharadita de clavos enteros, ⅛ de cucharadita de pimienta negra y un anís estrella. Hiérvelo todo durante 15 minutos y luego déjalo reposar durante una hora.

Si añades el doble de los ingredientes, tendrás infusión para más días.

Infusiones específicas

→ **Para la diarrea.** Si tienes diarrea, una buena opción es tomar una infusión de ajenjo y manzanilla. Estas hierbas ayudan a calmar el estómago y a regular el tránsito intestinal.

→ **Para el estreñimiento.** Si lo que necesitas es aliviar el estreñimiento, las hierbas amargas como la escarola, el diente de león y el cedrón son muy efectivas. También puedes optar por hierbas digestivas como la menta, el hinojo y el regaliz.

Puedes disfrutar de estas infusiones en ayunas, entre comidas o después de comer. Si las tomas después de las comidas, es importante no tomar más de media taza, para evitar «encharcar» el estómago y diluir los jugos gástricos, lo que podría ralentizar la digestión.

Remedios naturales

Puedes hacer mucho por tu salud digestiva con remedios caseros que ayuden a reducir la inflamación, regular la microbiota y mejorar los problemas digestivos.

Remedios para mejorar las secreciones

Estos son algunos remedios para mejorar secreciones como ácidos, enzimas digestivas y bilis, que además de facilitar la digestión, contribuyen a regular la microbiota intestinal y evitar el sobrecrecimiento bacteriano.

Para dar un impulso a tu digestión, prueba antes de las comidas este «*shot digestivo*»: media hora antes de comer, toma una cucharada sopera de aceite de oliva extra virgen (AOEV) o aceite de coco (puedes alternar entre ambos), mezclado con una cucharadita de jengibre en polvo y el jugo de medio limón, o bien una cucharada sopera de vinagre de manzana sin pasteurizar (alternando también entre estos dos). Pero ten cuidado si tienes la mucosa del estómago dañada, como en casos de reflujo gastroesofágico o gastritis.

Consejos para mejorar el ácido estomacal

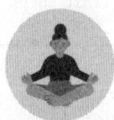

Estimula tu nervio vago

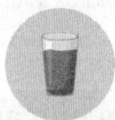

No bebas mientras comes

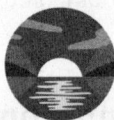

Regula tus ritmos circadianos

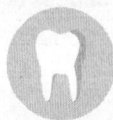

Mastica bien los alimentos

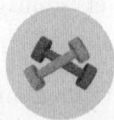

Reduce de forma activa el estrés

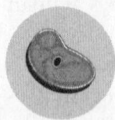

Reduce la carne roja

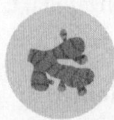

Amargos digestivos

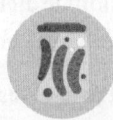

Vegetales fermentados

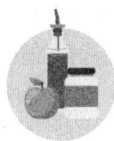

| Agua con vinagre & betaína HCL | Aborda la preocupación y el pensamiento excesivo | Minerales y vitaminas del grupo B | Aborda la disbiosis |

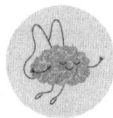

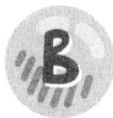

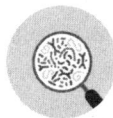

Prueba también a estimular tu nervio vago antes de cada comida. Puedes hacerlo con un ciclo de cuatro respiraciones abdominales profundas y lentas (inhalando por la nariz y exhalando por la boca), con apneas breves entre inhalación y exhalación, y con los ojos cerrados. Esta estimulación vagal también podrías hacerla con medicina tradicional china, usando, por ejemplo, auriculoterapia.

En el capítulo 4 te hablaré en detalle sobre el nervio vago, pero te adelanto que es una pieza clave del sistema nervioso parasimpático, que, como ya hemos visto, tiene un papel fundamental en la digestión. Al activarlo, mejoras la digestión y la absorción de los nutrientes y reduces los niveles de estrés, lo que te permitirá comer de manera más tranquila.

Remedios para el estreñimiento

El mismo *shot* del apartado anterior, pero sin el jengibre y con agua caliente o templada, también es útil para combatir el estreñimiento. Puedes hacerlo en ayunas para ayudar a la evacuación.

Establecer una buena rutina matutina puede hacer maravillas para aliviar el estreñimiento. Dedica tiempo, idealmente por la mañana, a entrenar tu intestino con pequeños ejercicios de respiración, estiramientos y una infusión. No te aguantes las ganas de ir al baño, porque eso solo empeora las cosas. El ano se acostumbra a estar contraído y las heces se deshidratan, lo que las hace más difíciles de expulsar. Al sentarte en el inodoro, sube las piernas como si estuvieras en cuclillas para permitir que la anatomía natural de tu cuerpo haga su trabajo.

Cuando el estreñimiento es muy fuerte, puedes recurrir temporalmente al *Psyllium*, la linaza, el aloe vera o el agua de mar, comenzando con pequeñas dosis. Recuerda que esto es solo una solución a corto plazo, ya que el uso prolongado puede hacer que el intestino se vuelva perezoso.

El aloe vera es un gran aliado para mejorar la motilidad intestinal, gracias a compuestos como la aloína, que estimulan el movimiento del intestino. Puedes optar por comprar jugo de aloe vera puro y sin pasteurizar, o prepararlo en casa con una hoja de aloe vera. Toma entre 10 y 30 mililitros una o dos veces al día con el estómago vacío. Puedes beberlo solo o diluirlo en agua.

Remedios para mejorar el funcionamiento hepático y de la vesícula biliar

Como mencionaba antes, tomar una cucharada sopera de AOEV o aceite de coco en ayunas con un poco de agua caliente o templada ayuda a combatir el estreñimiento al estimular la producción de bilis. Esta práctica activa el peristaltismo y es especialmente beneficiosa por la mañana, cuando la actividad intestinal es mayor.

Las hierbas amargas como la Cassia, el boldo y el diente de león también son estupendas para apoyar la función hepática. Toma una infusión después de la primera comida del día, utilizando poca agua para no diluir las enzimas digestivas.

Si a pesar de todo esto sigues teniendo problemas, como última opción, puedes aplicar enemas. Para ello, deberás introducir entre medio litro y un litro de agua en el recto y evacuar cuando sientas el reflejo de defecación.

En casos de alternancia entre estreñimiento y diarrea, prueba con una cucharada de linaza molida disuelta en un vaso de agua. Toma esta mezcla en ayunas y antes de dormir.

En caso de que te hayan quitado la vesícula, tu hígado descargará la bilis directamente en tu intestino, cual se traduce en un aumento en el número de las deposiciones y, en algunas ocasiones, diarrea. Lo bueno es que tanto esta alteración del tránsito como el malestar abdominal, las flatulencias, las intolerancias a algunos alimentos con más grasas y el aumento del ardor suelen mejorar o desaparecer pasadas unas semanas después de la operación. Si este no fuera tu caso y siguieras con problemas digestivos, aquí van algunos consejos:

→ Cambia temporalmente el AOEV por aceite de coco, que es más fácil de digerir sin bilis.

→ Introduce las grasas en tu alimentación de forma gradual y observa si aparecen en las heces. Esto indicaría que no las estás digiriendo bien.

→ Distribuye la grasa en dos o tres comidas al día en lugar de comerla toda de golpe.

→ Regula tu complejo migratorio motor: evita picotear y limita las comidas a dos o tres al día para darle un descanso a tu aparato digestivo.

→ Activa tu nervio vago haciendo gárgaras con agua y sal, practicando respiraciones profundas mientras cantas el mantra *om* antes de comer, manteniendo bajo control el estrés y regulando tus biorritmos. También puedes estimularlo exponiéndote al frío de manera controlada (por ejemplo, colocando una compresa fría en la base de la nuca o terminando tu baño con unos segundos de agua fría, respirando lentamente).

Remedios para la diarrea

La manzana rallada y cocinada con un toque de canela es una delicia que, además, puede ser un alivio para tu intestino en caso de diarrea. Gracias a la pectina que contiene, ayuda a regular tu aparato digestivo.

Complementa la manzana con una infusión suave de manzanilla para mantener el tránsito intestinal bajo control. Presta también atención a la reposición de líquidos y electrolitos.

Remedio para el ardor de estómago

El regaliz y el kudzu van muy bien para el ardor de estómago.

El regaliz, especialmente en su forma desglicirrizada, es un antiinflamatorio natural que protege la mucosa gástrica y favorece la curación del revestimiento del estómago y del esófago. Puedes chupar un poco de regaliz, pero ten cuidado si tienes hipertensión.

El kudzu, un almidón extraído de la raíz de la planta *Pueraria lobata*, es maravilloso para tratar un montón de afecciones digestivas, desde la gastritis hasta el reflujo, pasando por las úlceras, la diarrea, la inflamación y la dispepsia. Sin embargo, es importante tener en cuenta que tiene algunas contraindicaciones, como en casos de hipotiroidismo. Para prepararlo, disuelve una cucharadita de kudzu en un vaso de agua fría

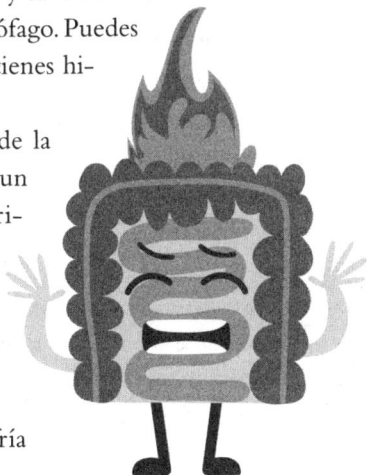

y luego caliéntalo removiendo hasta que hierva. Puedes añadirle media cucharadita de pasta de umeboshi, una ciruela fermentada japonesa, para potenciar sus efectos. Tómalo fuera de las comidas, una vez al día o según lo necesites.

La pasta de umeboshi también es muy buena a nivel digestivo, ya que ayuda a regenerar el tubo digestivo, estimular la secreción de jugos gástricos y aliviar los síntomas de las digestiones pesadas. Además, es útil en casos de estreñimiento o diarrea, o cuando se están tomando antibióticos.

Remedio para la gastritis y la úlcera gastrointestinal

El jugo de aloe vera puro es muy útil para la gastritis y las úlceras, gracias a sus propiedades antiinflamatorias y cicatrizantes. Sus mucílagos crean una capa protectora en la mucosa gástrica, lo que ayuda a reducir la inflamación y a cicatrizar. Toma dos cucharadas tres veces al día, preferiblemente antes de las comidas.

Remedios para los gases

El «shot digestivo», el kudzu y un automasaje abdominal (que te explico en el siguiente capítulo) son geniales para reducir los gases.

También puedes cocinar la fruta para hacerla más fácil de digerir. Las manzanas y los plátanos con canela son buenas opciones.

Incluye especias y hierbas carminativas (como el comino, el anís verde y estrella o el hinojo), junto con un amargo digestivo (como el diente de león) para estimular la bilis y apoyar la limpieza intestinal.

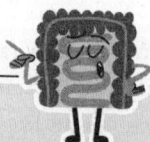

¿Sabías que...?

Los gases pueden revelar secretos sobre tu salud intestinal. El olor y el sonido de los gases pueden darte pistas de los microorganismos que predominan en tu aparato digestivo.

→ **Aunque los gases son una parte normal del proceso digestivo, es importante saber cuándo podrían estar indicando un desequilibrio en tu microbiota.** En general, los gases deberían ser ocasionales, con un olor y un ruido moderados, y no deberían causarte molestias ni alterar tu rutina diaria. Ahora bien, un poco de ruido o un leve olor tampoco son motivo de preocupación, más que nada porque todo el mundo producimos gases al digerir los alimentos.

→ **Pero si notas que tus gases cambian y se vuelven más persistentes, con un olor fuerte o un ruido inusual, ya sí podría ser una señal de que algo no está del todo bien en tu microbiota.** Aquí te explico en qué casos deberías prestar más atención:

→ **Exceso de bacterias reductoras de sulfato.** Si tus gases son especialmente malolientes y silenciosos, es posible que tengas un exceso de bacterias reductoras de sulfato en el intestino. Estas bacterias producen gases con compuestos de azufre, responsables del olor fuerte. Este desequilibrio bacteriano puede estar relacionado con el síndrome del intestino irritable con tendencia a la diarrea, la inflamación inmediata, y las heces pastosas o diarreicas.

→ **Exceso de microorganismos metanogénicos.** Si tus gases no huelen tanto pero hacen más ruido, podrías tener un exceso de microorganismos que producen metano. Aunque menos oloroso, el metano puede causar problemas si se acumula en exceso. Este desequilibrio puede estar relacionado con el síndrome del intestino irritable con tendencia al estreñimiento y la inflamación tardía (Otero *et al.*, 2023). Además, algunos estudios sugieren una posible asociación con condiciones metabólicas como el sobrepeso, las alteraciones en los niveles de lípidos en la sangre, y la diabetes tipo 2, aunque esto aún está bajo investigación (Fernández-Ruiz, 2024; García-Ríos *et al.*, 2019; Muñoz-Garach *et al.*, 2016; Zhou *et al.*, 2019; Sankararaman *et al.*, 2022; Okubo *et al.*, 2018; Tilg *et al.*, 2019; Scheithauer *et al.*, 2020; Iatcu *et al.*, 2021).

→ **Recuerda que la clave está en prestar atención a las señales que te da tu cuerpo.** Aunque es normal tener gases, los cambios significativos en su frecuencia, olor o sonido pueden indicar que algo está desequilibrado en tu aparato digestivo.

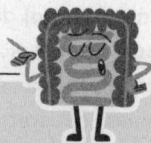

¿Sabías que...?

El color y la forma de tus heces son más que simples detalles y pueden revelar mucho sobre cómo está funcionando tu aparato digestivo. Estos factores dependen de cómo te alimentes, de cómo digieras y absorbas los nutrientes, así como del estado de tu microbiota. Además, tus heces también pueden arrojar información importante si contienen restos de sangre, de moco, de alimentos sin digerir o de grasa.

El color normal de las heces es café, por efecto de la bilirrubina, un pigmento que se forma al descomponer la hemoglobina. Sin embargo, el color puede variar según los alimentos que ingieras, los medicamentos que tomes o la presencia de alguna enfermedad.

La forma de las heces puede clasificarse según la escala de Bristol, que va desde el tipo 1 (heces duras en forma de bolitas) hasta el tipo 7 (heces líquidas y sin forma). Prestar atención a estos detalles te puede ayudar a entender mejor tu salud digestiva y a identificar posibles desequilibrios.

Remedios para la hipersensibilidad visceral

El aceite esencial de menta es genial para aliviar la hipersensibilidad visceral, que es habitual en el síndrome del intestino irritable. Ayuda a calmar los músculos del tracto digestivo y reduce el dolor.

También puedes probar infusiones de plantas como la manzanilla, el jengibre o el hinojo, que tienen efectos antiespasmódicos y carminativos. Tómalas entre comidas para mantener a raya esos molestos síntomas.

Además, técnicas como la acupuntura, la acupresión o incluso el yoga pueden ser muy útiles para relajar el aparato digestivo. La medicina tradicional china, según algunos estudios, puede mejorar los síntomas del síndrome del intestino irritable, al influir en el sistema nervioso autónomo.

Remedios para mejorar la digestión

Si sientes distensión justo después de comer, es posible que tu estómago tenga dificultades para adaptarse a la cantidad de comida. Al no poder expandirse correctamente, las digestiones no son buenas y puedes sentir malestar, dolor o sensación de saciedad demasiado pronto.

Una buena opción es tomar infusiones de menta antes de las comidas. Después de comer se puede probar con una infusión de hinojo.

Remedios para limpiar tu aparato digestivo

Olvídate de los détox milagrosos que ves en internet. Tener a mano limón, AOEV y algunas hierbas amargas como el diente de león o la cola de caballo es más que suficiente. Puedes tomar una infusión de estas hierbas dos veces al día, fuera de las comidas. Eso sí, si tienes cálculos biliares, ten cuidado con las hierbas détox como el boldo, ya que pueden provocar que se desprendan.

Si quieres una bebida détox, prepara una infusión con raíz de jengibre y de cúrcuma. Es tan sencillo como hervir agua, añadir las raíces y dejar que infusionen. Luego, cuela la mezcla y agrégale jugo de limón y un toque de miel pura para endulzar. Para un extra de defensas, añade anís estrella, clavo o canela, o todo ello a la vez.

Recuerda que la clave está en personalizar estos consejos. Escucha a tu cuerpo y ajusta los remedios según tus necesidades. No se trata de hacerlos todos a la vez. Ve probando poco a poco y céntrate en resolver la causa principal para no tener que depender siempre de ellos.

Cómo darle vacaciones a tu aparato digestivo (sin pasar hambre)

Tu aparato digestivo merece un descanso de vez en cuando. Darle un respiro puede obrar maravillas para hacerte sentir mejor por dentro y por fuera. Una forma muy efectiva de lograrlo es a través del ayuno intermitente, que no solo mejora la digestión y reduce la inflamación, sino que también ayuda a equilibrar la microbiota intestinal y a fortalecer tu salud en general.

El ayuno intermitente consiste en alternar periodos de ayuno con momentos de ingesta de alimentos. No se trata de comer menos, sino de dar a tu cuerpo un descanso digestivo. De hecho, seguirás comiendo la misma cantidad de comida que antes, pero en menos veces, lo que hará que las comidas sean más abundantes. Una manera de hacerlo es reduciendo las comidas a dos o tres al día, y comiendo solo cuando sientas hambre de verdad.

Eso sí, si tienes inflamación intestinal, puede que tus sensaciones de hambre o saciedad estén un poco alteradas. No te preocupes, porque es probable que, a medida que sigas estos consejos y tu intestino se recupere, esas sensaciones vuelvan a la normalidad. Además, si haces comidas bien equilibradas, es menos probable que sientas hambre entre comidas.

Además, practicar un ayuno de unas dieciséis horas un par de veces a la semana también puede facilitar la limpieza y reparación de tu intestino. Por ejemplo, podrías cenar temprano, alrededor de las 19 horas, y desayunar al día siguiente a las 11 horas. Pero esto es solo un ejemplo; lo importante es que ajustes el ayuno a tu rutina diaria. De ahí que quiera subrayar que una de las claves del ayuno es la flexibilidad. Cada persona debe adaptar sus hábitos —en este caso, sus ayunos y sus comidas— al horario que mejor le funcione, para que el cambio sea natural y no genere estrés.

Recuerda que todos estos cambios los hacemos para reducir la inflamación y mejorar nuestra salud digestiva. Si te impones estas prácticas con demasiada rigidez, aumentarás el estrés y se desregulará todo nuevamente, lo que sería contraproducente. Así que tómalo con calma y sentido común, porque de lo que se trata es de mejorar, no de complicarnos más.

Ayuno intermitente y estrés

Este combo no se menciona tanto como debería. Cuando el cuerpo está sometido a estrés crónico, como el que puede provocarse si practicas el ayuno intermitente de manera excesiva o sin la preparación adecuada, se libera cortisol, la hormona del estrés. Y tener más cortisol por ayunar cuando no te toca, cuando ya de base tienes estrés, es una receta para el desastre. Ya sabes que tener el cortisol alto durante mucho tiempo aumenta la inflamación y daña el revestimiento del tracto gastrointestinal.

El estrés crónico también hace más lento el movimiento del intestino, lo que puede llevar a problemas como estreñimiento y malestar digestivo. Además, el estrés desregula el apetito y la saciedad, lo que a veces te lleva a comer de más o a restringir alimentos de forma excesiva. Y si ayunas en ese estado, puedes empeorar la salud de tu microbiota intestinal.

En otras palabras, practicar el ayuno intermitente con un nivel de estrés alto y desde la autoexigencia tiene efectos bastantes negativos en tu salud digestiva y general. Por eso, es fundamental que adoptes un enfoque equilibrado y compasivo hacia el ayuno intermitente, asegurándote de que lo haces de manera adecuada y respetuosa con las necesidades individuales de tu cuerpo.

Además, aunque profundizaremos en ello más adelante, es clave que priorices la gestión del estrés antes de incorporar el ayuno en tu rutina. Recuerdo el caso de una paciente que estaba pasando una época de mucho estrés, ya que se veía obligada a cumplir jornadas de doce horas diarias en su trabajo. En el consultorio me comentó que estaba pensando en empezar a hacer ayuno intermitente, pero en su situación, eso habría sido más un obstáculo que un beneficio. Le expliqué que, antes de considerar el ayuno, lo que realmente necesitaba era reorganizar su vida, reducir sus niveles de estrés y recuperar el equilibrio en su día a día. Solo entonces podría incorporar el ayuno intermitente de una manera que realmente le sumara.

Para hacer una transición suave al ayuno, lo mejor es empezar gradualmente, permitiendo que tu cuerpo se acostumbre y se adapte a los nuevos tiempos de comida. Recuerda: que cada persona es única y que las respuestas al ayuno pueden variar. Escucha a tu cuerpo y ajusta el ayuno a tus necesidades y sensaciones personales para que todo tenga sentido y funcione bien.

Cuando ayunes, es importante que te hidrates bien. Lo ideal es beber solo agua o infusiones sin endulzar ni edulcorar, ya que cualquier otro alimento o bebida rompería el ayuno y sus efectos metabólicos.

Para complementar esta práctica, el *mindful eating*, del que hablaré más adelante (capítulo 5), es una valiosa herramienta que puede ayudarte a comer con más conciencia y a mejorar tu relación con la comida.

El ayuno intermitente
y la alimentación antiinflamatoria

Es fácil quedar atrapados en las etiquetas de los distintos enfoques nutricionales que existen, como «antiinflamatorio», «paleo» o «cetogénico», entre otros. Sin embargo, estas palabras pueden limitar nuestra comprensión y la forma en la que aplicamos estos métodos. Por eso, en lugar de centrarnos en las etiquetas, lo ideal es entender de manera sencilla qué es lo realmente bueno para nuestro intestino y nuestra microbiota, teniendo en cuenta las necesidades y el punto de partida de cada persona.

El ayuno intermitente es una herramienta que puede ser muy útil, pero siempre debe abordarse desde un enfoque realista y sostenible. Por otro lado, la alimentación antiinflamatoria también puede ser muy beneficiosa para la salud digestiva, al reducir la inflamación en el tracto gastrointestinal. Priorizar alimentos ricos en antioxidantes, grasas saludables y nutrientes antiinflamatorios puede contribuir a un entorno intestinal más equilibrado y saludable. Sin embargo, no existe una dieta antiinflamatoria única que funcione para todo el mundo. La clave está en identificar qué alimentos te benefician a ti de manera individual.

Es fundamental entender que tanto el ayuno intermitente como la alimentación antiinflamatoria tienen sus beneficios, pero deben adaptarse a los objetivos personales y a las circunstancias de cada persona. No recomiendo enfoques tan concretos como el ayuno prolongado o la dieta cetogénica de manera generalizada, ya que tal vez no sean adecuados en todos los casos y, si no se hacen bien, incluso pueden empeorar la salud.

Además, creo que es esencial no caer en el error de promover en las redes sociales un estilo de vida idealizado. La mayoría de las personas no tienen las mismas circunstancias ni los mismos recursos que quienes difunden ciertos enfoques nutricionales, y es importante reconocer y respetar estas diferencias. Así que es mejor hablar de una alimentación y un estilo de vida que sean prácticos y sostenibles para la mayoría, teniendo en cuenta que cada persona tiene necesidades diferentes.

En mi consultorio siempre intento que las personas que acuden a mí con problemas digestivos adquieran una mayor autoconciencia y una actitud más compasiva consigo mismas. Esto les ayuda a desarrollar la capacidad de autorregularse de manera más sana. Si comprendes y respetas tus propias necesidades y limitaciones, podrás adoptar un enfoque de alimentación y de estilo de vida que puedas mantener a largo plazo y que realmente mejore no solo tu salud digestiva, sino tu bienestar general.

Los suplementos, la cereza del pastel

Últimamente, los suplementos están de moda. Pero hay que tener claro que son solo un complemento, no lo principal. Depender demasiado de ellos puede darte una falsa sensación de seguridad y hacer que descuides lo más importante para mejorar tu salud digestiva.

Si inviertes en suplementos sin haber trabajado primero en las bases de tus problemas intestinales, estarás tirando el dinero. Sin embargo, si los usas como apoyo a los cambios que vas implementando poco a poco para reducir la inflamación, regular la microbiota y mejorar la digestión, entonces sí que pueden ser muy valiosos.

Son la cereza del pastel, pero, recuerda, no son el pastel en sí.

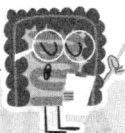

Recuerda

→ Obsesionarse con la perfección a la hora de comer puede generarte mucho estrés y hacer que sea difícil encontrar un equilibrio que se ajuste a tus necesidades personales. Recuerda que no existe una única forma de comer bien; en realidad, hay tantas maneras de hacerlo como personas en el mundo. Lo importante es que encuentres la tuya y adaptes siempre la comida a ti en lugar de intentar adaptarte tú a ella. Para eso, tienes que ser flexible y ajustar tu alimentación a lo que te funciona y te hace sentir bien. Disfruta de lo que te gusta, pero sin obsesionarte; come lo que te sienta bien, pero sin aislarte; aliméntate con amor, pero sin culpa. Así es como se come bien, así es como se vive bien.

→ Para que tu alimentación sea digestiva y saludable, no solo importa lo que comes, su origen y la forma de prepararlo, sino también cómo y cuándo lo comes.

→ El consumo de alimentos orgánicos no es una moda, sino una cuestión de salud.

→ Las hierbas y los remedios caseros pueden ser grandes aliados a la hora de ayudar a tu aparato digestivo a mejorar su funcionamiento.

→ Darle un descanso a tu aparato digestivo, a través del ayuno intermitente, fortalece tu salud en general y ayuda a mejorar la digestión, reducir la inflamación y promover un equilibrio saludable en la microbiota intestinal.

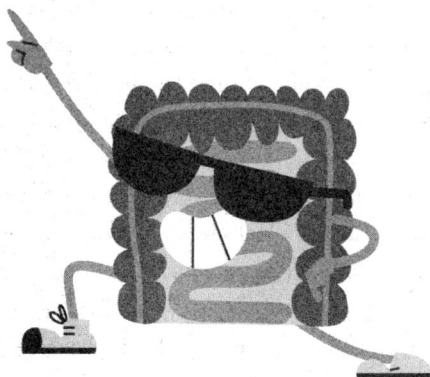

4

ENTRENA A TU SISTEMA NERVIOSO PARA CUIDAR TU INTESTINO

En nuestro camino hacia una mejor salud digestiva, hemos explorado diversos aspectos que influyen en nuestro bienestar gastrointestinal. Sin embargo, para tener una visión completa de nuestra salud, necesitamos mirar más allá del aparato digestivo y enfocarnos en una de las conexiones más importantes, y a menudo pasadas por alto, de nuestro cuerpo: el eje intestino-cerebro, del que ya hemos hablado.

Cuando hablamos de salud digestiva, es fácil que nuestra atención se centre únicamente en los órganos abdominales y en sus funciones mecánicas, pero no debemos olvidar la profunda relación que existe entre el intestino y el cerebro. Entender cómo esta conexión bidireccional influye en nuestra salud es clave para tratar de manera integral los problemas digestivos y mejorar cómo nos sentimos en el día a día. En este capítulo desentrañaremos cómo el sistema nervioso, a través de mediadores como el cortisol y el nervio vago, desempeña un papel crucial en nuestra respuesta al estrés y, por ende, en nuestra salud digestiva.

El sistema nervioso: nuestro centro de control

El estrés crónico no solo afecta a tu aparato digestivo a través del eje cerebro-intestino (¿recuerdas lo claro que se veía en el dibujo del primer capítulo?). También impacta directamente en el sistema nervioso autónomo, que funciona de manera independiente del sistema nervioso central, el del cerebro.

Para entenderlo mejor, nuestro cuerpo tiene dos sistemas nerviosos principales: el central, que incluye el cerebro y la médula espinal, y el periférico, que se divide en el sistema nervioso autónomo y el sistema nervioso somático. El sistema nervioso central es el que coordina y controla todas las actividades del cuerpo, interpretando señales tanto del entorno como del interior del organismo, y genera las respuestas adecuadas para mantener el equilibrio y que no cunda el pánico. Por otro lado, dentro del sistema nervioso autónomo encontramos tres subsistemas: el simpático, el parasimpático y el entérico. Este sistema nervioso autónomo es esencial para la supervivencia, ya que mantiene un equilibrio dinámico que se adapta a las necesidades de nuestro cuerpo y del entorno. Es fundamental para la salud y el bienestar de nuestro aparato digestivo.

El sistema nervioso entérico se encuentra en el tubo digestivo y tiene la capacidad de controlar y regular de manera autónoma las funciones del aparato digestivo, incluyendo la contracción muscular y la secreción de enzimas y hormonas. Por esta capacidad de operar casi de forma independiente se conoce popularmente como «segundo cerebro».

En resumen, nuestro cuerpo alberga un complejo sistema de comunicación interna, y ese es el sistema nervioso. Este entramado de neuronas se encarga de transmitir información por todo el cuerpo, coordinando funciones tan diversas como el movimiento, la respiración, la digestión e incluso nuestras emociones.

Quiero centrarme en dos subsistemas principales: el simpático y el parasimpático. Imaginemos que estos subsistemas son los pedales de un coche.

El sistema nervioso simpático (SNS) actúa como el acelerador. Es el responsable de la respuesta de «lucha o huida» cuando nos enfrentamos al estrés. Este sistema se activa cuando necesitamos energía y recursos para afrontar una situación de peligro o emergencia. Cuando el SNS se pone en marcha, libera hormonas como la adrenalina y el cortisol, que aumentan la frecuencia cardiaca, la presión arterial y los niveles de glucosa en sangre, preparando al cuerpo para actuar. A su vez disminuye la actividad digestiva porque, en un momento de peligro, comer no es lo prioritario. Estos son sus efectos a nivel digestivo:

→ Disminuye la motilidad intestinal, al inhibir la contracción de los músculos lisos del intestino y ralentizar el peristaltismo y el movimiento de los alimentos a través del tubo digestivo. Esto puede provocar estreñimiento, distensión abdominal y sensación de saciedad precoz.

→ Reduce las secreciones digestivas, disminuyendo la producción de ácido gástrico, bilis y enzimas digestivas. Esto puede dificultar la digestión y absorción de nutrientes, lo cual provoca una sensación de pesadez después de comer.

→ Debilita el sistema inmunitario, haciéndonos más susceptibles a infecciones gastrointestinales y a otras enfermedades.

→ Desequilibra la microbiota intestinal, al reducir la diversidad bacteriana, favorecer la presencia de bacterias proinflamatorias y alterar la producción de metabolitos bacterianos, como los ácidos grasos de cadena corta (AGCC).

El sistema nervioso parasimpático (SNP), por su parte, es como el freno del coche. Se activa cuando el cuerpo está en reposo, en un estado de calma, y se encarga de las funciones de «descanso y digestión». Este sistema promueve la digestión, la relajación muscular y la reducción de la frecuencia cardiaca. Estos son sus efectos a nivel digestivo:

→ Aumenta la motilidad intestinal, al estimular la contracción de los músculos lisos del intestino. Así favorece una digestión eficiente y previene el estreñimiento.

→ Aumenta la motilidad intestinal, estimulando la contracción de los músculos lisos del intestino y acelerando el peristaltismo y el movimiento de los alimentos a través del tubo digestivo. Esto favorece una digestión eficiente y evita el estreñimiento.

→ Incrementa las secreciones digestivas, aumentando la producción de ácido gástrico, bilis y enzimas digestivas, lo que optimiza la descomposición y la absorción de nutrientes. Así permite que el cuerpo aproveche al máximo los alimentos ingeridos.

→ Fortalece el sistema inmunitario, ya que mejora su capacidad para combatir infecciones y enfermedades gastrointestinales.

→ Equilibra la microbiota intestinal al favorecer la presencia de bacterias beneficiosas y regular la producción de metabolitos bacterianos, como los ácidos grasos de cadena corta (AGCC). Esto fortalece la barrera intestinal y reduce el riesgo de inflamación.

La respuesta del sistema nervioso autónomo al estrés, ya sea físico o mental, es básicamente la misma. El problema es que, hoy en día, la mayoría de las veces, el estrés es más mental que físico. ¿Qué pasa cuando comes estresado? Pues que el sistema simpático se activa y la actividad del aparato digestivo queda relegada a un segundo plano. Esto ralentiza el vaciado gástrico (el proceso en el que la comida pasa del estómago al intestino) y los movimientos intestinales. Como resultado, puedes tener digestiones más lentas, eructos, ardor o reflujo. Además, se reduce la producción de saliva, de ácido gástrico, de enzimas digestivas y de bilis, lo que dificulta la digestión de la comida. También disminuye el flujo sanguíneo, lo cual reduce el aporte de oxígeno y nutrientes a las células intestinales, y se retrasa así la absorción de nutrientes.

Queda claro entonces que el sistema nervioso simpático no está diseñado para la digestión, sino para situaciones de emergencia. Si esto ocurre solo de vez en cuando, no es un gran problema, pero si se repite a menudo, el aparato digestivo sufre mucho. Es común que muchos pacientes me cuenten que comen frente a la computadora, con el recipiente en la mano o mientras trabajan. Y te adelanto, antes de llegar a las propuestas prácticas, que uno de los primeros cambios que recomiendo es que saques tiempo para comer de donde sea, que pongas límites donde haga falta. Te hace falta al menos media hora para comer en una mesa tranquilamente, sin trabajar, sin celular, simplemente disfrutando de la comida o charlando con otras personas.

Siguiendo con la comparación del coche, si no le haces mantenimiento, las averías se vuelven cada vez más frecuentes y serias. Y lo mismo ocurre con el aparato digestivo: necesita estar en calma para que el sistema nervioso parasimpático pueda entrar en juego y garantizar que todo funcione bien. Ambos sistemas, simpático y parasimpático, deben trabajar de la mano para regular y distribuir la energía del cuerpo según sus necesidades. Sin embargo, cuando el estrés es constante, el cuerpo se prepara más para enfrentar una emergencia que para procesar eficientemente los alimentos. A veces, la solución no está en tener más energía a la mano, sino en tomar decisiones y poner límites para reducir el estrés.

> El sistema nervioso simpático no está diseñado para comer, sino para situaciones de emergencia. Cuando estás estresado, tu cuerpo no está pensando en digerir, sino en cómo reaccionar ante el peligro.

Para mantener una buena salud digestiva, es clave que haya un equilibrio entre el sistema nervioso simpático y el parasimpático. Si el estrés crónico mantiene al sistema nervioso simpático siempre en alerta, el parasimpático no puede hacer su trabajo correctamente y las funciones digestivas se ven afectadas.

En este capítulo te voy a compartir algunas estrategias prácticas para activar el sistema nervioso parasimpático y ayudarte a conseguir una buena salud digestiva. Pero antes repasemos dos conceptos clave relacionados con el estrés: el cortisol y el nervio vago. Aunque ya los hemos mencionado, es hora de darles el protagonismo que se merecen, porque son piezas fundamentales para sentirnos bien de una vez por todas.

Efectos del sistema nervioso parasimpático y simpático y en el cuerpo

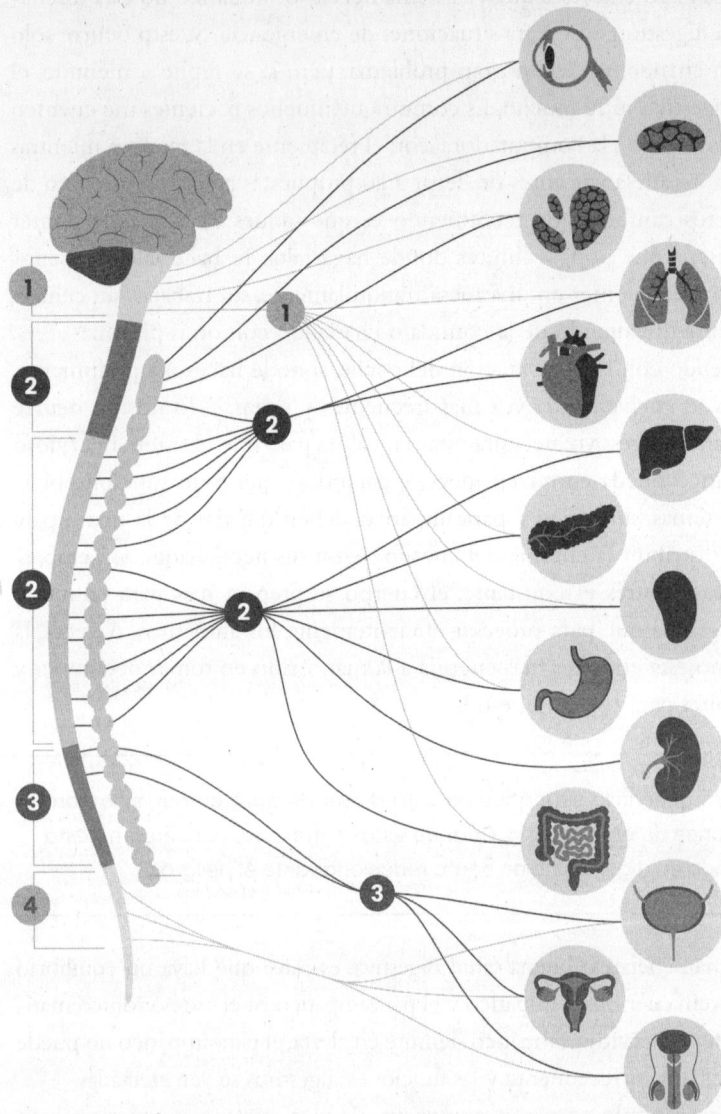

PARASIMPÁTICO
Mantiene la homeostasis

SIMPÁTICO
Moviliza las reservas bajo estrés

1 Nervios craneales 2 Nervios torácico 3 Nervios lumbares 4 Nervios sacros

- Contrae las pupilas
- Dilata las pupilas

- Estimula la producción de saliva
- Inhibe la producción de saliva

- Contrae los bronquios
- Relaja los bronquios

- Disminuye la frecuencia cardiaca
- Aumenta la frecuencia cardiaca

- Estimula la producción de bilis

- Estimula la digestión
- Ralentiza la digestión

- Relaja el músculo intestinal
- Reduce los musculos intestinales

- Estimula la liberación de glucosa

- Estimula la producción de adrenalina

- Estimula la excitación sexual

- Estimula el orgasmo

Fuente: Adaptación de «Sistema nervioso entérico y motilidad gastrointestinal», *Acta Pediátrica de México*.

Los beneficios del cortisol... y sus graves consecuencias

El cuerpo está diseñado para que siempre haya energía disponible para el cerebro, que es el órgano más importante. Cuando estamos tranquilos y sin estrés, el cortisol, que es la hormona del estrés, se mantiene dentro de un rango normal. Esto permite que la energía se distribuya de manera equilibrada.

El verdadero problema aparece cuando estamos todo el día agobiados y con la mente saturada. En esos momentos, el cortisol, que liberan las glándulas suprarrenales en respuesta al estrés y cuya función es prepararnos para una acción rápida (la famosa respuesta de «lucha o huida»), se dispara. Como resultado, nuestras reservas de energía se agotan y el cerebro recibe cada vez menos combustible. Cuando el cortisol se mantiene alto todo el tiempo, el sistema inmunitario se desorienta, ya no sabe qué órdenes seguir, y empieza a demandar más energía para aumentar su actividad y, con ello, la inflamación. Así que, no solo te sientes estresado y sin tiempo para nada sino que, además, tu propio cuerpo te roba la poca energía que te queda para dársela a un sistema defensivo que no deja de malgastar. Por eso la inflamación crónica resulta tan agotadora y costosa para el cuerpo.

Así que, aunque el cortisol desempeña un papel esencial en la supervivencia, ya que nos ayuda a lidiar con situaciones desafiantes y peligrosas, también tiene un impacto significativo en el aparato digestivo. A corto plazo, el cortisol nos da el empuje necesario para enfrentarnos a los problemas.

Estos son sus efectos en la digestión:

→ **Prepara para la respuesta de «lucha o huida».** Cuando estamos estresados, el cortisol aumenta el flujo sanguíneo hacia los músculos y el cerebro, preparándonos para actuar de inmediato. Para hacerlo, redirige recursos del aparato digestivo y deja la digestión en un segundo plano.

→ **Reduce la motilidad intestinal.** El cortisol hace más lenta la digestión al inhibir la contracción de los músculos del intestino.

→ **Disminuye la secreción digestiva.** El cortisol suprime la producción de enzimas digestivas, de bilis y de ácido en el estómago, lo que obviamente dificulta la descomposición y la absorción de nutrientes.

Sin embargo, cuando el estrés se vuelve crónico, los niveles altos de cortisol pueden tener efectos negativos, dado que no solo afectan a nuestra salud mental, sino también a nuestro aparato digestivo, agravando problemas como el síndrome del intestino irritable, la gastritis y otros trastornos funcionales. Cuando el estrés se vuelve crónico, esto es lo que ocurre en la digestión:

→ **Aparecen problemas digestivos funcionales.** Si los niveles de cortisol permanecen altos durante mucho tiempo, aumenta el riesgo de que tu aparato digestivo se empiece a quejar. Pueden aparecer afecciones como el síndrome del intestino irritable, la enfermedad inflamatoria intestinal, el reflujo gastroesofágico (ERGE) y otros problemas relacionados con la digestión.

→ **Se altera la microbiota intestinal.** El estrés crónico y el cortisol elevado pueden desestabilizar tu microbiota intestinal, favoreciendo el crecimiento de bacterias «malas» y reduciendo las «buenas». Este desequilibrio puede provocar inflamación, mayor permeabilidad intestinal y un mayor riesgo de infecciones.

→ **Se debilita el sistema inmunitario.** El cortisol desvía recursos que normalmente apoyarían a las defensas del cuerpo hacia la respuesta al estrés. Con el tiempo, esto debilita nuestra capacidad de protegernos y nos hace más vulnerables a infecciones gastrointestinales y otras enfermedades.

El nervio vago: el puente que une intestino y cerebro

Uno de los componentes más fascinantes del sistema nervioso en relación con la digestión es el nervio vago. Se trata del nervio más largo del cuerpo humano y desempeña un papel fundamental en la comunicación entre el intestino y el cerebro. Con un recorrido que va desde el cerebro hasta el abdomen, el nervio vago funciona como una autopista de doble sentido, enviando y recibiendo mensajes entre el cerebro y el aparato digestivo.

El nervio vago forma parte del sistema nervioso parasimpático, que se activa cuando estamos en reposo y nos ayuda a relajarnos y a digerir correctamente. Este nervio es responsable de la llamada respuesta de «descanso y digestión», ya que contrarresta los efectos del sistema nervioso simpático, que se activa durante el estrés y pone en pausa muchas funciones digestivas. Entender cómo interactúan estos sistemas nos deja claro que manejar el estrés no solo es bueno para nuestra salud mental, sino que también es fundamental para mantener una digestión en perfectas condiciones.

Como ya sabes, trabajar sobre el sistema nervioso y, en particular, sobre el nervio vago es un requisito indispensable para mejorar nuestras digestiones. El nervio vago estimula la actividad muscular del tubo digestivo y la secreción de enzimas digestivas, ácidos estomacales y bilis.

Este aspecto está íntimamente ligado al bienestar emocional. Cuando gestionas bien el estrés y mantienes un equilibrio emocional, influyes positivamente en tu sistema nervioso, lo que a su vez favorece al nervio vago y optimiza las funciones digestivas. Esto se traduce en menos inflamación, gases y malestar estomacal. Así que las prácticas de bienestar emocional no solo te ayudan a mantener la calma, sino que son herramientas fundamentales para fortalecer y regular tu salud digestiva.

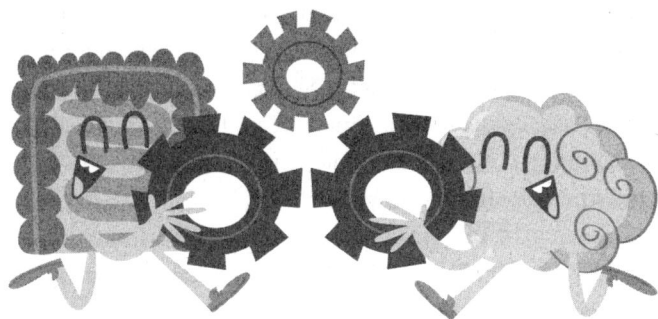

Hábitos para calmar tu sistema nervioso y mejorar tu digestión

El estrés que afrontamos con el tipo de vida que llevamos hoy en día provoca un exceso de ciertos químicos en el cuerpo, siendo el más conocido el cortisol. A largo plazo, ya sabemos que el cortisol contribuye a la inflamación en el cuerpo. Por otro lado, existen otros químicos asociados al cariño, a la cercanía y al amor, como la oxitocina, que ayudan a que el cuerpo funcione mejor, sea más flexible y tenga menos inflamación y estrés. A veces no nos damos cuenta, pero somos como un laboratorio químico andante. Si cerramos los ojos e imaginamos un abrazo, nuestro cuerpo empieza a producir oxitocina, lo que actúa como un auténtico remedio natural. Lo curioso es que, en lugar de eso, nos pasamos el día imaginando cosas que nos angustian y nos estresan, lo que no solo eleva el cortisol, sino también otras hormonas del estrés como la adrenalina, que terminan dejándonos en un constante estado de tensión.

Además de observarte a ti mismo y reflexionar sobre lo que piensas y sientes, hay muchas herramientas que puedes usar en tu día a día para calmar tu sistema nervioso y cuidarte mejor. No es necesario que implementes todos estos consejos de golpe; lo último que quiero es que esto te genere más estrés. Cada uno tiene su propio ritmo y camino personal. Lo importante es que integres estas prácticas en tu vida poco a poco, eligiendo aquellas que realmente resuenen contigo y se ajusten a tus circunstancias y necesidades. La clave está en ser flexible, adaptable y compasivo con uno mismo. No te obsesiones con querer hacerlo todo perfecto; el verdadero progreso viene cuando aceptas y aprendes que no todo tiene que salir redondo, y en lugar de eso, te permites ir ajustando y mejorando a tu ritmo mientras avanzas en tu propio camino de descubrimiento y crecimiento.

Entender que eres un ser integral y tomar conciencia de la profunda conexión entre tus emociones y tu salud digestiva es importantísimo para mantener tu estómago en equilibrio. Lo primero es aprender a reconocer cuándo tu cerebro está en modo alerta. Si te pasas el día dando más de lo que puedes, cargándote con preocupaciones que no te corresponden, atendiendo a los demás antes que a ti y exigiéndote demasiado, es probable que tu cerebro esté en un estado de estrés continuo.

Buscar la ayuda de un psicólogo es una herramienta muy valiosa y efectiva para cuidar de tu bienestar emocional. Sin embargo, si en este momento no te es posible iniciar un proceso terapéutico, hay prácticas clave que puedes incorporar en tu día a día para reducir el estrés, equilibrar tus emociones y promover un estado de calma. Al integrar estas prácticas en tu rutina, estarás adoptando un papel activo en el cuidado de tu salud mental y emocional, complementando cualquier tratamiento psicológico que puedas estar recibiendo. Estas prácticas también pueden transformar de manera significativa la relación que tienes con tu cuerpo, sobre todo con tu aparato digestivo.

Para empezar, te invito a mirar hacia dentro.

Preocúpate menos y ocúpate más

¿Sabes eso que hacen las vacas cuando comen y luego rumian? Pues nuestra mente a veces hace lo mismo con los pensamientos: los mastica sin parar, dejándonos atrapados en vueltas interminables de preocupación que no solo afectan a nuestra paz mental, sino también a nuestra salud física.

El primer paso para manejar estos pensamientos es reconocer cuándo y cómo aparecen. Una vez los identifiques, aplica técnicas como la atención plena o mindfulness, que te enseñan a observar tus pensamientos sin juzgarlos ni dejarte llevar por ellos (hablaremos de esto más adelante).

También puede ser muy útil anotar tus preocupaciones en un papel. Al ponerlas por escrito, te distancias de ellas y puedes evaluar su relevancia y realidad objetiva.

Es bueno establecer momentos específicos del día para reflexionar sobre tus inquietudes, ya que eso evita que estés pensando todo el día en lo mismo, una y otra vez, sin llegar a ninguna conclusión. Luego, en lugar de quedarte atrapado en esos pensamientos, ocúpate de lo que te angustia. Identifica qué puedes hacer para resolverlo o, al menos, mejorar la situación.

Centrarte en acciones concretas y soluciones prácticas, en lugar de dejar que los pensamientos giren en círculos sin fin, es liberador y muy eficaz. Así, en lugar de solo preocuparte, te ocupas activamente de lo que está en tu mano, de esta manera liberarás tu mente y darás pasos hacia delante.

Aprende a soltar la necesidad de controlarlo todo

Esa necesidad de controlarlo todo suele surgir cuando sientes inseguridad. Al no poder gestionar lo realmente importante en tu vida, tratas de controlar lo que está a tu alcance, creyendo que así lograrás una sensación de seguridad. Pero la verdad es que este control constante solo te genera más estrés y ansiedad, porque, seamos realistas, no puedes controlarlo todo, y ese esfuerzo agotador acaba siendo contraproducente.

Acepta que, a veces, las cosas no salen como esperabas y que esas sorpresas pueden traer consigo oportunidades y lecciones valiosas. Así aliviarás la presión innecesaria y te abrirás a una vida más plena y menos estresante.

Confía en tu capacidad para adaptarte a lo que venga. Reconoce y valora tu resiliencia y la habilidad que tienes para superar desafíos. Con cada experiencia y error, tu confianza en ti se fortalece, permitiéndote crecer y aprender.

Adopta la flexibilidad y la adaptabilidad como parte de tu vida y entiende que el cambio es lo único constante. Como decía Bruce Lee, «sé agua, amigo mío». El agua se adapta a cualquier forma, puede ser suave o poderosa, según lo que se necesite, y tú también puedes ser así. Al vivir en el presente, aceptando que tanto tú como tu entorno están en constante evolución, aprenderás a fluir con la vida. En lugar de resistirte al cambio o aferrarte a lo conocido, puedes moldearte a lo que venga. Ser como el agua te permitirá dejar atrás las rigideces, volviéndote más flexible y capaz de manejar situaciones cambiantes con sutileza y fuerza.

Incorporar esta filosofía en tu vida significa ser flexible, permitir que tu crecimiento personal contribuya a cambios positivos, así como disfrutar de los momentos de alegría y espontaneidad, como cuando te das el gusto de comerte una rebanada de pastel en una fiesta de cumpleaños. Esto es salud mental en su esencia: disfrutar de los pequeños placeres, compartir momentos felices con tus personas favoritas y recordar que la flexibilidad y el disfrute son fundamentales para una vida equilibrada y saludable.

Delimita tu espacio en todos los aspectos de tu vida

Hoy en día, es fácil que las líneas entre el trabajo y la vida personal se difuminen. Por eso, es fundamental establecer límites claros y saludables, ya sea en el ámbito familiar, personal o laboral. Al hacerlo, no solo te proteges del agobio y del desgaste emocional, sino que también cuidas tu salud física, especialmente la del aparato digestivo, que es muy sensible al estrés prolongado.

Haz un détox digital

Vivimos en una era donde la tecnología puede ser tanto una herramienta útil como una fuente constante de estrés. Adoptar un enfoque consciente y minimalista en su uso te ayudará a reducir el estrés y evitar la sobrecarga de información y las comparaciones poco realistas que abundan en plataformas como Instagram.

La exposición constante a estilos de vida «perfectos» y «saludables» en las redes sociales puede distorsionar tu visión de tu propia vida y hábitos. Ver constantemente cómo otros parecen hacerlo todo a la perfección en las redes sociales puede generar en ti sentimientos de insuficiencia y ansiedad, lo que afecta directamente a tu salud emocional y, por ende, a tu aparato digestivo.

Al hacer un détox digital, te das un respiro de estas influencias externas y te permites concentrarte en tu propio bienestar y progreso, sin la presión de compararte con los demás. Aprender a usar la tecnología de forma consciente también implica reconocer cuándo deja de ser útil y se convierte en una fuente de estrés y presión autoimpuesta.

Al establecer límites saludables en tu consumo digital, mejorarás tanto tu salud emocional como digestiva. Recuerda siempre que la perfección es una ilusión, y cada persona tiene su propio camino y ritmo hacia el bienestar. Te animo a dejar atrás la autoexigencia. En mi caso, gracias al yoga he aprendido a exigirme lo necesario, pero siempre desde una mirada amable hacia mí misma. Al desconectarte conscientemente de la tecnología, no solo te mantienes firme en tu compromiso de cuidarte, sino que también te liberas de la constante presión de compararte y de la autoexigencia.

Este equilibrio entre ser firme en tus decisiones y tratarte con amabilidad es vital para sentirte bien tanto emocional como mentalmente. A mí, aplicar este détox digital me ha cambiado la vida. Antes era la primera que me despertaba y empezaba el día encadenando una cosa tras otra, sin apenas tiempo para prepararme mentalmente para el día. Ahora no quito el celular del modo avión hasta media mañana, asegurándome de estar realmente preparada antes de enfrentarme a la avalancha de notificaciones, mensajes y correos. Así empiezo el día con más calma, lo que me permite afrontar las tareas de manera más equilibrada y enfocada. Cada uno debe adaptar sus rutinas a sus necesidades, pero sin olvidarse nunca del autocuidado.

Dedica tiempo a las actividades que realmente te apasionan

No se trata solo de entretenimiento, sino que es una herramienta poderosa que puede reducir significativamente tus niveles de estrés y ansiedad. Cuando te sumerges en algo que realmente te gusta, tu cerebro entra en lo que llamamos «estado de flujo», un estado de inmersión total que promueve la calma y la felicidad. Este estado no solo es benéfico para tu mente, sino que también tiene un impacto positivo en tu digestión. Al reducir el estrés, bajas los niveles de cortisol y otras hormonas que alteran tu función gastrointestinal, lo que te hace sentirte mucho mejor en general.

Además, hacer lo que te apasiona te ayuda a reconectar contigo, reforzando tu identidad y autoestima. En resumen, encontrar tiempo para disfrutar de tus pasiones no es un lujo, sino una necesidad para mantener una vida equilibrada y un aparato digestivo en buen estado.

Conecta contigo y con tus emociones

Tómate un momento para reflexionar sobre lo que no está funcionando en tu vida y lo que realmente quieres. Muchas veces no conseguimos la vida que soñamos porque no nos damos el espacio necesario para pensar con claridad en lo que realmente queremos conseguir. Explora tus emociones para comprender mejor hacia dónde quieres dirigir tus esfuerzos y tu energía. Revisar regularmente si estás en el camino hacia tus objetivos te ayuda a ajustar lo necesario y mantener el enfoque.

La gratitud puede ser una herramienta muy potente en este proceso. Cada noche, piensa en tres cosas por las que te sientas agradecido. Este simple gesto puede cambiar tu perspectiva, ayudándote a quejarte menos y agradecer más.

Otra técnica útil es la escritura terapéutica. Dedica diez minutos al día a escribir sin filtros, dejando que tus pensamientos fluyan libremente en el papel. Esto puede darte mucha claridad y alivio emocional.

Y sobre todo recuerda tener compasión contigo. Al igual que cuidas una herida física, a veces necesitas fortalecer tu lado emocional antes de poder sanar heridas pasadas. Es normal que en momentos de tranquilidad surjan emociones que has guardado o no has procesado. Esto pasa porque, al estar más tranquilos, nuestra mente tiene espacio para enfrentarse a sentimientos que hemos estado evitando o que no habíamos tenido tiempo de procesar. Acéptalos con comprensión y ternura. Sanar es un proceso, y permitirte sentir y procesar esas emociones es una parte esencial de tu crecimiento personal. La autocompasión es un pilar fundamental en este viaje de conexión y sanación interior.

Empieza el día con un par de saludos al sol

Esta secuencia de yoga es una maravillosa forma de empezar el día, ya que despiertas y llenas de energía tu cuerpo mientras calmas tu mente y te centras en ti. Con ello no solo estiras y fortaleces tus músculos, sino que también ayudas a tu mente a enfocarse y a estar presente.

Esta práctica te ayudará a liberar tensiones, preparando tanto tu cuerpo como tu mente para lo que venga durante el día. Además, la sincronización del movimiento con la respiración en los saludos al sol activa el sistema nervioso parasimpático, promoviendo un estado de calma y relajación.

Incluir esta sencilla práctica en tu rutina de la mañana es una manera de darle los «buenos días» a tu cuerpo y a tu mente, y establece un tono de cuidado y atención que te acompañará durante todo el día. Así, esta rutina se convierte en algo más que ejercicio físico: se transforma en un ritual de autocuidado.

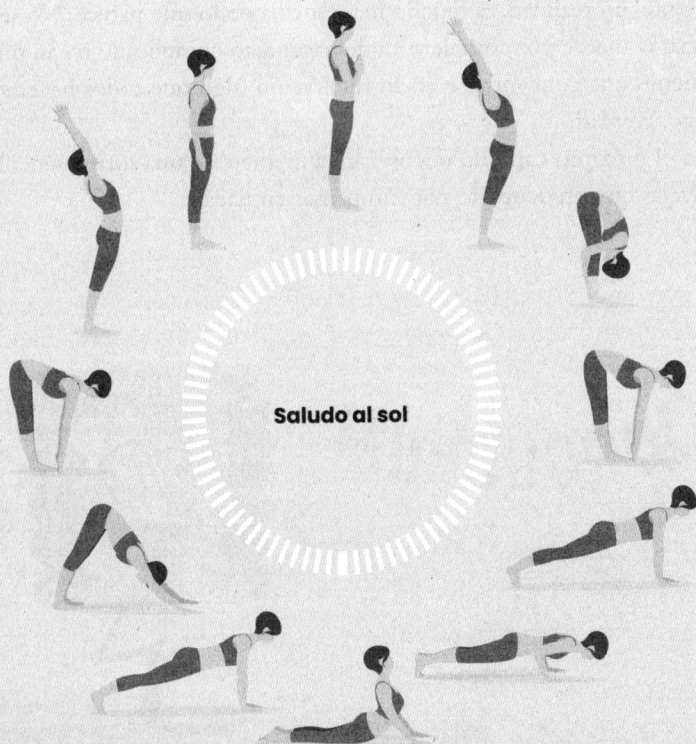

Saludo al sol

Esta rutina la incorporé yo misma después de la última recaída que tuve con mis problemas digestivos que son, en realidad, la manera en que mi cuerpo continúa pidiéndome que baje el ritmo. Cuando hablábamos del détox digital, te conté que antes era de las que se despertaban y ya estaban metidas en mil pendientes, lo cual me pasaba factura, porque cómo empiezas el día afecta a cómo lo terminas. Así que decidí hacer un cambio: ahora, antes de saltar de la cama, me tomo un momento para respirar hondo, en lugar de quedarme bajo las sábanas esperando a que suene el despertador otra vez. Luego me pongo con los saludos al sol; para mí, son mucho más que ejercicio; son mi momento de meditación activa, en el que me concentro en cada respiración. Ojalá esta rutina te sirva tanto como a mí para empezar el día con más calma y enfoque.

Medita, pero sin intentar dejar la mente en blanco

La meditación es una herramienta superpoderosa para relajar el cuerpo y la mente. En realidad, es mucho más sencilla de lo que parece. No se trata de vaciar la mente por completo, ni de hacer algo complicado o casi místico. Solo tienes que concentrarte en tu respiración, algo que todos hacemos sin esfuerzo, ¿verdad?

En el próximo capítulo te enseñaré a meditar de una forma sencilla, sin que tengas que preocuparte por «no pensar en nada».

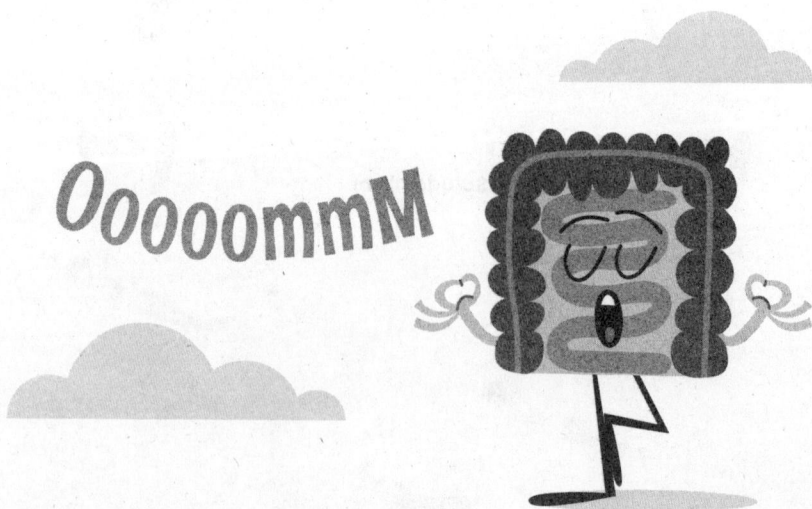

OooooommM

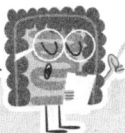

Recuerda

→ Nuestro cuerpo alberga una compleja red de comunicación interna, conocida como «sistema nervioso», que a su vez tiene dos subsistemas principales: simpático y parasimpático. Mantener el equilibrio entre ambos es fundamental para una buena salud digestiva.

→ El sistema nervioso simpático (SNS) sería como el acelerador de un coche, que se pone en marcha en momentos de estrés, tanto físico como mental, con el fin de prepararte para la acción. A nivel digestivo, esto se traduce en menos movimiento intestinal, menos secreciones digestivas, un sistema inmunitario debilitado y una microbiota alterada. El SNS está pensado para emergencias, no para cuando estás comiendo tranquilamente. Si tienes la costumbre de comer mientras trabajas concentrado en la computadora, tu digestión sufrirá.

→ Si el SNS es el acelerador, el sistema nervioso parasimpático (SNP) sería el freno del coche. También conocido como sistema de «descanso y digestión», se activa cuando es momento de relajarse y recargar pilas. A nivel digestivo, esto se traduce en más movimiento intestinal, más secreciones digestivas, un sistema inmunitario fortalecido y una microbiota equilibrada. Su trabajo es ayudar con la digestión, relajar los músculos y bajar el ritmo del corazón.

→ El cortisol, liberado en respuesta a la activación del SNS, prepara al cuerpo para la acción inmediata. A corto plazo te da el empuje necesario para enfrentarte a los problemas; pero cuando el estrés se vuelve crónico, los niveles altos de cortisol pueden tener efectos negativos, lo cual afecta no solo a nuestra salud mental, sino también a nuestro aparato digestivo, y agrava problemas como el síndrome del intestino irritable, la gastritis y otros trastornos funcionales.

5
CUÍDATE CON LOS CINCO SENTIDOS: MÁS ALLÁ DE LA COMIDA

La salud digestiva es un reflejo de cómo interactuamos día a día con nuestro entorno. En este capítulo quiero proponerte un enfoque práctico para mejorar tu digestión utilizando tus cinco sentidos como guía: sabor, vista, oído, tacto y olfato.

¿Por qué los cinco sentidos? Porque cada uno de ellos contribuye de manera significativa a cómo percibimos y experimentamos el mundo. Al vincular los consejos de salud con estos sentidos, no solo hacemos que las recomendaciones sean más fáciles de entender, sino también más fáciles de recordar y aplicar en tu día a día.

Podrás avanzar en tu camino hacia una mejor digestión utilizando los cinco sentidos. Cada uno de ellos te proporcionará herramientas prácticas y poderosas para mejorar tu digestión, fortalecer tu intestino y sentirte mejor en tu día a día.

Saborea

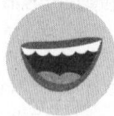

La digestión empieza en la boca. Aquí no solo masticamos los alimentos y comenzamos el proceso físico de descomposición, sino que también damos inicio a procesos bioquímicos cuando los alimentos entran en contacto con la saliva. Cuidar bien de nuestra boca es importantísimo, desde mantenerla limpia hasta equilibrar las bacterias buenas que viven allí, ya que esto influye directamente en cómo comenzamos a digerir los alimentos y sienta las bases para una digestión saludable.

En este apartado aprenderemos a comer de manera consciente, practicando el *mindful eating*. Eso nos permitirá fortalecer nuestra conexión con los alimentos y mejorar nuestra salud intestinal. También veremos cómo los tóxicos ambientales afectan a nuestra salud digestiva y cómo podemos reducir su impacto en nuestro día a día.

La boca: la puerta de entrada a una buena digestión

Para asegurarnos de que tu digestión arranque con buen pie, debes prestar atención a la salud de tu boca. Al fin y al cabo, la boca es la puerta de entrada de todo lo que comes, y cualquier problema que aparezca allí puede repercutir en todo tu aparato digestivo. Por eso, en mi consultorio siempre hago algunas preguntas clave que me dan pistas de cómo está tu salud bucal y cómo podría estar relacionada con los problemas digestivos que presentas:

→ **¿Tienes caries, amalgamas o empastes de mercurio?** Si es así, podría haber un desequilibrio o disbiosis en tu microbiota oral. Las caries también podrían estar relacionadas con una alimentación alta en azúcares y una mala higiene oral. Además, si presentas síntomas compatibles con una posible intoxicación por metales pesados, sería recomendable considerar la retirada de esos empastes de mercurio.

→ **¿Tienes las encías inflamadas?** Esto también podría ser indicativo de disbiosis oral. Sin embargo, la inflamación de las encías también puede estar relacionada con otros factores como el tabaquismo, la diabetes, el estrés y los cambios hormonales.

→ **¿Cómo está tu lengua?** (En este punto, suelo pedirle a la persona que abra la boca y me enseñe la lengua). Una lengua sana debería ser rosada y limpia. Si está blanca, podría ser señal de deshidratación, infección micótica como la candidiasis oral, o simplemente mala higiene. Si es amarilla, podría indicar problemas en la vesícula biliar o en el hígado, o de nuevo, mala higiene. Y si está seca, podría deberse a la respiración bucal, a deshidratación, a disbiosis oral o a problemas en el hígado, especialmente si estás tomando medicamentos. No olvidemos que el estrés y la ansiedad también pueden contribuir a la resequedad bucal y al blanqueamiento de la lengua.

→ **¿Tienes la boca pastosa o seca al despertar o durante el día?** Esto podría deberse a la respiración bucal durante la noche, a disbiosis oral, a deshidratación, a algún efecto secundario de los medicamentos, o al síndrome de Sjögren, una afección autoinmune que causa resequedad en las mucosas. También podría asociarse al consumo excesivo de ciertos alimentos o bebidas que deshidratan la boca, como el café o el alcohol.

→ **¿Tienes mal aliento?** Esto podría ser una pista de posibles afecciones como disbiosis oral, SIBO o problemas hepáticos. El mal aliento también puede estar relacionado con la acumulación de placa dental, infecciones de las amígdalas (amigdalitis), reflujo gastroesofágico (ERGE) e incluso con ciertos enfoques de alimentación, como el cetogénico.

En tu boca, al igual que en tu intestino, viven un montón de microorganismos. Cuando están en equilibrio y armonía con nosotros, nos aportan muchos beneficios: mantienen alejados a los patógenos, mejoran la capacidad de nuestro cuerpo para defenderse, ayudan a metabolizar los alimentos, cuidan nuestras mucosas y evitan que la respuesta del sistema inmunitario sea excesiva o dañina. Pero si se rompe ese equilibrio, pueden aparecer problemas no solo en la boca (como caries o periodontitis), sino en todo el cuerpo. Una disbiosis oral que se mantenga en el tiempo puede acabar afectando al intestino, lo que se relaciona con muchísimos problemas de salud: desde enfermedades autoinmunes, metabólicas e inflamatorias hasta neurodegenerativas como el alzhéimer, e incluso problemas de fertilidad.

Como ya sabes, la boca es la primera puerta de entrada para todo lo que viene de fuera, y los microorganismos que allí habitan empezaron a configurarse desde que estabas en el vientre de tu madre. Desde entonces, diversos factores han ido moldeando poco a poco tu microbiota oral. Estos son algunos de ellos:

→ El uso de enjuagues bucales y pastas dentales con flúor.

→ La respiración bucal, que disminuye la producción de saliva.

→ Los empastes de amalgama.

→ La contaminación del aire y del agua.

→ El consumo de tabaco y alcohol.

→ Algunos fármacos, como antibióticos, inhibidores de la bomba de protones (IBP), psicofármacos, fenitoína, antagonistas del calcio y ciclosporina.

→ Los cambios hormonales, especialmente durante el embarazo y la menopausia.

→ Una mala alimentación, que incluye hábitos como comer muchas veces al día, cenar tarde, abusar de ultraprocesados, consumir demasiados alimentos con alta carga glucémica y mantener un desequilibrio entre los ácidos grasos omega-6 y omega-3.

→ El estrés emocional y mental sostenido en el tiempo.

Cuando hablamos de salud digestiva, no podemos pasar por alto la boca. Y es que tu boca y tu intestino están estrechamente conectados a través de la microbiota oral y la intestinal. Piensa que tu cuerpo es un complejo sistema donde trabajan en equipo millones de microorganismos (bacterias, hongos y virus). La microbiota oral, es decir, todos esos microorganismos que habitan en tu boca son el punto de partida que ayuda a tu cuerpo a prepararse para la digestión. Si este equipo está en equilibrio, todo fluye en tu aparato digestivo. Pero si algo los altera, pueden provocar un desequilibrio en tu intestino y causar así problemas digestivos.

Lo que mucha gente no sabe es que los microbios de la boca pueden migrar al intestino, tanto a través del torrente sanguíneo como del propio tubo digestivo, donde pueden alterar el equilibrio de las bacterias intestinales y provocar una disbiosis. Este desajuste no solo afecta negativamente a la digestión, sino también a la salud general. Además, los microbios orales pueden causar inflamación sistémica al entrar en el torrente sanguíneo y desencadenar respuestas inflamatorias en diferentes órganos del cuerpo.

Estos microbios también interactúan con otras bacterias intestinales, formando biopelículas que afectan a la supervivencia y a la función de otras especies de la microbiota. A largo plazo, estas interacciones pueden agravar los desequilibrios en el intestino y contribuir al desarrollo de enfermedades intestinales.

Estudiar la conexión entre la boca y el intestino abre la puerta a nuevas terapias. Comprender cómo se influyen mutuamente los microbios orales e intestinales podría ayudar a desarrollar tratamientos innovadores para los trastornos digestivos. Así que cuando cuidas tu salud bucodental, no solo estás manteniendo una boca sana, sino que también ayudas a equilibrar tu intestino y a prevenir futuros problemas de salud. Aquí van unos consejos prácticos y sencillos para mejorar la salud de tu microbiota oral y, con ella, la de tu intestino.

Mastica de manera consciente

Como hemos mencionado antes (y como verás con más detalle en el punto sobre *mindful eating*), masticar bien no solo es un placer, sino una necesidad para tu salud digestiva. Al masticar de forma consciente, descompones mejor los alimentos y facilitas el trabajo de tu intestino.

Cepíllate los dientes después de cada comida

Lávate los dientes después de comer, y no olvides cepillar también tu lengua o usar un limpiador lingual. La lengua acumula bacterias, células muertas y restos de comida. Si no la limpias, puede alterar el equilibrio natural de la microbiota oral, favoreciendo el crecimiento de bacterias dañinas sobre las buenas.

Usa una pasta de dientes lo más natural posible

Aunque el flúor se ha promovido durante décadas por su capacidad para prevenir caries, los estudios más recientes sugieren que también puede tener efectos negativos en la microbiota, tanto oral como intestinal. Es importante tener en cuenta que muchos de estos estudios están financiados por la propia industria de productos dentales, que promueve el uso del flúor. Esto genera un claro conflicto de intereses, ya que quienes financian las investigaciones tienen interés en que los resultados respalden sus productos, algo que también ocurre en sectores como el farmacéutico o el alimentario. Por eso, debemos ser conscientes de este sesgo y no asumir que solo hay una verdad sobre el flúor.

Pero el problema de muchas pastas dentales comerciales no acaba ahí. Ingredientes como el triclosán, un aditivo antimicrobiano, también se han estudiado por sus efectos perjudiciales en la salud. Un estudio de la Universidad de Massachusetts mostró que el triclosán puede alterar la microbiota intestinal y favorecer la inflamación en el tubo digestivo. Además, se ha prohibido en varios países por su capacidad para actuar como disruptor endocrino, lo que afecta tanto a la salud digestiva como al equilibrio hormonal.

Por ello, si puedes, elige pastas de dientes con ingredientes naturales. Evita los dentífricos comerciales del supermercado, que suelen estar llenos de productos químicos que afectan a la microbiota y, en consecuencia, a la salud de tu intestino y de todo tu aparato digestivo.

Usa hilo dental al menos una vez al día

Ayudará a eliminar los restos de comida que se quedan entre los dientes y a evitar la acumulación de bacterias en esas zonas donde el cepillo no siempre llega.

Sustituye los enjuagues comerciales por aceite de coco

En situaciones agudas, los enjuagues comerciales pueden ser útiles. Pero, en general, con un buen cepillado y una buena salud general, no deberían ser necesarios.

Practica en su lugar el *oil pulling*, manteniendo una cucharada de aceite de coco en la boca durante unos treinta segundos antes de escupirlo. Si lo prefieres, puedes añadir tres gotas de aceite esencial de menta. Gracias al ácido láurico, el aceite de coco tiene propiedades antiinflamatorias y antimicrobianas que ayudan a prevenir las caries y los problemas en las encías. Lo mejor de este método es que es más económico y no presenta los efectos secundarios asociados a muchos enjuagues comerciales, que suelen contener alcohol, triclosán o clorhexidina. Estos ingredientes pueden irritar la mucosa oral, alterar la microbiota y, en algunos casos, causar malestar o hipersensibilidad.

El *oil pulling* genera antioxidantes que dañan las paredes celulares de ciertos microorganismos. Los aceites atraen a las membranas lipídicas bacterianas, lo cual hace que se adhieran al aceite y se eliminen de la cavidad oral. Durante el proceso de enjuague, el aceite se emulsiona, lo cual aumenta su eficacia, al recubrir dientes y encías y dificultar la formación de placa. El aceite de coco, en particular, elimina las bacterias formadoras de placa responsables de diversos problemas orales como las caries dentales, la gingivitis y el mal aliento.

Además, ten cuidado con esos enjuagues que prometen eliminar el 99% de las bacterias (de seguro has visto esos anuncios). Eliminar casi todas las bacterias no siempre es lo mejor, ya que estos microorganismos son esenciales para tu salud. El verdadero problema no es tener bacterias, sino que estén desequilibradas.

En lugar de usar productos tan agresivos, ¿por qué no te centras en entender qué es lo que está desajustando tu boca? Tus niveles de estrés, tu alimentación, tus hábitos de higiene bucal e incluso tu respiración pueden estar influyendo. La salud de tu boca no se basa en eliminar bacterias, sino en cuidar tu cuerpo en su totalidad.

Haz gárgaras con agua salada durante 30-60 segundos

Aunque no son una solución mágica, las gárgaras pueden ayudarte a limpiar la boca y reducir la inflamación. La clave está en hacerlas de manera regular y con suficiente intensidad. Puedes incluirlas en tu rutina diaria (por ejemplo, al levantarte por la mañana o antes de las comidas).

Evita respirar por la boca siempre que puedas

La respiración bucal altera la producción de saliva y la composición de la microbiota en la boca. La resequedad bucal facilita el crecimiento de bacterias dañinas, lo que contribuye a problemas como caries, mal aliento y enfermedades periodontales, ya que la saliva ayuda a neutralizar los ácidos y remineralizar los dientes.

Si respiras por la boca debido a obstrucciones nasales o malformaciones estructurales, considera hacer ejercicios que promuevan la respiración nasal. Consulta a un profesional de la salud para evaluar si es necesaria una intervención médica o quirúrgica.

Programa revisiones regulares con tu profesional de la salud oral

Siempre es mejor prevenir que curar.

La periodontitis es una de las afecciones más comunes que afectan a las encías. Normalmente, se le da mucha importancia a la higiene dental y al tabaquismo, pero ¿cuántas personas que no fuman y tienen buenos hábitos de higiene siguen teniendo problemas con sus encías? Cuando hablamos de la salud de las encías, no podemos ignorar factores como el estilo de vida, la inflamación de bajo grado, la respiración bucal e incluso la autoestima, ya que la periodontitis también puede estar relacionada con una desvalorización personal.

Por otro lado, las aftas bucales, esas pequeñas y molestas lesiones en la boca, pueden ser más que una simple incomodidad. ¿Sabías que pueden ser una señal de alerta de otras afecciones, como la enfermedad celíaca o la sensibilidad al gluten? Estas pequeñas úlceras, que suelen aparecer en las encías, en el interior de las mejillas o debajo de la lengua, pueden ser bastante dolorosas. Aunque sus causas son variadas, pueden ser una pista valiosa para detectar problemas más serios, como la celiaquía. Otros factores que pueden contribuir a las aftas son el estrés (que debilita el sistema inmunológico), el desequilibrio en la microbiota oral, las alergias, las sensibilidades alimentarias, los cambios hormonales, los déficits de vitaminas y minerales (como hierro, ácido fólico, B12 o zinc), la enfermedad inflamatoria intestinal, e incluso el lauril sulfato de sodio, un ingrediente presente en muchas pastas dentales comerciales.

Remedio natural para las aftas bucales

Si sueles tener aftas bucales, aquí tienes un remedio natural que puede ayudarte: el jugo de aloe vera puro. Enjuaga tu boca con el jugo, haciendo gárgaras si es posible, y asegúrate de aplicarlo en las áreas afectadas. Hazlo varias veces al día, según lo necesites. El aloe vera tiene propiedades cicatrizantes y calmantes, lo que puede aliviar el dolor y acelerar la curación de las aftas. Este enfoque natural te ayudará a tratar las molestias mientras exploras sus causas subyacentes con un profesional de la salud.

Si te realizan una extracción dental o una cirugía de implantes, no siempre es necesario recurrir al uso de antibióticos. Si la microbiota oral está en equilibrio y el sistema inmunitario funciona bien, ¿por qué el cuerpo no va a ser capaz de sanar una herida en la boca por sí mismo? Solo en algunos casos específicos es realmente imprescindible recurrir a los antibióticos. Lo ideal sería hacer un uso responsable de ellos y optar por terapias más naturales que respeten los procesos biológicos del cuerpo.

Terapias naturales para evitar el uso innecesario de antibióticos

El aceite esencial de orégano es un buen ejemplo de alternativa natural con propiedades antibacterianas y antimicóticas. En algunos casos, puede utilizarse después de intervenciones leves para reducir el uso innecesario de antibióticos o enjuagues comerciales, y así evitar ciertos efectos secundarios.

Ahora bien, en determinadas situaciones, los antibióticos son justo lo que se necesita. Y está bien que así sea. Lo importante es no recurrir a ellos como si fueran dulces, sino evaluar cada situación con criterio y acompañamiento profesional.

El aceite de orégano es muy potente, por lo que debe usarse con precaución. Suelo recomendar diluir dos gotas en una cucharada sopera de agua para enjuagar durante unos minutos, aunque la dosis y duración dependen siempre del contexto. En casos más complejos, se pueden valorar cápsulas bajo supervisión profesional, buscando un mayor efecto antimicrobiano.

¿Por qué a veces tu boca, que ha funcionado perfectamente durante años, empieza a tener problemas de repente? Tu cuerpo cambia constantemente y las experiencias de la vida influyen en su equilibrio y su salud. Se suele creer que si te cepillas bien los dientes y evitas el azúcar, tu salud bucal está garantizada, pero la realidad es más compleja.

La boca es un reflejo de lo que ocurre dentro de ti. Tu estado emocional es la base de tu salud general, incluida la bucal. Si de verdad quieres una boca sana, tienes que cuidar también tu salud emocional. La boca se sana desde dentro, no solo con tratamientos externos. Esto implica revisar tus hábitos de alimentación, mejorar tu respiración, incorporar el ayuno y el ejercicio a tu rutina, y eliminar los tóxicos de tu entorno. Si no creas un entorno antiinflamatorio y regenerativo, la curación será más lenta o incluso más difícil de lograr.

Come despacio, conecta con tu cuerpo y vive mejor a través de la alimentación

En un mundo donde vivir y comer rápido se han convertido en la norma, practicar el *mindful eating* puede transformar no solo la manera en que te alimentas, sino también cómo te sientes y experimentas la vida. Se trata de prestar atención plena a lo que comes: desde los sabores y texturas hasta las sensaciones físicas y emocionales que percibes. La alimentación consciente te invita a desacelerar, a saborear cada bocado y a conectar contigo desde un lugar más profundo. No se trata solo de qué comes, sino también de cómo, cuándo, por qué y con quién lo haces.

Mi recomendación es que no comas por inercia, hábito, ansiedad o aburrimiento, sino que lo hagas con intención, curiosidad y disfrute. Cuanto más te alejes de las distracciones y el estrés, y más lo hagas desde la calma y el placer, mejor te sentarán los alimentos.

El *mindful eating* empieza en el momento en que decides qué vas a comer. Es una práctica que se basa en escuchar a tu cuerpo y a sus necesidades reales, en lugar de ceder a los impulsos momentáneos o al hambre emocional. Este tipo de hambre, que a menudo confundimos con el hambre física, suele tener un trasfondo emocional. Todos tenemos «esas vocecitas» que nos hablan cuando pensamos en comida. Es importante observarlas sin juzgar, pero también sin ceder a cualquier capricho de tu mente.

Antes de rendirte a un antojo a la ligera, haz una pausa. Pregúntate si es hambre física o si estás tratando de llenar un vacío emocional: «¿Realmente tengo hambre? ¿Es mi cuerpo o mi mente quien tiene hambre? ¿Qué es lo que realmente necesito?». Aprender a diferenciar entre hambre física o emocional te llevará a tener una relación más sana con la comida. En lugar de buscar consuelo en los alimentos, afronta la situación que te genera malestar. Tómate un momento para reflexionar sobre lo que estás sintiendo y decide si puedes cambiar la situación o aceptarla tal como es. Al practicar *mindful eating*, serás capaz de distinguir más fácilmente entre el hambre física y emocional, lo que te permitirá tomar decisiones más conscientes sobre tu alimentación.

Estas son las señales de hambre emocional que suelo ver en consulta:

→ **Exceso de autocontrol.** Cuando hay áreas de tu vida, como las relaciones o el trabajo, que no están funcionando bien, es posible que sientas inseguridad. Para compensarlo, podrías volcarte en controlar demasiado lo que comes, como una forma de sentir que, al menos, algo está bajo tu control.

→ **Baja autoestima.** Cuando sientes una insatisfacción constante, es posible que busques llenar ese vacío con la comida. La baja autoestima afecta a cómo nos vemos a nosotros mismos y se refleja en una sensación interna de no ser suficientes, de no sentir que merecemos cosas buenas o de no encajar. En esos momentos, la comida parece una forma de aliviar el malestar emocional, pero comer desde este lugar puede ser un acto de autosabotaje, castigándonos o premiándonos según lo que comemos, en lugar de atender a nuestras verdaderas necesidades emocionales.

→ **Mala gestión emocional.** Reprimir emociones incómodas puede llevarte a recurrir a la comida como un escape. Al evitar enfrentar el malestar emocional, como la tristeza, la ira o el miedo, se busca la satisfacción rápida que ofrece la comida. Sin embargo, esto no resuelve el problema de fondo y, a largo plazo, puede generar un círculo vicioso en el que la comida se convierte en una vía habitual para evitar lidiar con las emociones.

→ **Comida como única fuente de placer.** Si no encuentras satisfacción en otras áreas de tu vida, puede que busques consuelo únicamente en la comida. El problema surge cuando la comida se convierte en la principal, o única, fuente de placer, desplazando otras formas de disfrutar la vida. Esto puede derivar en una relación adictiva con la comida, al utilizarla como una forma de escapar de los problemas y emociones desagradables, lo que a largo plazo no hace más que agravar el vacío emocional.

Comer con atención plena no solo mejora tu experiencia sensorial, sino que también ayuda a tu salud digestiva. Al comer despacio y con conciencia, ayudas a regular tu sistema nervioso y preparas a tu cuerpo para digerir mejor los alimentos. Además, al estar presente mientras comes, identificas y respondes más fácilmente a las señales de tu cuerpo, como la sensación de saciedad o posibles molestias en tu aparato digestivo.

Estrategias prácticas para incorporar el *mindful eating* en tu día a día

→ **Crea un entorno tranquilo para comer.** Procura tener un espacio destinado específicamente para comer, evitando distracciones como la televisión, el celular o el trabajo. Dedica este tiempo a estar realmente presente con tu comida. Esto no solo mejorará tu digestión, sino que también te permitirá desconectar de las tensiones diarias y reconectar contigo.

→ **En un mundo donde siempre estamos conectados, es común que la gente elija ver las noticias mientras come.** Sin embargo, este hábito aparentemente inofensivo puede tener un impacto negativo en cómo experimentas tu comida y tu estado emocional. Las noticias suelen estar cargadas de contenido negativo o estresante, lo que genera un ambiente de ansiedad y tensión que afecta a tu capacidad para disfrutar y digerir bien los alimentos. Cuando tu mente está enfocada en noticias negativas, se activa automáticamente una respuesta de estrés en tu cuerpo, lo que inhibe el proceso digestivo, pues el cuerpo prioriza la gestión del estrés sobre la digestión. Además, estar rodeado de estímulos negativos mientras comes puede desconectarte de tus señales de hambre y saciedad.

→ **Decora tu espacio con elementos naturales y relajantes.** Añade plantas, flores o incluso una pequeña fuente de agua; estos detalles te ayudarán a crear una atmósfera tranquila. En lugar de usar luces fuertes o fluorescentes por la noche, opta por una iluminación cálida y suave, que hará que tu espacio sea más acogedor y relajante, especialmente si eres sensible a las luces, como yo.

→ **Música suave de fondo.** Si te gusta la música, pon algo tranquilo de fondo.

→ **Mantén tu espacio ordenado y limpio.** Puede parecer obvio, pero un espacio desordenado puede generar estrés y distracción.

→ **Estimulación vagal como «meditación digestiva».** Antes de comer, realiza algunas respiraciones profundas que estimulen tu nervio vago y tus secreciones digestivas (ya lo vimos en el apartado «Remedios naturales»). Aprovecha ese momento para agradecer la comida que tienes delante y centrarte en el presente. Esto no solo calma tu mente, sino que también prepara tu cuerpo para digerir mejor los alimentos.

→ **Come despacio y con atención plena.** Comer debe ser un momento de paz y disfrute, como cuando te sumerges en un buen libro. Si comes despacio, descubrirás nuevos sabores y texturas, absorberás más nutrientes, te sentirás más saciado, mejorarás tu digestión y disfrutarás más de la comida. Masticar bien es esencial para aprovechar al máximo lo que comes. Cuanto más mastiques, más fácil le resultará a tu cuerpo absorber los nutrientes. Tomarte tu tiempo para masticar también le da tiempo a tu cerebro para registrar que estás comiendo, lo que favorece la sensación de saciedad.

→ **Explora con curiosidad.** Cada vez que comas, intenta redescubrir tus alimentos y experimentar nuevas sensaciones. Cada bocado debe ser una oportunidad para saborear plenamente, masticando bien y comiendo despacio. ¿Recuerdas que en tu infancia tenías curiosidad por todo lo que no conocías? Pues conviértete en un explorador con la comida, prestando atención a los más mínimos detalles: fíjate en el color, la textura, el aroma y el sabor de cada alimento, como si fuera la primera vez que lo pruebas. Tal vez descubras que algo no te gusta tanto como pensabas, o te sorprendas con un alimento que antes no te llamaba la atención.

→ **Escucha las señales de tu cuerpo.** Aprende a identificar cuándo tienes hambre y cuándo estás lleno. Come lo suficiente para sentirte bien y poder continuar con tus actividades. «Lo suficiente» no siempre será lo mismo: habrá días en los que necesites más comida y otros en los que con menos te sentirás satisfecho. Escuchar a tu cuerpo te ayudará a comer de forma más intuitiva. ¿Cómo sabes que ya comiste lo que necesitabas? Cuando te sientas lleno al 80%, o al menos a cuatro bocados de estar completamente lleno.

Reduce los tóxicos en tu día a día: efectos digestivos de los contaminantes y los disruptores endocrinos

Los contaminantes son sustancias tóxicas presentes en el ambiente como consecuencia de las actividades que llevamos a cabo los humanos. Nos referimos a sustancias como los pesticidas, los metales pesados o los residuos plásticos. Estos contaminantes pueden entrar en tu cuerpo a través de los alimentos, el agua, el aire o el contacto con la piel. Sin embargo, la mayor parte lo hace a través de la boca. Incluso lo que inhalamos al respirar acaba pasando por la boca de alguna forma. Por eso tiene todo el sentido hablar de este tema aquí, en la sección dedicada al sentido del gusto.

El cuerpo tiene mecanismos naturales para limpiar y eliminar tóxicos, como la detoxificación hepática. Sin embargo, hoy en día estamos expuestos a tantos contaminantes que el cuerpo necesita una respuesta más intensa, lo que activa el sistema inmunitario. Cuando el hígado se ve sobrecargado por una cantidad excesiva de tóxicos, sus células comienzan a sufrir y el sistema inmunitario entra en acción. Muchos estudios confirman el impacto negativo que tienen estos contaminantes ambientales en nuestra salud, lo que explica por qué hoy en día somos más vulnerables a ciertas enfermedades, incluso si mantuviéramos el mismo estilo de vida que generaciones anteriores.

Un aspecto clave que, lamentablemente, pasa desapercibido es el efecto coctel. Aunque los tóxicos, uno por uno, puedan estar dentro de los límites considerados «seguros», no se suele tener en cuenta lo que pasa cuando se combinan varias sustancias en el organismo. Y aquí es donde se complica todo, porque estos tóxicos interactúan entre sí, potenciando sus efectos negativos. El gran problema es que las leyes actuales no contemplan este efecto combinado, a pesar de que los científicos llevan tiempo advirtiéndolo. Al final, lo que ocurre es que el daño que estos tóxicos pueden provocar en sistemas tan delicados como el digestivo se vuelve aún más grave.

El aparato digestivo, donde se produce la mayor parte de la respuesta inmunitaria del organismo, es uno de los más afectados por los tóxicos. Cuando está en alerta constante debido a esta exposición, no puede funcionar bien, lo que puede dar lugar a inflamación, desequilibrio en la microbiota intestinal y daños en el revestimiento intestinal. Esto crea un círculo vicioso: el sistema inmunitario, activado por la presencia de estos tóxicos, interfiere en la capacidad de tu cuerpo para desintoxicarse adecuadamente, lo que provoca una mayor acumulación de tóxicos.

Además, muchos de estos contaminantes actúan como disruptores endocrinos, es decir, imitan o bloquean hormonas, de manera que alteran su equilibrio natural. Estos disruptores están presentes en productos de uso cotidiano, como plásticos, cosméticos y productos de limpieza, y producen efectos como estos en el aparato digestivo:

→ **Alteración hormonal.** Los disruptores endocrinos pueden interferir en hormonas que regulan la digestión, como la insulina y el cortisol, lo cual afecta al metabolismo y a la respuesta al estrés.

→ **Alteración de la microbiota intestinal.** Estas sustancias alteran el equilibrio de la microbiota intestinal, esencial para una buena digestión, absorción de nutrientes y protección contra patógenos. Esto puede generar problemas como la disbiosis o la inflamación intestinal.

→ **Inflamación y permeabilidad intestinal.** Algunos disruptores aumentan la inflamación y la permeabilidad intestinal, permitiendo que entren en el torrente sanguíneo sustancias que son dañinas.

→ **Alteración de la regulación del apetito y peso.** Estos tóxicos afectan a las señales hormonales relacionadas con el hambre y la saciedad, lo cual favorece la alimentación desordenada y los trastornos metabólicos.

La exposición continua a los disruptores endocrinos también puede generar problemas digestivos y contribuir al desarrollo de enfermedades crónicas.

Tóxicos comunes que afectan al aparato digestivo

→ **Bisfenol A (BPA).** Presente en los plásticos, especialmente cuando se calientan, así como en las latas y los tickets de compra.

→ **Dioxinas.** Derivadas de los pesticidas y los productos blanqueadores.

→ **Metales pesados (mercurio, aluminio).** Presentes en las amalgamas dentales, los pescados grandes y ciertos cosméticos.

→ **Biotoxinas.** Producidas por los microorganismos en casos de sobrecrecimiento de hongos (cándida), infecciones bacterianas (*Staphylococcus aureus*), contaminación de alimentos, uso de antibióticos (penicilinas) y presencia de humedad en casa o en el trabajo.

→ **Ácido perfluorooctanoico (PFOA).** Usado en las sartenes antiadherentes.

→ **Xileno.** Emitido por los tubos de escape, los pegamentos y las pinturas.

→ **Diclorobenceno.** Componente de algunos desinfectantes.

→ **Estireno.** Encontrado en plásticos y electrodomésticos.

→ **Atrazina.** Un pesticida comúnmente usado como insecticida.

¿Qué situaciones pueden aumentar estas toxinas y tóxicos en tu cuerpo?

Existen diversas situaciones que pueden aumentar tu exposición a tóxicos en el día a día. Por ejemplo, el uso habitual de productos químicos o de limpieza es una fuente constante de exposición a sustancias que pueden acumularse en el cuerpo. Además, tomar medicamentos de forma frecuente, consumir alcohol con regularidad o estar en contacto con el cloro de las piscinas también puede elevar los niveles de tóxicos en tu organismo. El consumo frecuente de pescados de gran tamaño, que tienden a acumular metales pesados como el mercurio, incrementa también la exposición a estas sustancias.

La presencia de humedad en casa o en el trabajo es otro factor que hay que tener en cuenta. Los mohos que se generan en sitios oscuros y húmedos, como sótanos, baños o cocinas, producen esporas que flotan en el aire, y al inhalarlas, aumentan la carga tóxica en tu cuerpo. Esto puede afectar tanto al sistema respiratorio como al digestivo. Por eso, si tienes humedad en casa, es fundamental que las elimines cuanto antes.

Asimismo, es importante considerar factores como la cercanía a centrales nucleares o zonas de fumigación, ya que pueden exponer tu cuerpo a altos niveles de contaminantes.

El uso diario de cosméticos y productos de higiene personal convencionales, así como de sartenes antiadherentes, junto con el consumo de alimentos no orgánicos y de agua de la llave, son otras formas comunes de exposición a tóxicos que pueden afectar a nuestro aparato digestivo. Además, si tu microbiota intestinal está desequilibrada o tu intestino es demasiado permeable, aumenta la absorción de toxinas y tóxicos en tu cuerpo, lo cual agrava sus efectos en tu salud.

¿Cómo reducir o eliminar
los tóxicos en tu día a día?

A continuación te ofrezco una serie de recomendaciones para que, de forma progresiva, puedas ir haciendo cambios que minimicen los tóxicos a tu alrededor, pero sin obsesionarte.

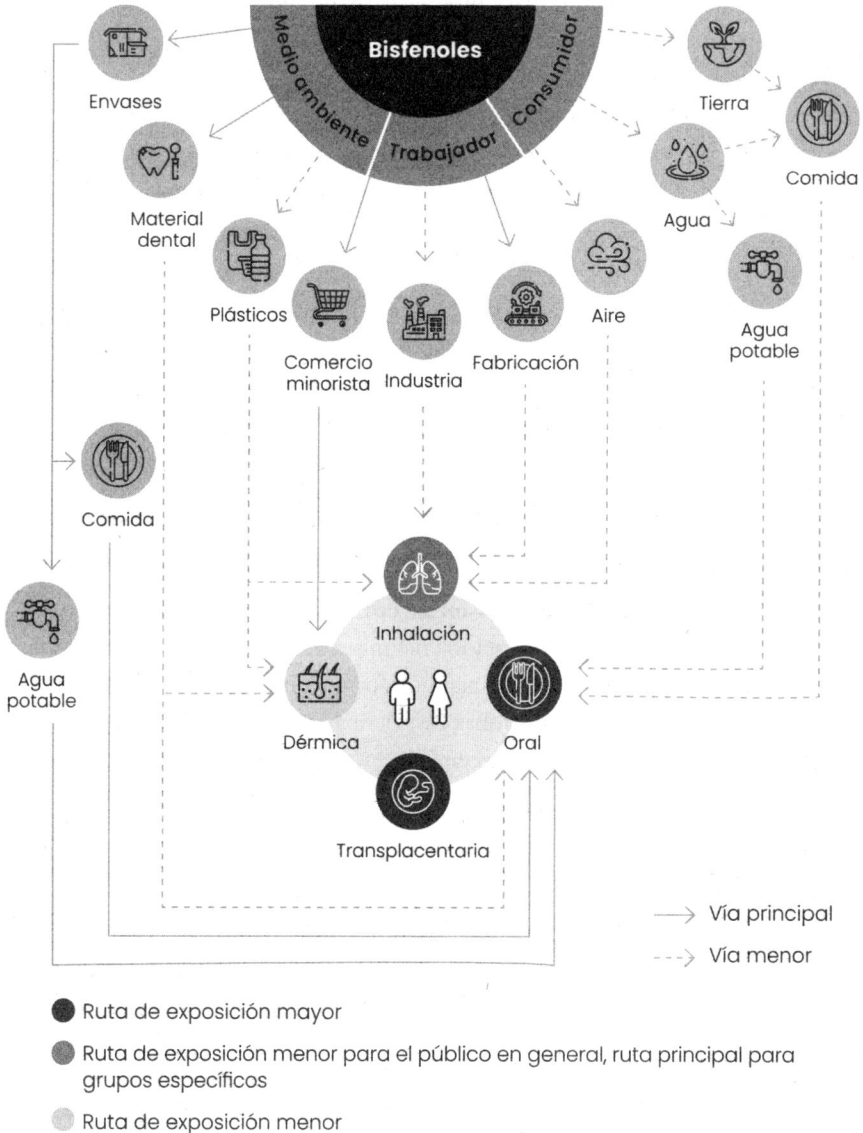

Resumen de las fuentes y vías de exposición a bisfenoles (**fuente:** Agencia Europea de Medio Ambiente).

Empieza por evitar el plástico siempre que puedas. La exposición a microplásticos se ha relacionado con problemas como la inflamación intestinal y los trastornos metabólicos hepáticos. Muchos de nuestros órganos digestivos tienen funciones endocrinas, es decir, producen hormonas que regulan diferentes procesos. El problema de los plásticos es que contienen sustancias químicas, como el bisfenol A (BPA), que interfieren en esas hormonas y alteran su funcionamiento. Para que te hagas una idea de la magnitud del problema, un estudio reciente de la Agencia Europea de Medio Ambiente (AEMA) encontró una presencia significativa de BPA en el organismo de los adultos estudiados. La AEMA analizó muestras de orina de más de 2 700 adultos de 11 países europeos y encontró que la gran mayoría superaba los niveles seguros de BPA establecidos por la Autoridad Europea de Seguridad Alimentaria (EFSA).

Estas son algunas alternativas para evitar el uso de plásticos:

→ **Evita los sustitutos del BPA.** Aunque algunos productos se venden como libres de BPA, ciertos sustitutos, como el bisfenol S (BPS) o el bisfenol F (BPF), pueden tener efectos similares y, como hemos comentado antes, pueden incluso sumarse a los del bisfenol A, lo que genera el denominado «efecto coctel».

→ **Usa recipientes sin disruptores endocrinos.** Opta por envases que sean seguros y certificados.

→ **Elige materiales naturales en la cocina.** Evita el uso de plástico en la cocina, sobre todo si ha estado en contacto con alimentos calientes. En su lugar, cambia el film transparente por envoltorios de cera de abeja y las bolsas de plástico, por bolsas de silicona o de tela reutilizables. Siempre es mejor usar botellas y recipientes de vidrio en lugar de plástico.

→ **Evita el teflón y el PFOA en los utensilios de cocina.** Los materiales más seguros son vidrio, acero inoxidable, titanio, cerámica, hierro fundido o piedra.

→ **Consume alimentos frescos en lugar de enlatados.** Los alimentos enlatados suelen contener tóxicos como el BPA en el revestimiento de las latas.

→ **Ten cuidado con los tickets de compra.** A menudo contienen BPA, así que es mejor no manosearlos demasiado y lavarse bien las manos después de tocarlos.

→ **Apuesta por textiles sostenibles.** Usa ropa y textiles libres de plásticos y sintéticos. Prioriza fibras naturales como el algodón o el lino, sobre todo en prendas como ropa interior, piyamas y ropa de cama.

→ **Si tienes niños, evita los juguetes de plástico.** También presta atención a biberones y chupetes, eligiendo alternativas más seguras.

→ **Evita los plásticos marcados con «PC» o con el número 7.** Suelen contener policarbonato, que libera BPA.

→ **Usa productos de higiene personal y cosmética naturales.** Opta por productos hechos con ingredientes naturales y evita los que contienen químicos que podrían actuar como disruptores endocrinos.

→ **Utiliza productos de limpieza caseros o a granel.** Evita los productos de limpieza convencionales que contienen sustancias como el amoniaco, el alcohol o el cloro. Muchas de estas sustancias son disruptores endocrinos, y aunque parezcan inofensivas, pueden alterar funciones importantes en el aparato digestivo.

Es fácil pensar que cuando algo «huele a limpio», está realmente limpio. Nos han hecho creer que ese olor intenso a productos químicos es sinónimo de una buena higiene. Aunque puede parecer que ese aroma garantiza que estamos haciendo bien las cosas, no es necesario que todo tenga ese olor fuerte para estar realmente limpio. De hecho, ese aroma tan característico no es más que el resultado de los químicos que contienen estos productos. Lo importante es la limpieza, no el aroma a químicos.

Cuando limpies, elige alternativas más suaves y naturales. No necesitas recurrir a productos cargados de sustancias químicas para que tu casa esté impecable. Existen alternativas naturales muy efectivas que te permiten limpiar sin añadir tóxicos a tu entorno:

→ Sustituye los productos químicos por su versión natural u orgánica. Puedes encontrarlos en tiendas orgánicas y naturistas.

→ Utiliza productos naturales como bicarbonato, vinagre, limón, jabón natural y aceites esenciales para hacer tus propias mezclas sin tóxicos.

• El bicarbonato es desinfectante, desodorante y quitamanchas.

• El vinagre blanco es antimicrobiano, desengrasa y elimina la cal.

• El limón quita las manchas y deja un olor refrescante.

- Los aceites esenciales son muy efectivos para limpiar. Mis favoritos son el de naranja dulce, árbol de té, tomillo, romero y canela. Para la ropa, el de lavanda es ideal.

¿Eliminar los tóxicos de tu vida te está generando estrés?

Puede que, al ver todas estas recomendaciones, sientas que es demasiado o te preocupe cómo llevarlas a cabo. Como siempre digo, los cambios no deben hacerse de golpe. Lo importante es que sean progresivos y desde la tranquilidad, adaptándolos a tu propio ritmo. Vivimos en un mundo contaminado, y aunque no podemos aislarnos por completo, sí podemos ayudar a nuestro cuerpo a detoxificarse y a minimizar los tóxicos a nuestro alrededor en la medida en que podamos.

Lo más importante es que vivas en paz contigo y con tu entorno. La culpa, la ira y la frustración son los peores tóxicos a los que puedes exponerte. Comer orgánico con ansiedad tampoco es saludable. De hecho, lo veo muy a menudo en mi consultorio: acuden personas con hábitos muy sanos, pero con serios problemas digestivos derivados del estrés y la tensión constantes que sienten en sus vidas. La salud se basa en el equilibrio, en llevar un buen estilo de vida que sea sostenible para ti, pero también en disfrutar de lo que te rodea.

Mira

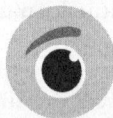

El sentido de la vista no solo nos permite observar lo que nos rodea, sino que también influye en nuestros ritmos circadianos, ya que percibe los cambios de luz y oscuridad a lo largo del día. Vamos a ver cómo la luz del día y la oscuridad de la noche pueden guiar nuestros horarios de comida y ayudarnos a regular la digestión. También veremos la importancia de comer alineados con nuestro reloj biológico y de cómo adaptar nuestros hábitos a estos ritmos naturales puede mejorar la función digestiva y prevenir problemas metabólicos.

Cuando pensamos en la salud digestiva, solemos centrarnos en qué y cómo comemos, pero un aspecto clave que a menudo se pasa por alto es cuándo comemos. La crononutrición nos muestra cómo el momento en que ingerimos los alimentos impacta directamente en nuestra digestión.

¿Sabías que la microbiota intestinal también sigue su propio ritmo circadiano? Las bacterias intestinales cambian su composición, su ubicación y sus funciones a lo largo del día, influenciadas por factores como los ciclos de luz y oscuridad, los horarios de comida y el sueño. Este ritmo diario impacta no solo en la digestión, sino en todo el cuerpo.

Los metabolitos producidos por la microbiota, como el butirato y las vitaminas, modulan los ritmos del cuerpo. Sin embargo, este equilibrio se rompe cuando el estrés se apodera de nuestra vida, cuando alteramos nuestros patrones de sueño o cuando comemos fuera de los horarios naturales. El resultado es una reducción de compuestos beneficiosos, como el butirato, y un aumento de la producción de compuestos menos deseables, como el sulfuro de hidrógeno, lo que puede afectar a la digestión y aumentar el riesgo de problemas metabólicos como la obesidad o el síndrome metabólico.

El hígado, por su parte, sigue este mismo ritmo. Durante el día produce más enzimas para procesar los alimentos y desintoxicar el cuerpo. La exposición a la luz natural, especialmente en las primeras horas del día, ayuda a mantener este equilibrio, optimizando las funciones hepáticas. Por la noche, con la disminución de la luz, el cuerpo reduce las actividades digestivas y se prepara para el descanso, permitiendo la regeneración celular.

Cómo nos influye la luz

Tu intestino, al igual que tu cerebro, tiene su propio reloj biológico, y ambos están sincronizados a través de los ritmos circadianos. Este reloj interno regula la expresión de muchos genes y procesos en el cuerpo, así ajusta las actividades celulares a los ciclos diarios de luz y oscuridad. Además, este reloj coordina la actividad de la microbiota, la secreción de hormonas digestivas y los movimientos peristálticos, ajustándose tanto a la hora del día como a la ingesta de alimentos.

La luz natural, especialmente por la mañana, es un potente sincronizador de tu reloj digestivo, ya que ayuda a regular los ciclos de sueño y vigilia, que a su vez controlan los procesos digestivos. Durante el día, con la exposición a la luz, tu cuerpo está más preparado para la digestión y el metabolismo activo. Por la noche, en la oscuridad, el cuerpo se prepara para el descanso, reduciendo la actividad digestiva.

La luz artificial, especialmente por la noche, puede desajustar tu reloj biológico y provocar problemas digestivos, como indigestiones y desequilibrios en la microbiota intestinal, al alterar los ritmos naturales del cuerpo.

Cuando nuestro organismo está alineado con sus ritmos naturales y comemos cuando el cuerpo lo espera a nivel biológico, se notan rápidamente beneficios como estos:

→ **Mejor digestión.** Comer según el reloj circadiano ayuda a sincronizar los procesos digestivos con las fases naturales del metabolismo, lo que mejora los problemas digestivos.

→ **Mejor absorción de nutrientes.** Al consumir alimentos en los momentos óptimos del día, el cuerpo puede absorber y utilizar mejor los nutrientes, lo cual contribuye a una mejor nutrición general.

→ **Regulación de la microbiota intestinal.** La crononutrición influye positivamente en la composición y función de la microbiota intestinal. Comer en un horario circadiano favorece el equilibrio de la microbiota, esencial para digerir bien y prevenir trastornos intestinales.

→ **Mejora de trastornos digestivos.** Comer a las horas adecuadas puede prevenir y mejorar trastornos digestivos como el síndrome del intestino irritable y la dispepsia funcional.

→ **Regulación del ritmo intestinal.** Hacer las comidas durante el día contribuye a una regularidad intestinal, lo que es positivo para el estreñimiento.

→ **Reducción de la inflamación intestinal.** Seguir el ritmo circadiano ayuda a disminuir la inflamación en el tubo digestivo, lo cual es importantísimo no solo para quienes tienen una enfermedad inflamatoria intestinal, sino también para cualquier desequilibrio digestivo. En el fondo, la mayoría de alteraciones digestivas tienen un componente inflamatorio que puede mejorar al mantener un ritmo biológico alineado con el ciclo natural del cuerpo.

→ **Fortalecimiento del sistema inmunológico.** Una microbiota intestinal saludable apoya las defensas del cuerpo, de modo que se reducen infecciones e inflamaciones intestinales.

En cambio, cenar tarde o usar dispositivos electrónicos en la cama puede tener estos efectos negativos:

→ Altera la absorción y el metabolismo de los nutrientes.

→ Empeora tanto la estructura de la microbiota como su actividad metabólica.

→ Reduce la producción de metabolitos beneficiosos para el intestino (como los ácidos grasos de cadena corta).

→ Disminuye la motilidad intestinal.

→ Activa respuestas inflamatorias en el intestino.

Por otra parte, la cronodisrupción, es decir, el desajuste entre nuestros relojes internos y el entorno, no solo afecta a la digestión, sino que también influye en la calidad del sueño, las hormonas y el metabolismo celular. Esto puede aumentar el riesgo de desarrollar enfermedades crónicas, incluido el cáncer.

Cómo alinear los ritmos circadianos con tu alimentación

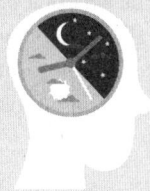

→ **Escucha a tu cuerpo.** Presta atención a las señales de hambre y saciedad y trata de ajustar tus horarios de comida según estas señales. En general, tu cuerpo tiende a «pedirte» comida durante las horas de luz, ya que está biológicamente diseñado para alimentarse durante el día. Sin embargo, si llevas mucho tiempo comiendo tarde, puede que te cueste un poco reajustar esos hábitos. Al principio, es posible que sigas sintiendo hambre a las once de la noche, pero eso será más por costumbre que por verdadera necesidad. Dale tiempo a tu cuerpo para que se regule.

→ **Haz las comidas más sustanciosas en la primera parte del día.** Las comidas más importantes deberías hacerlas cuando tu metabolismo está más activo, es decir, durante las primeras horas del día. Si es posible, haz tu primera comida en un lugar donde puedas exponerte a la luz solar directa, ya que la luz del sol no solo te ayuda a despertarte, sino también a sincronizar tu reloj digestivo. Comer al aire libre o cerca de una ventana con luz natural es una maravillosa manera de apoyar estos ritmos.

→ **Intenta comer dentro de una ventana de alimentación de máximo doce horas.** Por ejemplo, de 8 a 20 horas, para que tus comidas coincidan con la luz natural del día. El ayuno nocturno debe durar al menos doce horas, y con el tiempo puedes ir ampliándolo gradualmente para espaciar las ingestas de manera saludable.

→ **Cena temprano.** Cena temprano para sincronizar tu última comida con la disminución natural de la luz, preferiblemente antes de las 20:30 horas, y asegúrate de hacerlo al menos dos o tres horas antes de acostarte. Haz cenas ligeras para facilitar la digestión y mejorar la calidad del sueño. Esto es especialmente importante porque cenar cerca de la hora de dormir puede interferir en tu descanso.

→ **Ayuno intermitente.** De vez en cuando, intenta dar un descanso más largo a tu aparato digestivo. Puedes hacerlo cenando temprano y dejando pasar más tiempo hasta el desayuno del día siguiente, algo que naturalmente se traduce en un ayuno de unas dieciséis horas. Por ejemplo, si terminas de cenar sobre las 19 horas, podrías esperar hasta las 11 horas del día siguiente para desayunar. Recuerda que, durante el ayuno, todo lo que no sea agua o infusiones sin edulcorar activa el metabolismo de manera similar a la comida. El ayuno no solo ayuda a regular los procesos internos de tu cuerpo, sino que también le permite centrarse en funciones importantes, como la regeneración celular.

El vínculo entre la desregulación circadiana y ciertos tipos de cáncer, especialmente en personas que trabajan en turnos nocturnos, se ha estudiado ampliamente. Un buen ejemplo es el Nurses' Health Study, que mostró que las mujeres que trabajan de noche tienen un mayor riesgo de padecer cáncer de mama. Esto se debe a la alteración del ciclo natural de luz y oscuridad, que afecta la producción de melatonina, una hormona que regula los ritmos circadianos y que, además, tiene propiedades anticancerígenas. La exposición continua a luz artificial por la noche reduce los niveles de melatonina, lo que podría favorecer la aparición de tumores. Por eso, mantener un ciclo regular de sueño y vigilia, en sintonía con los ritmos naturales de luz y oscuridad, no solo es esencial para una buena salud digestiva, sino también para prevenir enfermedades más graves.

Los ritmos circadianos más allá de la crononutrición

Los ritmos circadianos no solo afectan directamente a tu digestión, sino que también tienen un gran impacto en otros aspectos esenciales de tu salud, como el sueño, el estado de ánimo y los niveles de energía a lo largo del día.

Como hemos visto, seguir los ritmos naturales de luz y oscuridad es fundamental para una buena digestión, pero su influencia no se queda ahí. La luz natural no solo regula tu ciclo de sueño-vigilia, sino que también desempeña un papel importante en el funcionamiento de órganos esenciales como el hígado, que adapta su actividad a estos ciclos diarios.

Conocer tu cronotipo (si eres más «búho» o «alondra») te puede ayudar a ajustar mejor tus hábitos de alimentación, descanso y exposición a la luz para sentirte en equilibrio. Mantener ese equilibrio entre la luz natural durante el día y la reducción de luz artificial por la noche no solo optimiza tu digestión, sino que también te hace sentir mucho mejor en general.

Algunas personas se identifican más con el cronotipo «búho»: les cuesta madrugar y tienen más energía por la tarde y hasta bien entrada la noche. Otras, por el contrario, se sienten más como «alondras», con un pico de energía temprano por la mañana. Estos cronotipos pueden cambiar con el tiempo. Por ejemplo, durante la adolescencia solemos ser más «búhos», mientras que con los años es común que nos volvamos más «alondras».

Lo más importante es acompañar de forma saludable tu cronotipo en cada etapa de la vida. Para ello, guíate por los ritmos naturales del día y minimiza el impacto de la tecnología, especialmente de la luz artificial, que puede desajustar por completo tus ciclos naturales.

Cómo aprovechar la luz natural durante el día

→ **Despierta a tu cuerpo de manera gradual.** Evita las luces intensas y los dispositivos electrónicos que emiten luz azul nada más levantarte. Activa tu reloj biológico abriendo la ventana y dejando que entre la luz natural poco a poco. Si no tienes acceso a luz natural, usa luces cálidas que ayuden a que tu cuerpo se despierte gradualmente, evitando picos bruscos de cortisol. También te recomiendo esperar un poco antes de tomar café, sobre todo entre las 8 y 9 de la mañana, cuando tu cuerpo ya está elevando naturalmente los niveles de cortisol. Así evitarás aumentarlo innecesariamente y mantendrás un mejor equilibrio energético durante el día.

→ **Intenta pasear por la mañana antes de empezar tu jornada o, si es posible, de camino al trabajo.** Si puedes, aprovecha para ir caminando o en bicicleta; si no, busca un momento durante la mañana para salir a tomar el aire y exponerte al sol, aunque sea en un descanso corto. No se trata solo de ajustar tu reloj interno, sino también de conectar con el día y adaptarte a su ritmo de forma natural. Procura no usar lentes de sol durante estos paseos para que tu cerebro reciba bien la señal de que es de día y te sientas con más energía.

→ **Ubícate cerca de ventanas.** Si no puedes salir, sentarte cerca de una ventana puede ser una buena forma de aprovechar la luz natural. Ya sea para trabajar, relajarte o simplemente disfrutar del momento, estar cerca de la luz natural siempre es positivo.

→ **Planea descansos al aire libre.** Tomar pequeños descansos al aire libre a lo largo del día te ayudará a sincronizarte con la luz solar.

→ **Adapta tu rutina según las estaciones.** A medida que cambie la duración del día, intenta ajustar tu rutina para coincidir con las horas de luz disponibles.

→ **Usa cortinas translúcidas.** Estas permiten que entre la luz natural sin perder privacidad.

→ **Coloca espejos para reflejar y dispersar la luz solar en espacios interiores.** Esto es muy útil si no tienes suficiente luz natural en algunas zonas de tu casa.

→ **Pon la tecnología a tu favor.** Si vives en una zona con poca luz solar, una buena opción es utilizar lámparas que imiten luz natural.

→ **Pasea al atardecer.** Estos paseos te ayudarán a que tu cuerpo reconozca que se acerca la hora de descansar. Además, te ayudarán a ajustar tu reloj interno y mejorar tu ciclo de sueño.

Cómo gestionar la luz artificial por la noche

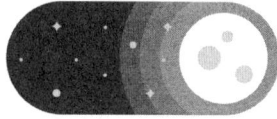

→ **Minimiza la luz artificial.** Usa una iluminación suave por la noche para indicar a tu cuerpo que es hora de relajarse, preparando así tanto la mente como el aparato digestivo para el descanso. La contaminación lumínica disminuye la secreción de melatonina, altera los ritmos circadianos y desajusta la microbiota intestinal.

→ **Usa filtros para pantallas.** Aplica filtros físicos o configura el modo nocturno en tus dispositivos electrónicos para reducir la emisión de luz azul.

→ **Limita el tiempo frente a pantallas y haz pausas.** Sigue la regla 20-6-20: cada 20 minutos, mira algo a 6 metros de distancia durante 20 segundos para relajar los ojos.

→ **Evita las pantallas al menos una hora antes de acostarte.** Esto ayudará al cuerpo a relajarse y prepararse para dormir.

→ **Elige actividades tranquilas antes de dormir.** Si, como a mí, te gusta leer, aprovecha este momento para relajarte leyendo con una luz suave (por ejemplo, usando velas naturales de cera de abeja o luces rojas).

→ **Opta por lentes bloqueadores de luz azul por la noche.** Estos lentes con micas naranjas son una opción muy práctica para proteger tu ritmo circadiano y favorecer la producción de melatonina si necesitas usar pantallas por la noche. Es una solución barata y efectiva que, aunque no mejorará tu imagen, sin duda beneficiará tu salud.

→ **Usa luces adecuadas en casa.** Coloca focos de baja emisión de luz azul, especialmente en las recámaras, y utiliza iluminación cálida (como velas o luces rojas) por la noche para relajarte. La luz roja, por ejemplo, estimula la producción de serotonina y melatonina, lo cual mejora la calidad del sueño.

Escucha

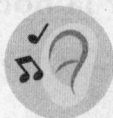

El oído nos abre a un mundo de sonidos que pueden tener efectos profundos en nuestro estado físico y mental, especialmente cuando provienen de la naturaleza. Escuchar el murmullo de un río, el canto de los pájaros, el susurro del viento entre los árboles o el romper de las olas en la orilla relaja nuestro sistema nervioso y, en consecuencia, nuestro intestino.

Vamos a explorar cómo integrar estos sonidos en tu vida diaria, incluso si no tienes acceso directo a espacios naturales. Compartiré ideas prácticas para que puedas relajarte y, al mismo tiempo, mejorar tu digestión. También hablaremos de la importancia del silencio y de un buen descanso nocturno, y te daré algunos consejos para mejorar la calidad del sueño. Por la noche, tu cuerpo debería entrar en su fase más profunda de descanso y recuperación, momento en el que se activan procesos tan importantes como la regeneración celular y la optimización de la digestión.

Vivimos en un mundo ajetreado, donde el ruido constante, el tráfico y el bullicio de las ciudades son el telón de fondo de nuestra vida diaria. Este «ruido ambiental» afecta a nuestro sistema nervioso autónomo y activa, día sí, día también, el sistema simpático, lo que puede inhibir la digestión y causar problemas relacionados con el estrés. Sin embargo, el oído puede convertirse en una poderosa herramienta para contrarrestar estos efectos. Escuchar sonidos que promuevan la calma (como sonidos de la naturaleza o música relajante) ayuda a reducir los niveles de cortisol y a activar el sistema parasimpático, responsable del descanso y la digestión.

Aunque la relación entre el oído y la digestión no es tan evidente como la que existe entre la alimentación, el ejercicio y la salud digestiva, este vínculo demuestra cómo todo en nuestro cuerpo está interconectado con el entorno que nos rodea. El ruido ambiental no solo nos sobreestimula mentalmente, sino que también puede alterar funciones corporales importantes. Incorporar estrategias para reducir la exposición al ruido o introducir sonidos relajantes en tu entorno puede ser un gran aliado para mejorar tu digestión.

Conéctate con la naturaleza y el entorno

El simple hecho de pasear tan solo diez minutos por una zona verde, conectando con la naturaleza, los árboles, la tierra y el entorno, pueden ser un auténtico regalo para tu cuerpo. El contacto con la naturaleza puede ayudarte a restaurar el equilibrio en tu microbiota intestinal y mejorar el funcionamiento de tu tubo digestivo, a menudo alterado por el estrés y el ajetreo caótico de la vida moderna.

Como ya hemos mencionado, el estrés activa la respuesta de lucha o huida del cuerpo, desviando la energía y el flujo sanguíneo de los procesos digestivos hacia los músculos y el cerebro. El exceso de hormonas del estrés, como el cortisol y la adrenalina, altera el equilibrio del sistema gastrointestinal, afectando a la motilidad intestinal y la secreción de ácidos gástricos. Los sonidos de la naturaleza pueden ayudar a reducir el estrés, ya que se asocian a estos beneficios:

→ Estimulan el sistema nervioso parasimpático, el encargado de activar las respuestas de descanso y digestión. Esto lleva a una reducción del estrés y a una mayor sensación de calma y relajación, lo que permite que los procesos digestivos funcionen con más eficiencia.

→ Disminuyen las hormonas del estrés, lo que reduce las interrupciones en el aparato digestivo.

→ Aumentan la concentración y la conciencia (funcionan de manera similar a la meditación).

→ Mejoran la calidad del sueño, ya que ayudan a dormir más rápido y a tener un sueño profundo y reparador.

→ Favorecen el equilibrio de la microbiota intestinal, ya que un ambiente menos estresante facilita la salud del intestino.

→ Regulan la respuesta inmunitaria, evitando reacciones excesivas que pueden dañar la pared intestinal y desequilibrar la microbiota.

→ Fortalecen la función de barrera intestinal, al prevenir el paso de sustancias nocivas y mejorar el flujo sanguíneo al aparato digestivo.

→ Reducen la inflamación en el tracto gastrointestinal. Menos inflamación equivale a una mejor función intestinal y a un entorno más saludable para la microbiota.

→ Regulan la producción de hormonas digestivas, como la gastrina y la secretina. Imagina que tu estómago y tu intestino son como una cocina con un equipo de chefs especializados. La gastrina y la secretina son como dos chefs clave, cada uno con tareas específicas para asegurar que los alimentos se preparen y se digieran correctamente. La gastrina es el chef que «enciende la estufa»: estimula la producción de ácido gástrico en el estómago para descomponer los alimentos. Cuando comes, se activa para que haya suficiente ácido y las proteínas se puedan digerir bien. Pero su trabajo no se queda ahí, sino que también se asegura de que los alimentos avancen adecuadamente a lo largo del tracto digestivo, ya que estimula la motilidad gástrica y ayuda a que todo siga su curso. Por otro lado, la secretina es como el chef que asegura que la comida no se queme: regula los ácidos cuando el alimento pasa al intestino delgado. Su función principal es decirle al páncreas que libere bicarbonato para neutralizar el ácido gástrico, así protege el intestino delgado de posibles daños y manteniendo el equilibrio en todo el proceso digestivo.

Numerosos estudios indican que los sonidos de la naturaleza no solo reducen el estrés, sino que también mejoran el estado mental. Esto impacta directamente en la salud digestiva, al promover un estado mental más equilibrado.

En un mundo ideal, todos tendríamos acceso fácil y frecuente a la naturaleza. Sin embargo, la realidad de la vida actual nos presenta un escenario muy diferente. Entre las exigencias del trabajo, las responsabilidades familiares y el ritmo acelerado de cada día, encontrar tiempo para conectar con la naturaleza puede convertirse en todo un reto. Además, para muchos de nosotros, la naturaleza no está justo a la vuelta de la esquina; no todos vivimos cerca de parques, de espacios naturales o de la playa.

Pero esto no tiene por qué ser algo negativo; al contrario, puede ser una oportunidad para ver las cosas desde otra perspectiva. Tómatelo como una invitación a buscar formas creativas de integrar la naturaleza en tu día a día. Algo tan sencillo como escuchar grabaciones de sonidos naturales mientras trabajas o descansas, cultivar plantas en casa o tomarte unos minutos para observar el cielo desde una ventana, puede acercarte a la naturaleza de una manera que se ajuste perfectamente a tu estilo de vida actual. Al hacer estos pequeños ajustes, te adaptas de manera práctica y realista a las limitaciones de la vida moderna, sin perder la conexión con el mundo natural que nutre profundamente tanto tu cuerpo como tu mente.

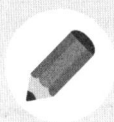

Ejercicios para relajar el sistema nervioso y mejorar la digestión

Ejercicios de relajación en espacios naturales

- **Caminata consciente de sonidos.** Elige un entorno natural como un parque, un bosque o una playa. Empieza a caminar despacio, prestando atención a cada sonido que te rodea: el crujir de las hojas, el canto de un pájaro, el romper de las olas o el susurro del viento en los árboles. Cada vez que identifiques un sonido, detente, cierra los ojos y concéntrate en él durante unos momentos antes de seguir caminando.

- **Meditación auditiva sentada.** Siéntate en un lugar tranquilo en medio de la naturaleza. Cierra los ojos y escucha los sonidos que te rodean uno por uno. Presta atención a los matices de cada sonido, cómo evolucionan y cambian con el tiempo, y deja que esa experiencia te conecte profundamente con el entorno natural.

- **Diario sonoro.** Lleva un diario o una grabadora contigo, y anota o graba los sonidos que escuchas durante el rato que pases en la naturaleza. Más tarde puedes revisar tus notas o grabaciones y reflexionar sobre cómo te hicieron sentir esos sonidos.

- ***Earthing* o *grounding*.** Encuentra un lugar con hierba, tierra o arena, y quítate los zapatos para sentir contacto directo con la tierra. También puedes sentarte o acostarte. Cierra los ojos y respira hondo, imaginando cómo absorbes energía calmante de la tierra mientras liberas estrés y tensión. Este ejercicio te conecta directamente con la naturaleza y fomenta una sensación de arraigo y calma.

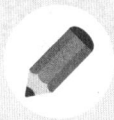

Ejercicios de relajación en casa

- **Pausas visuales.** Tómate un momento a lo largo del día para observar algo que te relaje, como una imagen o un video de la naturaleza (un bosque, un río, un paisaje tranquilo o una lluvia suave). Incluso un cuadro o una planta.

Cualquier cosa que tengas a mano puede funcionar si te conecta con esa sensación de calma que buscas.

- **Baño de pies con sales de Epsom y aceites esenciales.** Llena una palangana con agua tibia y añade entre 150 y 300 gramos de sales de Epsom o sal gruesa, según el tamaño del recipiente. Agrega unas gotas de aceites esenciales como lavanda, eucalipto o pino para recrear la sensación de estar en la naturaleza. Remueve bien el agua para que las sales y los aceites se mezclen. Sumerge tus pies en el agua durante 15-20 minutos mientras cierras los ojos y visualizas un entorno natural. Concéntrate en el aroma de los aceites y la sensación del agua en tus pies. Si algún pensamiento te distrae, déjalo ir y vuelve a enfocarte en las sensaciones que estás sintiendo en los pies.

- **Música relajante durante las comidas.** Crea una lista de reproducción con música suave o sonidos de la naturaleza, como el murmullo de un arroyo, las olas del mar, el canto de los pájaros o el susurro del viento en los árboles. Estos sonidos pueden calmar tu sistema nervioso, lo cual mejorará tu experiencia al comer y favorecerá una buena digestión. También puedes utilizar estos sonidos mientras trabajas, meditas o haces yoga, para crear un ambiente relajante en cualquier momento del día.

- **Meditación guiada de la naturaleza.** Dedica diez minutos al día a una meditación guiada que te transporte mentalmente a un entorno natural. Utiliza imágenes mentales y sonidos relajantes para sentir la tranquilidad de estar rodeado de naturaleza. Si quieres probar las meditaciones guiadas que he grabado exclusivamente para los lectores de este libro, puedes encontrarlas en <www.inmabo.com/meditaciones>. Estas meditaciones están pensadas para que te relajes aún más profundamente. Además, puedes acceder fácilmente a ellas escaneando el código QR justo aquí abajo.

- **Canto de mantras.** Dedica unos minutos cada día a cantar mantras sencillos como om o aum, enfocando la vibración en el área abdominal para activar el nervio vago. Recuerda que este nervio es clave para mejorar la función digestiva y promover un estado de relajación en el cuerpo.

- **Canta tres canciones para activar el nervio vago.** Incluir el canto en tu rutina diaria puede ayudarte a liberar la tensión, calmar tu cerebro, mejorar tu estado de ánimo y conectar profundamente contigo. Al cantar, estimulas las cuerdas vocales y los músculos posteriores de la garganta, lo que a su vez activa el nervio vago.

Silencio y descanso: duerme profundo y digiere mejor

El sentido del oído está activo todo el día y, al igual que el resto del cuerpo, necesita su descanso. Durante la noche, el silencio o los sonidos suaves y relajantes pueden crear el ambiente perfecto para que tu sueño sea profundo. Este tipo de entorno no solo calma la mente, sino que también prepara al cuerpo para un descanso de calidad. Durante el sueño, el aparato digestivo sigue trabajando en algunas de sus funciones más importantes: terminar de procesar los alimentos del día, absorber sus nutrientes y regenerarse para el día siguiente.

La conexión entre el sueño reparador y la salud digestiva es bidireccional. Por un lado, dormir bien ayuda a que el aparato digestivo se recupere y funcione bien. Por otro, cuando el aparato digestivo está en buen estado, favorece un sueño más tranquilo y sin interrupciones. Imagina que tu intestino y tu microbiota son como una ciudad muy activa. Para que todo funcione sin ningún problema, esa ciudad necesita un periodo de descanso cada noche, donde se realizan tareas de «mantenimiento y reparación». Un sueño profundo es lo que le da a esa ciudad el tiempo necesario para renovarse y estar lista para un nuevo día.

Aquí te dejo algunas preguntas que suelo hacer en mi consultorio en relación con el descanso y el nivel de energía, para que reflexiones sobre ellas:

→ ¿Cómo es la calidad de tu sueño?

→ ¿Cuántas horas duermes? ¿En qué franja horaria?

→ ¿Cuánto tardas en conciliar el sueño?

→ ¿Sueles despertarte durante la noche?

→ ¿Te levantas con energía?

→ ¿Cuánta energía te queda al final del día?

Cuando el descanso no es suficiente, se producen una serie de efectos negativos:

→ **Desequilibrio en la función digestiva.** Cuando no dormimos lo suficiente, el intestino no puede hacer correctamente sus funciones. Es como si los «trabajadores» que se encargan de los procesos digestivos estuvieran demasiado cansados para completar sus tareas.

→ **Alteración del ritmo circadiano.** La falta de sueño desajusta el reloj interno, que regula no solo el ciclo de sueño-vigilia, sino también los procesos digestivos, lo que puede causar problemas como ardor, malestar abdominal, inflamación o estreñimiento.

→ **Desequilibrio en la microbiota intestinal.** La falta de un sueño reparador puede favorecer el crecimiento de bacterias dañinas en el intestino, lo que desencadena inflamación y afecta negativamente a la salud digestiva en su conjunto.

→ **Debilidad del sistema inmunitario.** Si no descansas lo suficiente, tus defensas pueden debilitarse. Eso te hace más vulnerable a infecciones gastrointestinales, al aumento de la permeabilidad intestinal y a otras enfermedades.

Ritual nocturno de relajación

Te voy a enseñar a crear tu propio ritual nocturno para desacelerar y relajarte. (¡Este ejercicio incluye todos los sentidos, porque cuando dormimos todo influye!).

→ **Crea un ambiente relajante y cena ligero.** Empieza por ajustar el ambiente de tu casa con luces cálidas y suaves cuando se acerque la hora de dormir. Además, intenta cenar ligero y temprano para no irte a la cama con el estómago lleno.

→ **Desconéctate de la tecnología.** Siempre que puedas, trata de no usar pantallas (celular, computadora, tele) al menos una hora antes de dormir. La razón es que la luz azul que emiten frena la producción de melatonina, una hormona importantísima para reducir la inflamación, equilibrar el sistema inmunitario y proteger tanto el cerebro como las células del resto del organismo. Aunque la melatonina está presente en todo el cuerpo, su concentración en el aparato digestivo es hasta 400 veces mayor que en el cerebro. Si te expones a luz artificial por la noche, esta hormona no se libera bien y el sistema inmunitario no recibe la señal de que «es hora de reparar», lo que a largo plazo puede desajustar tu intestino. Apagar el wifi y poner el celular en modo avión también ayuda a crear un entorno más saludable para el descanso, al reducir las radiaciones mientras duermes.

→ **Toma una infusión relajante.** Una infusión relajante, como la manzanilla o la valeriana, puede ser de gran utilidad a la hora de conciliar el sueño. Si te despiertas durante la noche, apuesta por el espino blanco o la pasiflora para ayudarte a volver a dormir más fácilmente.

→ **Crea tu propio santuario del sueño.** Asegúrate de que tu recámara sea un espacio dedicado exclusivamente al descanso, libre de distracciones como la televisión o el trabajo. Mantén una temperatura fresca y agradable (18-21 °C) que ayude a enfriar tu cuerpo y facilitar el sueño profundo.

→ **Relájate antes de dormir.** Dedica unos minutos a relajarte haciendo algo que te guste: escucha música tranquila o un pódcast, o date un automasaje de diez minutos. Concéntrate en áreas como el cuello, los hombros o los pies. Usa movimientos circulares con presión suave, no solo para aliviar la tensión muscular, sino también para mejorar la circulación y sentir más relajación.

→ **Incorpora posturas restaurativas de yoga.** Estas posturas, sostenidas durante unos minutos, pueden ser una buena manera de relajar tu cuerpo antes de acostarte.

→ **Practica respiraciones profundas.** Dedica diez minutos a respirar con calma, como te propuse antes de levantarte de la cama. Este sencillo hábito calma el sistema nervioso, te relaja y te prepara para un sueño más reparador.

→ **Medita escaneando tu cuerpo.** Acuéstate y, con los ojos cerrados, dirige tu atención a cada parte del cuerpo. Comienza por los pies y sube gradualmente, relajando conscientemente cada área para aliviar la tensión muscular y liberar cualquier sensación de estrés o malestar.

→ **Utiliza aromaterapia con aceites esenciales.** Prueba con aromas relajantes como lavanda, manzanilla, ylang-ylang o incienso. Puedes usarlos en un difusor, o aplicar una o dos gotas en sienes, cuello, muñecas, plexo solar o detrás de las orejas antes de acostarte. Si lo prefieres, también puedes frotar unas gotas bajo los pies si no te gusta el olor. Colocar un pañuelo con algunas gotas debajo de la almohada es otra opción para disfrutar de sus efectos durante la noche. Este sencillo ritual no solo te ayuda a dormir mejor, sino que también favorece la activación del nervio vago, lo cual facilita un estado de relajación que puedes aprovechar tanto por la noche como durante el día si necesitas un momento de calma.

→ **Incorpora los sonidos naturales que te proponía en tu ritual nocturno.** Relaja tu sistema nervioso añadiendo música suave o sonidos de la naturaleza antes de irte a dormir. Puedes crear una lista de reproducción con el sonido del mar, del fuego o de la lluvia para acompañar tu rutina nocturna. Además, puedes aprovechar las meditaciones guiadas que he preparado exclusivamente para los lectores de este libro en <www.inmabo.com/meditaciones> o a través del código QR (ver pág. 200). Estas meditaciones te llevarán, mental y emocionalmente, a entornos naturales y te ayudarán a relajarte y a liberar tensiones antes de dormir.

→ **Escribe en un diario de agradecimiento.** Antes de acostarte, escribe tres cosas por las que des las gracias para crear un ambiente mental que ayude a que tu descanso sea de calidad.

→ **Lee un buen libro.** Leer antes de dormir puede ayudarte a desconectar de los estímulos y las preocupaciones del día y prepararte para descansar.

Puede que todas estas recomendaciones te parezcan demasiado básicas, pero te sorprendería lo poco que la gente cambia sus rutinas para mejorar su sueño y, en consecuencia, su salud digestiva. Nos lanzamos por suplementos nuevos o por soluciones «mágicas» que prometen resultados inmediatos, y muchas veces pasamos por alto cosas tan esenciales como las que acabamos de ver. El problema real es que poca gente está dispuesta a renunciar a las «comodidades» de la vida moderna, como el celular en la cama o la luz artificial a todas horas, aunque ya sabemos de sobra el impacto negativo que tienen en nuestra salud.

Lo cierto es que estos consejos, tan simples como efectivos, son una manera de cuidar tu aparato digestivo desde lo más básico: alineando tus actividades diarias con los ritmos naturales de luz y oscuridad. Es un pequeño esfuerzo que, a largo plazo, mejorará tanto tu digestión como la calidad de tu sueño. Así que, antes de buscar fuera soluciones milagrosas, ¿por qué no empezar aplicando estos consejos que doy?

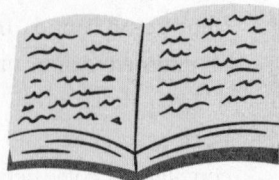

Toca

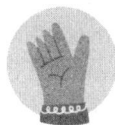

El tacto nos conecta de manera directa con nuestro entorno, y uno de sus regalos más valiosos es el sol. Este no solo nos da calor, sino que también nos aporta un montón de beneficios para nuestra salud: nos ayuda a producir vitamina D, a mejorar nuestro estado de ánimo, a equilibrar nuestras hormonas y a regular nuestros ritmos circadianos, tiene un efecto positivo en muchas funciones del cuerpo.

Te voy a mostrar cómo aprovechar los rayos del sol de forma segura para sacarle el máximo partido sin poner en riesgo la salud de nuestra piel. Hablaremos de cómo la vitamina D influye en nuestra salud digestiva, lo que permite mejorar la absorción de los nutrientes y fortalecer el sistema inmunitario. Además, compartiré algunos consejos prácticos para que puedas incorporar la exposición al sol en tu día a día, de manera que beneficie tanto tu digestión como tu salud en general.

Por otro lado, no podemos olvidarnos de lo importante que es el movimiento cuando hablamos de salud digestiva. Hacer ejercicio regularmente no solo te ayuda a mantenerte en forma y a mejorar tu estado de ánimo, sino que también estimula el intestino, ayudando a prevenir problemas como el estreñimiento y a que la digestión sea más eficiente. Te enseñaré cómo integrar la actividad física en tu rutina, sin importar tu estado físico, para que tu aparato digestivo se mantenga activo y saludable.

El sol no solo es esencial para ayudar al cuerpo a producir vitamina D, sino que también desempeña un papel fundamental en nuestra salud en general, incluida la digestiva. La vitamina D se sintetiza en la piel cuando nos exponemos a la luz solar, y aunque es cierto que una exposición excesiva puede dañar la piel, eso no significa que tengamos que escondernos del sol. La clave está en saber cuándo y cómo aprovecharlo.

Esto es lo que pasa cuando no tomamos suficiente sol y nuestros niveles de vitamina D no son los adecuados:

→ Absorbemos peor los nutrientes de los alimentos que comemos.

→ Aumenta el riesgo de desarrollar trastornos intestinales como la enfermedad inflamatoria intestinal o el síndrome del intestino irritable.

→ Se desequilibra la microbiota intestinal, lo que puede provocar inflamación y diferentes problemas digestivos.

→ Se debilita el sistema inmunitario. El 80% de tus defensas están en el intestino. Si tus niveles de vitamina D están bajos, tu sistema inmunitario tiene más dificultades para responder a las amenazas y mantener a raya posibles infecciones.

→ Aparecen problemas con el sueño y la digestión, al desregularse los ritmos circadianos.

→ Incrementa el estrés y la ansiedad.

Para saber si tus niveles de vitamina D están donde deberían, lo ideal es analizar tu situación personal, ya que no todas las personas necesitan la misma cantidad de esta vitamina. Es algo que cambia en función de tu estado de salud, estilo de vida, alimentación, edad, tipo de piel, lugar de residencia y otros aspectos específicos.

Exponte al sol de forma segura y efectiva

Estas son algunas recomendaciones para una exposición al sol segura y efectiva:

→ **Exponte al sol a diario en la medida de lo posible.** Sé que entre semana puede ser complicado, pero intenta encontrar pequeños momentos para disfrutar del sol. Si tienes tiempo por la mañana, intenta salir al aire libre unos 15-30 minutos, ya sea mientras desayunas o das un paseo corto. Si no puedes hacerlo antes de trabajar, puedes aprovechar un descanso a media mañana para salir al sol. Incluso aunque sea un paseo rápido por tu lugar de trabajo o en un parque cercano, esos instantes ayudan. Siempre que puedas, procura tomar al menos quince minutos de sol.

→ **Los fines de semana, con más tiempo libre, es la oportunidad perfecta para aumentar esa exposición.** Puedes hacer una caminata larga por tu ciudad, organizar una ruta de senderismo, practicar yoga al aire libre o simplemente relajarte en un parque. Durante el fin de semana, dedica 30-45 minutos a exponerte al sol, o incluso más, según tus necesidades individuales, especialmente si durante la semana no has podido exponerte lo suficiente.

→ **Toma el sol con la mayor cantidad de piel expuesta.** Siempre que puedas, intenta aprovechar el sol exponiendo la mayor cantidad de piel que puedas. No hace falta abrigarte demasiado si el clima no lo requiere, y si vives en una zona fría, trata de no taparte más de lo necesario. Incluso en días fríos, siempre que la temperatura lo permita, intenta exponer partes del cuerpo como los brazos, las piernas o la cara. La idea es dejar que el sol llegue a la mayor cantidad de piel posible para aprovechar sus beneficios, ya que el cuerpo produce vitamina D a través de la piel. Si tienes la piel más oscura, necesitarás más tiempo de exposición solar para producir la misma cantidad de vitamina D, ya que la melanina actúa como un filtro natural que reduce la capacidad de la piel para sintetizar esta vitamina de manera eficiente.

→ **Elige las mejores horas según la temporada.** En otoño e invierno, lo ideal es aprovechar el sol entre las 11 y 15 horas, cuando está más fuerte y puedes absorber más vitamina D. En primavera y verano es mejor hacerlo en las primeras horas de la mañana o al final de la tarde para evitar quemaduras o daños por la exposición directa. Comienza con periodos cortos de 10-15 minutos, si tienes la piel clara o sensible, y ve aumentando progresivamente. Algunas aplicaciones te pueden ayudar a controlar la cantidad de vitamina D que produces según el tiempo que pasas al sol. Dependiendo de tu situación y del clima, sería recomendable aumentar esa exposición a unos 30-45 minutos o incluso más, especialmente durante el invierno o si vives en una zona con menos sol. Lo importante es que la exposición sea progresiva y controlada para evitar daños en la piel, asegurándote de no abusar del tiempo que pasas al sol.

→ **Protege tu piel si vas a pasar mucho tiempo al sol.** Si tienes pensado exponerte al sol durante largos periodos, es importante que protejas bien tu piel. Usa barreras físicas como gorras, ropa ligera o sombrillas para crear sombra y complementa con protectores solares físicos y naturales. Los protectores físicos, que están hechos de minerales como el óxido de zinc, actúan como un escudo frente a los rayos UV. A diferencia de muchas cremas solares convencionales, estos protectores no contienen tóxicos ni disruptores endocrinos, sustancias que, a largo plazo, pueden provocar manchas en la piel y alterar el equilibrio hormonal. Además, prioriza los protectores solares que contengan filtro mineral de óxido de zinc de tamaño no nano, ya que respetan tanto el medioambiente como la microbiota natural de tu piel, y fortalecen su función barrera.

→ **Meditación solar.** Mientras disfrutas del sol, aprovecha para desconectar unos minutos y relajarte. Cierra los ojos y conecta con la sensación del calor sobre tu piel. Haz respiraciones profundas, llenando bien tus pulmones, y suelta el aire despacio, dejando ir cualquier tensión o preocupación que tengas en la cabeza. Este ejercicio no solo te ayuda a relajarte, sino que también potencia los beneficios del sol mientras te conectas con el momento presente y recargas tu energía.

→ **Haz actividades al aire libre.** Intenta incluir en tu día a día algo que te guste hacer al aire libre, ya sea cuidar las plantas, practicar yoga o simplemente leer un libro mientras tomas el sol. Estas pequeñas cosas no solo te ayudan a aprovechar los beneficios del sol de forma segura, sino que te hacen disfrutar del momento. Lo importante es que encuentres algo que te guste, para que lo integres de manera natural en tu rutina y conviertas esos ratos al sol en un hábito agradable y relajante.

Si no te mueves, tu intestino tampoco lo hace

«Mueve tu cuerpo para mover tu intestino» es toda una realidad fisiológica. Hacer ejercicio no solo mejora tu salud digestiva, al estimular el peristaltismo, sino que también te ayuda a sentirte con más energía y más conectado con tu cuerpo. Al moverte, no solo activas tus músculos, sino que también pones en marcha todo tu sistema interno, incluido el intestino, para que todo funcione como toca y no aparezcan problemas.

Y no te preocupes, porque no te voy a pedir que a partir de ahora pases horas en el gimnasio para que tu aparato digestivo recupere su normalidad. No hace falta que te conviertas en atleta, ni que tengas que entrenar a tope todos los días. Con solo empezar a moverte un poco más cada día, tu cuerpo y tu intestino te lo van a agradecer. Cosas tan simples como dar un paseo después de comer, no estar todo el día sentado en casa o hacer una rutina corta de entrenamiento pueden marcar la diferencia.

El ejercicio es uno de los mejores antiinflamatorios naturales que existen. Mientras que en España se consumen casi 14 antiinflamatorios por persona al año, la verdadera «polipastilla» es el ejercicio físico. ¿Por qué? Porque los músculos no solo nos sirven para movernos y sostenernos, sino que actúan como un auténtico órgano endocrino. Al ejercitarse, los músculos producen y liberan miocinas, unas sustancias que regulan múltiples funciones del cuerpo, como el metabolismo, la inflamación y la salud digestiva. Estas miocinas ayudan a reducir la inflamación y pueden influir en la microbiota intestinal, al comunicarse con otros órganos como el cerebro, el hígado y el tejido graso. Al liberar estas sustancias, los músculos crean un entorno antiinflamatorio en todo el cuerpo, de modo que reducen los niveles de marcadores inflamatorios y benefician a varios sistemas, incluido el sistema inmunológico. Además, pueden tener un impacto indirecto en la salud intestinal, dado que ayudan a mejorar la motilidad del intestino y reducen el riesgo de problemas tan molestos como el estreñimiento. Vamos, que cuando te mueves no solo mantienes en forma tus músculos, sino que también estás cuidando tu digestión y todo tu cuerpo.

Si no te mueves lo suficiente, puedes exponerse a una serie de riesgos:

→ **Estancamiento digestivo.** Menos actividad física significa menos movimiento en el intestino, lo que ralentiza el tránsito de los alimentos y de los desechos. Esto no solo aumenta la sensación de inflamación y provoca estreñimiento, sino que también puede contribuir a problemas más complejos como el SIBO. Al hacerse más lento el movimiento intestinal, las bacterias tienen más tiempo para crecer más de la cuenta en el intestino delgado, lo que da lugar a síntomas como gases, dolor abdominal e inflamación.

→ **Metabolismo alterado.** Cuando no te mueves, tu cuerpo se vuelve más perezoso para procesar los alimentos y aprovechar los nutrientes, lo que afecta a tu energía y te hace sentir más cansancio. Además, si no metabolizas bien los nutrientes, es más fácil que aparezcan déficits nutricionales, fatiga y malestar, lo cual ralentiza aún más tu metabolismo y dificulta la quema de esas calorías extra.

→ **Microbiota en desventaja.** La falta de ejercicio físico también afecta a tus «bichitos buenos» del intestino. Al no moverte, tu microbiota intestinal se desequilibra, lo que no solo te puede dar problemas digestivos, sino que también influye en tu sistema inmunitario y hasta en cómo te sientes a nivel emocional. Un poco de ejercicio ayuda a mantener a raya la inflamación, mejora la digestión y te hace sentir mejor en general.

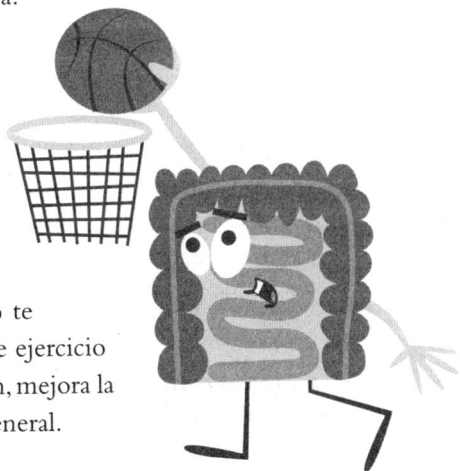

El ejercicio también es clave para ayudar al cuerpo a desintoxicarse. Los tóxicos pueden entrar por distintas vías, como el intestino, los pulmones y la piel, y se eliminan a través de las heces, la orina, la respiración y el sudor. La actividad física favorece que todos estos sistemas funcionen bien, ya que ayuda a tu cuerpo a depurarse y hace que te sientas bien por dentro y por fuera. Además, el movimiento no solo hace más fácil la eliminación de toxinas, sino que también mejora la circulación y la oxigenación de todos los tejidos, optimizando así la capacidad del cuerpo para regenerarse y mantenerse en equilibrio.

Así que, si te pasas el día sentado sin moverte, no esperes que tus intestinos estén muy activos. Al final, nuestro cuerpo está hecho para moverse y si lo tratamos como si fuera un mueble, ¡luego no le pidamos milagros! Aquí te dejo unos cuantos consejos para activar tanto tu cuerpo como tu digestión y mantener la inflamación bajo control.

→ **Levántate más y siéntate menos.** Si pasas la mayor parte del día en posición sentada, busca momentos para estar de pie y moverte. Puedes empezar por alternar entre estar sentado y de pie a lo largo del día. Si trabajas con computadora, usa un escritorio elevable o coloca tu laptop sobre un soporte para trabajar de pie de forma cómoda, incluso durante reuniones por videollamada o cuando revises correos. Si trabajas desde casa, aprovecha las pausas para levantarte y caminar un poco, aunque sea dentro de la misma habitación. Pon alarmas cada hora para recordarte que es momento de estirar las piernas y moverte unos minutos.

→ **Camina cada día.** Si te resulta difícil llegar a los 10 000 pasos diarios, no te preocupes, empieza con metas más pequeñas y realistas para ti. Por ejemplo, intenta caminar 5 000 pasos distribuidos a lo largo del día: antes de empezar a trabajar, durante la pausa de la comida o después del trabajo. Si no tienes tiempo para pasear, aprovecha para dar vueltas a la manzana o moverte mientras haces llamadas. Si trabajas desde casa, sal a dar un paseo corto entre tareas o a la hora de la comida. Y si tu estilo de vida es muy sedentario, comienza con objetivos más pequeños, como caminar cinco minutos cada hora o dar paseos cortos y frecuentes. Recuerda que caminar 10-15 minutos después de comer ayuda mucho a la digestión y al tránsito intestinal.

→ **Combina fuerza e intensidad.** Dedica algunos días de la semana a entrenamientos más intensos, como hacer intervalos de alta intensidad

(HIIT) o actividades como correr o andar en bicicleta. Otros días, céntrate en ejercicios de fuerza muscular, como levantar pesas, ejercicios con bandas de resistencia o ejercicios de peso corporal (sentadillas, flexiones, planchas). Si no tienes tiempo para ir al gimnasio, puedes hacerlo en casa con videos de YouTube o siguiendo clases en gimnasios virtuales. Y si tienes una agenda ocupada, intenta dividir el ejercicio en sesiones más cortas a lo largo del día, como 10-15 minutos por la mañana y otros quince por la tarde. Lo importante es que no te pongas excusas y te muevas siguiendo tu propio ritmo y, por supuesto, preferencias.

→ **Haz ejercicio con el estómago vacío.** Entrenar en ayunas puede ayudar a quemar mejor la grasa y a mejorar la sensibilidad a la insulina, pero es importante que lo hagas de manera gradual. Si nunca lo has probado, espera 2-4 horas después de tu última comida para entrenar y empieza con ejercicios suaves; ve aumentando la intensidad a medida que tu cuerpo se acostumbre. Si estás más habituado, puedes hacerlo directamente por la mañana con el estómago vacío o tras 4-6 horas sin comer. Después de entrenar, intenta no comer inmediatamente; deja pasar al menos treinta minutos para que el cuerpo aproveche mejor los beneficios del ejercicio. Adapta estos tiempos según tu tipo de ejercicio y objetivos personales.

→ **Convierte tu tiempo libre en movimiento.** Aprovecha cualquier momento que tengas para moverte más, pero sin que sientas que es una obligación. Encuentra actividades que realmente disfrutes, como bailar, nadar, hacer senderismo o cualquier otra que implique movimiento y con la que te la pases bien. Lo importante es que te diviertas y no sientas que estás «haciendo ejercicio» de manera estricta. Si trabajas muchas horas sentado, intenta dedicar tus descansos o los fines de semana a estar más activo, aunque sea solo dando un paseo largo por la ciudad o explorando una nueva ruta en la naturaleza. Así mantendrás tu cuerpo en movimiento y, de paso, cuidarás tu salud digestiva.

→ **Progreso continuo.** No te quedes haciendo siempre lo mismo; ve aumentando la intensidad de tus ejercicios poco a poco para mantener tu cuerpo activo y en constante mejora. Empieza con pequeños cambios, como añadir más repeticiones, aumentar el peso o probar nuevas actividades que te supongan un reto. Este progreso no solo mejora tu forma física, sino que también te mantiene motivado, ya que evita que te aburras y que tu cuerpo se «acomode» a una sola rutina.

→ **Disfruta del proceso.** Más allá de los objetivos, encuentra actividades que realmente te gusten y te hagan sentir bien para que se conviertan en algo natural en tu vida. Si te divierte bailar, baila; si prefieres caminar al aire libre, hazlo. La clave es que sientas, en la medida de lo posible, que el ejercicio es un momento para pasártela bien y conectar contigo. Cuando disfrutas de lo que haces, es mucho más fácil ser constante y mantener el hábito a largo plazo.

→ **Ponte metas alcanzables.** No te frustres intentando hacer demasiado de golpe. Empieza con objetivos realistas, como caminar veinte minutos al día o hacer diez flexiones, y ve aumentando gradualmente. Lo importante es que vayas sumando poco a poco y que cada paso que des te acerque más a tu objetivo. No hace falta correr un maratón mañana; lo importante es ir sumando cada día un poquito más.

→ **Mueve tu cuerpo en las actividades diarias.** Incorpora el movimiento en tu día a día: sube las escaleras en lugar del ascensor, camina o usa la bici para hacer recados y aprovecha cada oportunidad para moverte. Por ejemplo, si vas al trabajo, bájate una parada antes y camina un poco más. Cada pequeño movimiento cuenta.

→ **Crea una rutina.** Encuentra un momento del día en el que te sientas cómodo haciendo ejercicio y conviértelo en tu momento de movimiento. Ya sea por la mañana antes de empezar a trabajar o al final del día, lo importante es que seas constante. No se trata de hacer ejercicio un día y olvidarte dos semanas, sino de moverte un poco todos los días.

Ahora bien, ¿cómo sincronizar el ejercicio físico con el ritmo natural del día? Aquí te dejo algunos consejos para adaptar tu ejercicio a los diferentes momentos del día, aprovechando al máximo las horas de luz y respetando el descanso cuando se haga de noche.

→ **Aprovecha la luz mañanera.** Si se adapta a tus horarios de trabajo, puedes hacer tu rutina de ejercicio por la mañana, preferiblemente al aire libre, para que puedas aprovechar los primeros rayos de sol. Si entre semana no puedes, reserva este momento para el fin de semana.

→ **Intenta activarte al mediodía.** Si tu trabajo te lo permite, intenta salir un rato al mediodía para moverte. No hace falta que hagas algo intenso: basta con una caminata rápida, unos minutos de estiramientos o ejercicios de movilidad. Evita esto en pleno verano.

→ **Evita el ejercicio intenso por la noche.** Si entre semana solo tienes tiempo para entrenar por la noche, elige actividades más suaves como yoga restaurativo o una caminata tranquila, y deja el entrenamiento más intenso para el fin de semana. Esto te ayudará a relajarte y a prepararte mejor para dormir. Y si no te queda otra opción que hacer ejercicio intenso por la noche, asegúrate de seguir una buena rutina de sueño para minimizar los desajustes.

→ **Escucha a tu cuerpo.** Hay personas que prefieren entrenar por la mañana porque se sienten con más energía y otras que rinden mejor en la tarde. No te fuerces a seguir una rutina que no va con tu ritmo natural. Observa cuándo te sientes mejor y ajusta tus entrenamientos a esos momentos.

El ejercicio no debería ser una fuente de estrés ni un sacrificio extremo. Como aprendí en yoga, las posturas (*asanas*) deben ser firmes, pero a la vez amables. Esto significa que el movimiento debe ser lo suficientemente desafiante como para hacerte avanzar, pero sin llegar al punto de hacerte daño o agotarte. Se trata de encontrar ese punto medio saludable, donde el movimiento te haga sentir bien, pero también sea respetuoso con tu cuerpo y tus circunstancias personales.

Recuerda que no se trata de hacer ejercicio por obligación ni convertirlo en una tarea más en tu lista diaria. La idea es que encuentres la manera de integrar el movimiento en tu rutina de una forma que realmente disfrutes y que, con el tiempo, te salga de manera casi natural. No existe una fórmula única ni un tipo de ejercicio perfecto que funcione para todos. Al igual que con la alimentación, cada cuerpo es un mundo, y lo que a uno le funciona muy bien, a otro puede no funcionarle. Lo importante es encontrar actividades que te gusten y que se adapten a tu estilo de vida, para que moverte no sea una carga, sino algo que te ayuda a sentirte bien.

Busca tu ritmo y no te compares. Es fácil ver a gente en las redes sociales con rutinas muy intensas o entrenando a diario y sentir que «nos quedamos atrás». Al igual que no todos comemos lo mismo, tampoco todos necesitamos movernos igual. Lo importante es que encuentres tu propia fórmula y que sientas el ejercicio como algo natural y agradable en tu vida. Así no solo estarás en movimiento, sino que disfrutarás del proceso y, lo mejor de todo, te sentirás genial con lo que haces y cómo lo haces.

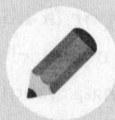

Ejercicios para el apoyo digestivo a través del tacto

Automasaje abdominal

1. Acuéstate boca arriba con las rodillas flexionadas y los pies apoyados en el suelo.

2. Con las manos, haz movimientos circulares suaves sobre el abdomen durante 1-2 minutos. Empieza en la parte baja a la derecha y sigue el recorrido del colon: sube hacia la costilla derecha, cruza hacia la costilla izquierda y baja hasta la parte baja izquierda del abdomen.

3. Repite este movimiento varias veces y termina con movimientos circulares suaves por todo el abdomen durante otro minuto.

4. Hazlo cuando tengas el estómago vacío o al menos una hora después de comer, y aplica una presión firme pero cómoda, sin que te duela.

5. Mientras te das el masaje, respira hondo para que el diafragma se mueva de forma relajada.

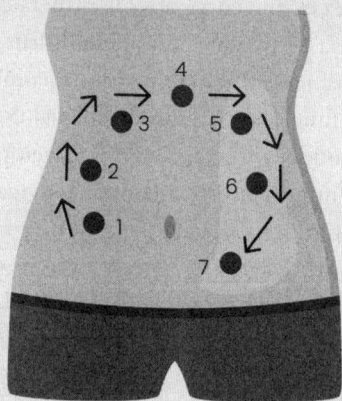

Masaje por pasos   **Masaje circular**

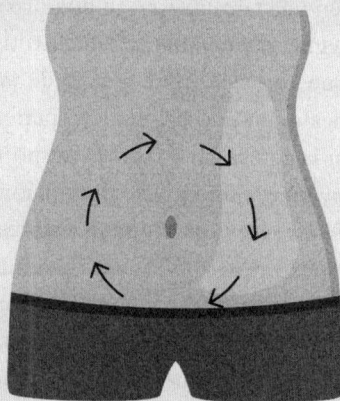

Fuente: Saz Peiró y Harrington.

Tras el masaje abdominal, puedes aplicar los siguientes remedios.

Compresas calientes en el abdomen

→ Si sientes dolor o incomodidad digestiva, coloca una compresa caliente o una bolsa de agua caliente sobre tu abdomen durante 10-15 minutos.

→ Esto relaja los músculos abdominales, alivia espasmos y mejora la circulación. Puedes hacerlo mientras te relajas en el sillón o antes de irte a la cama para ayudar a que tu digestión fluya mejor.

Posturas de yoga para el abdomen

→ Dedica unos minutos a hacer posturas de yoga que involucren el abdomen, como la postura del niño o las torsiones. Esto te permitirá mejorar la circulación y estimular los órganos digestivos.

→ Puedes incluirlas en tu rutina diaria o hacerlas después de una comida para aliviar posibles molestias.

Respiraciones diafragmáticas

→ Haz respiraciones profundas enfocándote en expandir el diafragma al inhalar y en contraerlo al exhalar.

→ Puedes hacerlo en cualquier momento del día, pero es especialmente útil después de comer o antes de dormir para calmar tu sistema nervioso y mejorar la digestión.

→ La técnica es sencilla: respira hondo por la nariz, sintiendo cómo tu abdomen se expande, y suelta el aire lentamente por la boca.

Huele

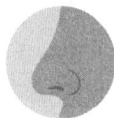

El olfato tiene un enorme poder en cómo nos sentimos, tanto física como emocionalmente, y es una herramienta que podemos usar para cuidar nuestra salud digestiva. No solo nos transporta a recuerdos y emociones en un segundo, sino que también tiene un impacto directo en las funciones corporales. Está conectado al sistema límbico del cerebro, esa parte que gestiona las emociones, la memoria e incluso la digestión.

Aquí entra en juego la aromaterapia. A través de los aromas podemos influir de forma natural en nuestro cuerpo, usando aceites esenciales con propiedades terapéuticas específicas. Te contaré cuáles son los mejores para tu salud digestiva y cómo usarlos de forma segura en casa para que puedas añadir estos rituales a tu día a día de manera sencilla y efectiva.

Además, veremos cómo el simple hecho de respirar hondo y conscientemente puede ser una potente herramienta para reducir el estrés y la ansiedad, que afectan directamente a tu digestión. En este sentido, aprenderás a usar la respiración y los aromas para conectar con tu cuerpo, liberar tensiones y mejorar la salud de tu aparato digestivo.

Aceites esenciales para la salud digestiva

Los aceites esenciales son extractos líquidos muy concentrados que se obtienen destilando al vapor plantas aromáticas o alguna de sus partes, como flores, hojas, cortezas o raíces. Se podría decir que son la esencia destilada de estas plantas y contienen un coctel de compuestos químicos naturales que les proporcionan propiedades terapéuticas únicas. Aquí comparto contigo algunos de los aceites esenciales más eficaces para cuidar tu digestión.

→ **Menta.** Es el favorito para aliviar los problemas digestivos, y no es por casualidad. Su efecto antiespasmódico relaja los músculos del tubo digestivo, aliviando calambres abdominales y molestias. Además, tiene un potente efecto carminativo que facilita la expulsión de gases y reduce la sensación de inflamación. El mentol presente en el aceite de menta también tiene propiedades antiinflamatorias que ayudan a calmar la mucosa digestiva irritada. Su suave efecto analgésico puede ser útil para aliviar pequeñas molestias abdominales, sobre todo cuando se utiliza para realizar masajes sobre la piel o inhalaciones.

→ **Jengibre.** Es excelente para reducir las náuseas y mejorar la digestión, sobre todo en casos de indigestión o digestiones pesadas. Además, estimula la producción de jugos gástricos y tiene un efecto antiinflamatorio que ayuda a calmar el estómago cuando está lento y necesita un empujoncito extra.

→ **Hinojo.** Tiene propiedades carminativas y antiespasmódicas que ayudan a aliviar las molestias digestivas como gases, inflamación y espasmos abdominales. Además, estimula la motilidad intestinal, esto facilita que los alimentos se muevan mejor por el tubo digestivo y ayudando a prevenir el estreñimiento.

→ **Manzanilla romana.** Sus propiedades calmantes y antiinflamatorias la hacen especialmente útil para aliviar molestias digestivas relacionadas con el estrés, como el reflujo, la gastritis o la indigestión. Al relajar el sistema nervioso y reducir la inflamación, facilita una digestión más tranquila y sin molestias.

→ **Lavanda.** Aunque no es específicamente digestiva, tiene propiedades relajantes que ayudan a mejorar cualquier problema digestivo relacionado con el estrés. Calma la mente y relaja el sistema nervioso, lo cual facilita que tu aparato digestivo funcione mejor y más tranquilo. Además, puede ser útil para calmar pequeñas irritaciones o molestias cuando se aplica en la piel gracias a su efecto antiinflamatorio y bactericida. Y lo mejor de todo es que, al ser suave, puedes aplicarlo directamente en la piel sin diluir (siempre que no tengas la piel muy sensible).

→ **Orégano y tomillo quimiotipo linalol.** Ambos tienen un efecto antimicrobiano y antimicótico, lo que los hace muy útiles para combatir infecciones digestivas como el SIBO o la candidiasis intestinal. El tomillo de tipo linalol es la opción más suave, ideal para quienes tienen la piel o el aparato digestivo más sensible. En cambio, el orégano, con su alto contenido de carvacrol, es más fuerte y necesita usarse con precaución. Además, ambos tienen propiedades antiinflamatorias que pueden ayudar a calmar la inflamación en el tubo digestivo. Eso sí, al ser tan potentes, recomiendo usarlos bajo la supervisión de un profesional para evitar problemas.

Ahora bien, no todos los aceites esenciales son iguales, de modo que elegir uno bueno es clave para obtener beneficios reales. Aquí te dejo algunos consejos para que sepas en qué fijarte y no acabes con un producto que no vale la pena.

→ Busca calidad pura; asegúrate de que los aceites que compras sean de grado terapéutico y cien por ciento puros. Esto significa que no contienen ningún aditivo ni diluyente que pueda reducir su eficacia o causarte irritaciones. Nada de aceites mezclados con sustancias que ni sabemos lo que son.

→ Fíjate en el método de extracción, ya que la forma en que se obtiene el aceite también cuenta. Los mejores métodos son la destilación al vapor y el prensado en frío, porque mantienen intactas las propiedades terapéuticas de las plantas. Evita los aceites obtenidos con disolventes.

→ Busca aceites esenciales que tengan sellos de certificación orgánica o de calidad. Esto garantiza que han pasado por controles estrictos y que no contienen pesticidas ni otras sustancias dañinas.

→ Presta atención al envase. Los aceites esenciales deben estar envasados en frascos de vidrio oscuro, como los de color ámbar o azul. Esto es importante porque los protege de la luz, evitando que se deterioren y pierdan sus propiedades. Si ves que el aceite está en un frasco transparente o de plástico, mejor sigue buscando.

→ El origen debe quedar claro. La etiqueta debería indicar el nombre botánico de la planta, la parte de la planta utilizada (hojas, flores, raíces, etc.), el país de origen y el método de extracción. Si un aceite tiene esta información detallada, es un buen indicio de que el productor sabe lo que hace y se preocupa por la calidad.

Y antes de pasar a mis recomendaciones a la hora de utilizar estos aceites esenciales, es importante que tengas en cuenta algunas precauciones. Aunque son naturales, los aceites esenciales son muy concentrados y potentes, por lo que hay que saber usarlos bien para conseguir los beneficios que hemos mencionado, sin riesgos. Pero no te preocupes, porque con algunas pautas básicas y un poco de práctica, podrás integrarlos fácilmente en tu rutina diaria. Solamente recuerda que solo puedes usarlos por vía oral si te lo recomienda un profesional.

A continuación te explico las formas más seguras y efectivas de usarlos.

Inhalación

Esta es la forma más fácil de aprovechar los beneficios de los aceites esenciales. Al inhalarlos, sus moléculas aromáticas volátiles llegan rápidamente a tu cerebro a través de la nariz, activando el sistema límbico y ayudando a equilibrar tus emociones y tu digestión. Puedes usarlos de estas formas:

→ **En difusor.** Añade de una a diez gotas en un difusor para aromatizar el ambiente. Echar unas gotas de menta o de jengibre durante las comidas o después de una comida pesada pueden ayudarte con la digestión. También puedes usar la lavanda en el difusor antes de dormir para relajar el sistema nervioso y preparar el cuerpo para un descanso profundo y reparador. Y si necesitas un efecto más fuerte, puedes probar con el orégano o el tomillo. Recuerda no pasarte con la cantidad que te recomiendo y mantener la habitación ventilada.

→ **Inhalación directa.** Si necesitas un *reset* rápido porque te sientes con náuseas, indigestión o inflamación, abre el frasco de tu aceite esencial favorito (como menta, jengibre o hinojo) e inhala profundamente. Esto puede ayudarte a calmar tu estómago en esos momentos en los que sientes que la digestión no va bien y no tienes tiempo para hacer nada más.

→ **En un pañuelo o almohada.** Echa una o dos gotas de aceite esencial en un pañuelo, en la almohada o en una gasa si sientes que la tensión emocional está alterando tu digestión. Aceites como la lavanda, la manzanilla romana o el hinojo pueden ayudarte a relajarte y a aliviar las molestias digestivas que puedan aparecer por el estrés. Es perfecto para antes de dormir o para llevarlo contigo durante el día, cuando necesitas calmarte y notar cómo tu estómago responde mejor al reducir esa tensión. Lleva el pañuelo contigo y respira el aroma cuando lo necesites para mantenerte más relajado mientras trabajas o estudias.

Aplicación tópica

Diluye el aceite esencial en un aceite portador (como el de coco o el de almendras) antes de aplicártelo directamente sobre la piel. Algunos consejos:

→ **Masaje abdominal.** Para aliviar las molestias digestivas, mezcla cinco gotas de aceite esencial (como hinojo, manzanilla romana o jengibre) en 10 mililitros de aceite portador y masajea tu abdomen con movimientos circulares. Esto ayuda a mejorar la inflamación, los gases y la digestión en general.

→ **Puntos específicos.** Si prefieres no aplicarlo directamente en el abdomen, puedes masajear la mezcla diluida en las plantas de los pies, en las muñecas o en las zonas de pulso como las sienes, detrás de las orejas o a los lados del cuello. Utiliza el tomillo o la lavanda para sus efectos calmantes y antiinflamatorios. Así te beneficias de sus efectos sin necesidad de tocar directamente la zona digestiva.

Baños relajantes

Añadir aceites esenciales al agua del baño es otra maravillosa forma de aprovechar sus propiedades y relajar cuerpo y mente. Para lograr una relajación profunda, añade unas gotas de lavanda, manzanilla romana o hinojo al agua caliente del baño, ya que te permitirá relajar el sistema nervioso y calmar el estómago. Si necesitas un extra de ayuda para calmar la inflamación o reducir las infecciones, puedes añadir unas gotas de tomillo, pero no más de 2-3 gotas. Cierra los ojos y respira hondo.

Rituales prácticos de aromaterapia

→ **Para relajarte antes de comer.** Inhala aceite esencial de lavanda durante un par de minutos. Enfócate en respirar de manera lenta y profunda para activar tu sistema nervioso parasimpático, lo que prepara a tu cuerpo para digerir mejor los alimentos.

→ **Para mejorar la digestión.** Usa un difusor con aceite de menta mientras comes o después de una comida pesada. Acompáñalo con un ejercicio de respiración profunda para calmar tu estómago.

→ **Para aliviar molestias digestivas.** Si notas el estómago revuelto, aplica una mezcla diluida de jengibre o hinojo en tu abdomen y masajea suavemente.

→ **Para dormir mejor.** Echa un par de gotas de aceite de lavanda en un difusor treinta minutos antes de ir a la cama, y añade unas gotas a tu almohada. Respira hondo mientras te relajas y liberas la tensión.

Meditación

El estrés emocional es una realidad común en la vida de muchas personas. Como ya hemos hablado, las exigencias diarias, las preocupaciones y las responsabilidades pueden generar tensiones que empeoran la salud física y mental. Pero, afortunadamente, hay una herramienta muy poderosa que ha demostrado ser de las más eficaces para gestionar el estrés: la meditación.

Aunque se habla mucho sobre la meditación, está rodeada de mitos que la hacen parecer más complicada de lo que es. Pero lo cierto es que no necesitas ser un experto, ni tener habilidades especiales, ni hacer posturas difíciles. Puedes meditar mientras haces cualquier cosa, siempre que estés completamente presente en lo que haces.

Meditar es simplemente estar aquí y ahora. La idea es concentrarte en tu respiración y, cuando aparezcan pensamientos, no te frustres. Solo obsérvalos, déjalos pasar y vuelve a enfocarte en tu respiración. No se trata de dejar la mente en blanco ni de alcanzar un estado especial. Es más bien como sentarte junto a un río y ver cómo fluye el agua (tus pensamientos), sin juzgar ni aferrarte a nada. Esta práctica no solo te ayuda a reducir el estrés y la ansiedad, sino que también mejora tu digestión, al reducir la activación del sistema nervioso simpático.

Cómo empezar a meditar en tu día a día

→ **Realiza respiraciones profundas en cuanto despiertes.** Antes de levantarte de la cama y empezar con las prisas del día, dedica unos minutos a respirar hondo. Una técnica muy útil es la 4-7-8: inhala durante cuatro segundos, retén el aire durante siete segundos y luego exhala lentamente durante ocho segundos. Esto activa tu sistema nervioso parasimpático y prepara tu mente para empezar el día con una sensación de calma.

Si te resulta complicado, simplemente respira con el diafragma: lleva el aire hacia el fondo de los pulmones, haciendo que tu abdomen se infle, y exhala lentamente, vaciando los pulmones de abajo hacia arriba. Hazlo con los ojos cerrados para potenciar el efecto relajante.

→ **Medita cuando suene la alarma.** Programa una alarma en tu celular para que te recuerde hacer pausas cada cierto tiempo, sobre todo si estás trabajando. Cuando suene, detente un momento y concéntrate en tu respiración. Si trabajas con la computadora, como yo, cierra los ojos, relaja los hombros y respira hondo unos minutos. Este pequeño descanso es muy positivo porque ayuda a romper la dinámica de pasar muchas horas sin parar y acumulando tensión, lo que termina afectando a la digestión. Incluir estos momentos de meditación en tu rutina diaria puede ser una buena solución para contrarrestar el ritmo de vida acelerado y la presión constante en la que solemos estar inmersos.

→ **Haz alguna meditación guiada.** Si prefieres tener un poco más de acompañamiento, estas prácticas son una forma muy sencilla de empezar a meditar. Puedes utilizar las meditaciones que he grabado especialmente para ti, que estás leyendo este libro. Están diseñadas para ayudarte a relajarte profundamente y conectar con tu cuerpo. Puedes encontrarlas en <www.inmabo.com/meditaciones> o acceder fácilmente escaneando el código QR de la página 200. No necesitas mucho tiempo: con 5-10 minutos al día es más que suficiente.

→ **Haz meditación y yoga restaurativo.** Puedes combinar la meditación con posturas de yoga restaurativo (como la postura del niño, la mariposa reclinada o las piernas en la pared) para regular tu sistema nervioso. Mantén estas posturas de cinco a diez minutos, respirando hondo, y verás cómo notas un cambio. Yo lo practico a menudo y me relaja bastante, sobre todo en días de mucho ajetreo.

→ **Realiza respiraciones conscientes a lo largo del día.** Incorpora pequeños momentos de respiración consciente antes de las comidas o cuando sientas que el estrés se te está yendo de las manos. Si te ayuda, echa mano de aceites esenciales como el de lavanda para potenciar esta práctica. Añade unas gotas a tu muñeca o inhala directamente del frasco para relajarte.

La respiración consciente es una de esas herramientas que nunca faltan en mis pautas de tratamiento para pacientes con problemas digestivos. La mayoría llega con el estrés por las nubes, y lo primero que les digo es que «para mejorar la digestión, primero tenemos que bajar un poco las revoluciones». Al respirar de forma consciente, no solo reducimos el ruido mental que genera el ritmo tan loco que llevamos en el día a día, sino que también ayudamos a que la digestión vuelva a funcionar con normalidad y facilitamos que el cuerpo elimine mejor las toxinas. Y todo eso con solo respirar más lento y profundo.

A veces, lo más simple es lo más efectivo. Así que no subestimes lo mucho que la respiración y la atención pueden mejorar tu intestino. Empieza poco a poco, probando las distintas técnicas que te he enseñado hasta encontrar las que mejor te funcionen. Lo importante es que disfrutes el proceso y te sientas bien haciéndolo.

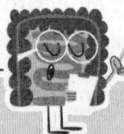

Recuerda

Cada sentido aporta una perspectiva única de cómo percibimos el mundo. Al relacionar estos sentidos con la salud digestiva, hacemos que los consejos sean más fáciles de entender y aplicar en el día a día.

→ **Saborea.** La digestión empieza en la boca, así que es fundamental cuidar de ella. Come de manera consciente, o practica el *mindful eating*, para que tu aparato digestivo y tu microbiota intestinal se preparen bien para digerir los alimentos. Escucha a tu cuerpo y dale lo que realmente necesita, en lugar de sucumbir constantemente a los antojos momentáneos. Además, no olvides prestar atención a los tóxicos ambientales y reducir su impacto siguiendo los consejos que he compartido contigo.

→ **Mira.** La luz del día y la oscuridad de la noche no solo regulan nuestros ritmos circadianos, sino que también influyen en los horarios de nuestras comidas. Comer siguiendo tu reloj biológico y adaptar tus hábitos a los ritmos naturales puede mejorar la digestión y prevenir problemas metabólicos. Aprovecha al máximo la luz solar y trata de reducir el uso de pantallas antes de dormir para facilitarle la vida a tu aparato digestivo.

→ **Escucha.** Los sonidos de la naturaleza tienen un efecto calmante en nuestro sistema nervioso, y eso se refleja directamente en cómo digerimos. Dale un respiro a tu cuerpo con música relajante o, mejor aún, disfrutando del silencio. Dormir bien es fundamental para una buena digestión y para que el sistema gastrointestinal se regenere correctamente. Por eso, intenta crear un ambiente tranquilo antes de acostarte, que favorezca el descanso y ayude a que tu cuerpo se recupere durante la noche.

→ **Toca.** El sentido del tacto nos conecta directamente con nuestro entorno, y uno de sus regalos más valiosos es el sol. La luz solar no solo nos da calor, sino que también es esencial para la producción de vitamina D, imprescindible para la salud intestinal. Además, el movimiento es clave cuando hablamos de salud digestiva. El ejercicio regular no solo mejora nuestra forma física y nuestro estado de ánimo, sino que también estimula la actividad intestinal, esto ayuda a prevenir problemas como el estreñimiento y favorece una digestión más eficiente.

→ **Huele.** El sentido del olfato tiene un profundo impacto en cómo nos sentimos, tanto física como emocionalmente, y también puede ser una poderosa herramienta para mejorar la salud digestiva. La aromaterapia y los aceites esenciales son grandes aliados para relajar y calmar el aparato digestivo. Y no te olvides de la respiración consciente: siempre está a tu disposición para ayudarte a meditar y llevar a tu cuerpo y mente a un estado de profunda relajación.

Tercera parte

28 días para transformar tu digestión

(sin agobios)

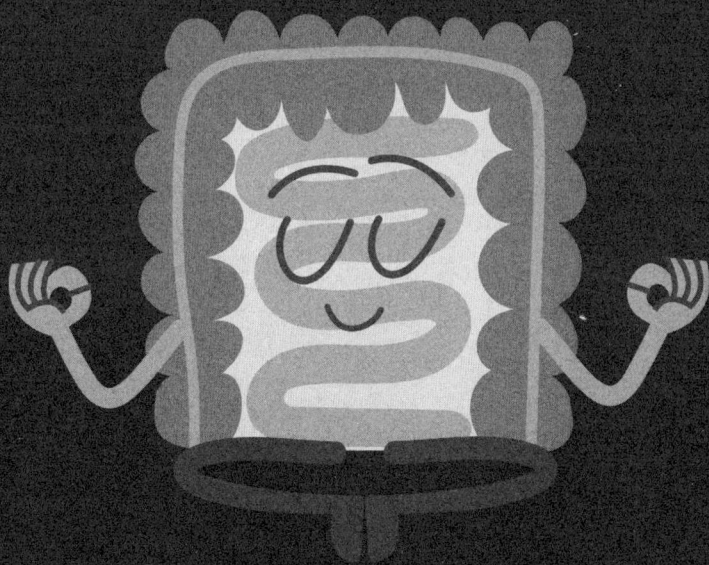

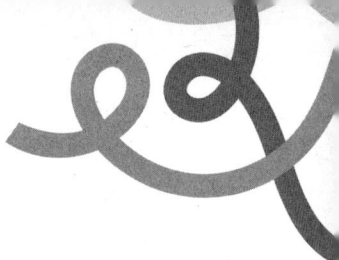

6

GUÍA PRÁCTICA PARA MEJORAR TUS PROBLEMAS DIGESTIVOS

Estarás de acuerdo conmigo en que cuando tu digestión no va bien, te resulta difícil sentirte a gusto y disfrutar de la vida. Porque la digestión no es solo lo que comes, sino cómo te sientes en general: tu energía, tu ánimo... todo se ve afectado.

Como has visto a lo largo del libro, no podemos tratar la salud digestiva centrándonos solo en la alimentación o tratando de aliviar los síntomas por separado. La digestión no es un proceso aislado, sino que está estrechamente conectada con tu sistema nervioso, tus emociones y tu estado general.

Por eso he creado este método de 28 días, dirigido a lograr una transformación digestiva completa. No se trata solo de cuidar tu aparato digestivo, sino de abordar la conexión cuerpo-mente.

¿En qué consiste el plan de 28 días y para qué sirve?

En mi plan de 28 días te guiaré paso a paso con propuestas que incluyen alimentación, gestión del estrés, hábitos de vida y remedios naturales, entre otras herramientas. Mi objetivo es ofrecerte una solución integral que no solo alivie los síntomas, sino que también te permita:

→ Mejorar el funcionamiento de tu aparato digestivo.

→ Regular tu sistema nervioso.

→ Alcanzar un equilibrio emocional y sentirte mejor contigo.

A continuación te explico en qué casos puede ayudar este método de 28 días con base en una serie de testimonios en mi consultorio. Los siguientes síntomas no solo afectan a tu digestión, sino también a tu bienestar y a tu calidad de vida. Si te reconoces en alguna de las siguientes situaciones, el método de 28 días puede ayudarte a transformar tu salud digestiva y, con ello, a mejorar tu vida.

Malestar abdominal constante

→ «Siento una pesadez muy fuerte en el estómago después de cada comida, como si no pudiera digerir bien los alimentos».

→ «Siempre tengo una sensación de inflamación y gases, incluso cuando como poco».

→ «El dolor abdominal es tan molesto que a veces no puedo concentrarme en mis tareas del día a día».

Alteraciones en el tránsito intestinal

→ «Estoy constantemente estreñido, lo que me resulta muy incómodo y me deja sin energía».

→ «Sufro de diarrea frecuente y me preocupa no poder salir de casa».

→ «No puedo llevar una vida normal porque tengo que interrumpir mi rutina constantemente por la urgencia de ir al baño».

Falta de energía y cansancio

→ «Me siento cansado todo el tiempo, como si no tuviera energía para hacer nada».

→ «Aunque duermo bien, me levanto cansado y sin fuerzas».

→ «Siento que mi digestión es tan lenta que me quita la energía que necesito para afrontar el día».

Problemas de piel

→ «Mi piel está apagada y con más brotes de acné desde que empecé a tener problemas digestivos».

→ «Las erupciones y la irritación en la piel han empeorado, y la verdad es que me siento mucho más inseguro».

→ «Tengo la piel seca y sin vida, y creo que mi mala digestión influye en ello».

Mal aliento

→ «Por más que cuido mi boca, casi todos los días tengo mal aliento».

→ «Siento un sabor metálico que no se va, coma lo que coma».

→ «El mal aliento me hace sentir incómodo cada vez que hablo con alguien».

Estrés y ansiedad

→ «Mis problemas digestivos me causan ansiedad, sobre todo cuando tengo eventos importantes».

→ «El dolor constante y la incomodidad me mantienen en un estado de preocupación y estrés continuo».

→ «La incertidumbre de no saber cómo reaccionará mi cuerpo a la comida me provoca mucha ansiedad».

Problemas para dormir

→ «El malestar digestivo no me deja dormir bien por la noche, así que me paso el día cansado y sin fuerzas».

→ «Me despierto a mitad de la noche con dolores abdominales y luego no puedo volver a dormirme».

→ «Las ganas de ir al baño a lo largo de la noche me interrumpen el sueño y no me dejan descansar».

Dificultades en las relaciones sociales

→ «Evito salir a cenar con amigos por miedo a cómo me caerá la comida».

→ «Me siento incómodo en reuniones sociales porque estoy inflamado y con malestar».

→ «Mis problemas digestivos me hacen evitar actividades que antes disfrutaba».

Probablemente, al lidiar con problemas digestivos, te resultarán familiares algunos de los comentarios a continuación, que, lejos de ayudar, a veces hacen más mal que bien. Vamos a desmitificarlos un poco.

→ «En casos como el tuyo, los medicamentos son realmente la única opción efectiva».

Esto se escucha mucho y parece que sea la solución definitiva. Aunque los medicamentos pueden ser necesarios en ciertas situaciones, no son la única ni la mejor solución para todo el mundo. Tomar decisiones importantes y hacer cambios en el estilo de vida es lo que realmente te ayudará a mejorar tu digestión a largo plazo.

→ «Un buen suplemento puede arreglar tus problemas digestivos. Este en particular ha ayudado a muchos otros».

Claro que hay suplementos que pueden ser útiles, pero creer que un solo suplemento resolverá todos tus problemas digestivos es simplificar demasiado la cuestión. La eficacia de los suplementos varía de persona a persona, y aunque a algunos les funcionen, no siempre será así para todos.

→ «Es todo psicológico», «todo está en tu cabeza» o «solo necesitas relajarte y hacer yoga».

Frases como estas pueden hacerte sentir que no están tomando en serio tus síntomas. Claro que el estrés influye en la digestión, pero reducirlo a «todo está en tu cabeza» es no entender la complejidad de cómo interactúan el estrés y la salud digestiva. Si solo te dicen que «te relajes», sin ofrecerte estrategias concretas para manejar el estrés, es normal que sientas que no mejoras.

→ «Seguramente tus problemas digestivos se deben a tu mala alimentación. Deberías comer más sano».

Aunque la alimentación desempeña un papel importante, no es la única razón de tus problemas digestivos. Detrás de ellos puede haber un sinfín de causas, desde desequilibrios en la microbiota hasta cuestiones emocionales. Comer «más sano» es un buen consejo, pero no basta por sí solo.

→ «¿Digestiones pesadas? Probablemente comas demasiada grasa. Intenta eliminarla».

Esto lo he escuchado muchas veces de mis pacientes. Pero no todas las grasas son malas; de hecho, las grasas saludables como las del aguacate, el aceite de oliva, los huevos o el pescado azul son imprescindibles para una buena salud digestiva. Simplificar el problema a «quitar las grasas» no ayuda a identificar la verdadera causa de las digestiones pesadas.

→ «Si tienes problemas para ir al baño, simplemente come más fibra. Eso lo arregla todo».

Este es otro de esos consejos simplistas que se repiten sin conocer bien cada caso. En situaciones como el síndrome del intestino irritable, un exceso de fibra puede empeorar los síntomas, provocando inflamación y gases. No se trata solo de añadir fibra porque sí; es necesario encontrar un equilibrio adecuado para cada persona al abordar un problema tan complejo como el estreñimiento.

Ya sabes, si has escuchado alguno de estos comentarios, olvídalos y toma el control de tu salud digestiva. No se trata de seguir consejos al pie de la letra, sino de adaptarlos y encontrar lo que mejor te funcione a ti. Descubre cómo mi método puede cambiar tu vida en solo 28 días para que empieces a sentirte mejor desde ahora.

¿Y por qué dura 28 días? Pues porque este tiempo es suficiente para crear nuevos hábitos y hacer cambios sostenibles en tu rutina diaria. Las investigaciones sugieren que se necesitan unos 21 días para empezar a formar un hábito, pero extenderlo a 28 días nos asegura que esos hábitos se asienten bien y se integren de manera más profunda en tu día a día.

El enfoque diario está diseñado para ser progresivo y fácil de manejar, sin que te abrume. Lo he estructurado para que, cada día, puedas incorporar poco a poco las nuevas prácticas que te propongo, permitiéndote adaptar todo a tu propio ritmo y descubrir lo que mejor funciona para ti.

En lugar de llenarte de una lista interminable de tareas, cada día se enfoca en acciones concretas y sencillas, que podrás integrar fácilmente en tu rutina. La idea es que te centres en momentos específicos del día para experimentar y ver cómo reacciona tu cuerpo. Así, las nuevas prácticas se ajustarán a tus necesidades individuales. Este enfoque flexible te permite concentrarte en lo que realmente te ayuda, asegurando que el proceso sea sostenible y efectivo a largo plazo. Todo esto te asegura:

→ **Un avance diario.** Cada día supone un pequeño paso hacia una mejor digestión.

→ **Repetición y constancia.** La práctica diaria refuerza los nuevos hábitos, facilitando que los cambios se mantengan a largo plazo.

→ **Integración natural.** Las nuevas pautas se integran fácilmente en tu vida diaria, sin sentirse como una carga extra.

→ **Desarrollo progresivo.** El método paso a paso te permite avanzar de manera constante y sin estrés.

→ **Meta alcanzable.** Al finalizar las cuatro semanas, estos hábitos formarán parte de tu rutina, lo que mejorará tu salud digestiva de forma duradera.

En este programa de 28 días incluyo un día libre cada semana y no se trata de un capricho. Estos días libres son clave para evitar que la rutina se vuelva asfixiante y para que puedas relajarte, recargar energía y mantener la motivación. Además, estos descansos te ayudan a bajar la presión y a reducir el estrés, lo cual evita que te sientas abrumado o agotado. La flexibilidad es fundamental para que este proceso de transformación digestiva sea algo que disfrutes y que no veas como una carga.

Mi deseo es que este viaje te deje aprendizajes importantes y te dé una base sólida para seguir mejorando. Estos 28 días son solo el comienzo. Después de esto tendrás el conocimiento necesario para seguir explorando lo que mejor te funciona. Sigue escuchando a tu cuerpo, sé paciente y compasivo contigo, y no dudes en experimentar para continuar mejorando. Este camino está lleno de oportunidades emocionantes, y yo estaré contigo para acompañarte en cada paso.

Cómo integrar los nuevos hábitos y no morir en el intento

Este método no es solo un plan temporal con fecha de caducidad, sino que es una guía para construir un estilo de vida más digestivo y sostenible a lo largo del tiempo. Mi objetivo es que incorpores estas prácticas a tu rutina diaria de una manera natural y adaptada a ti.

Siente total libertad para ajustar y personalizar las recomendaciones que te doy según tus necesidades y circunstancias. Esto es clave para que las nuevas prácticas realmente funcionen en tu día a día.

Asimismo, realiza evaluaciones mensuales, semanales o incluso diarias para ajustar y optimizar tu plan según cómo te sientas y lo que necesites en cada momento. Esto te ayudará a mantener la motivación y a seguir progresando.

Sin excusas: enfrentando y superando obstáculos

De seguro te encontrarás con obstáculos a la hora de intentar cambiar hábitos, pero lo importante es que no te rindas. A continuación enumero los obstáculos más habituales que atiendo y mis consejos para afrontarlos:

1. **Demasiada información y datos contradictorios.** Ya lo mencioné antes, pero creo que es importante insistir: no es buena idea navegar por la cantidad de información disponible sobre problemas digestivos en internet, que además muchas veces es contradictoria. Siempre te recomendaré centrarte en fuentes y profesionales de confianza para no acabar perdido en un mar de datos. Y si quieres ir un paso más allá, consulta con un especialista en salud digestiva que pueda orientarte de forma personalizada.

2. **Expectativas irreales.** Esperar resultados inmediatos solo genera frustración. Recuerda que el proceso es gradual, no algo que ocurra de la noche a la mañana. Proponte metas alcanzables, sigue tu propio camino y celebra cada pequeño logro. Las evaluaciones compasivas te ayudarán a ver tus avances y a mantener la motivación.

3. **Falta de constancia.** Añadir recordatorios en tu celular o notas adhesivas puede ayudarte a seguir los consejos hasta que se conviertan en parte de tu rutina.

4. **Estrés y ansiedad.** El estrés tiene un impacto enorme en la digestión, ya lo sabes. Por eso he incluido en este libro muchísimas prácticas sencillas que te ayudarán a calmar tu mente. Si tiendes a comer cuando sientes estrés, recurre a herramientas como la respiración profunda, caminar o escuchar música relajante. Crea un «kit de herramientas» con estas estrategias para cuando lo necesites.

5. **Comer de forma automática.** Si te descubres comiendo sin pensar, haz una pausa y pregúntate qué te llevó a hacerlo. La conciencia y la curiosidad son fundamentales para romper con este patrón.

6. **Entornos sociales.** En eventos sociales, el foco debe estar en disfrutar de la compañía y las conversaciones, no en preocuparte constantemente por lo que comes. Prioriza lo que sabes que te sienta bien, pero date permiso para ser flexible y disfrutar sin obsesionarte.

7. **Pereza.** Incorpora pequeños cambios que puedas integrar fácilmente en tu día a día. A veces tan solo necesitas un pequeño ajuste para empezar a notar la diferencia.

8. **Limitaciones económicas.** He tenido muy en cuenta este aspecto a la hora de compartir los consejos en este libro, porque he pasado por momentos en los que tenía pocos recursos económicos y sé perfectamente lo que es querer mejorar la salud y sentir que no puedes hacerlo por falta de dinero. Todos los consejos que te doy aquí están pensados para que puedas mejorar tu inflamación intestinal, los gases o el estreñimiento sin grandes inversiones. Desde masticar bien y reducir el estrés mientras comes con meditaciones guiadas o ejercicios de respiración, hasta hacer ejercicio o usar remedios naturales como el jengibre o la manzanilla. Hay muchas opciones gratuitas o de bajo costo que pueden ayudarte a mejorar tu salud digestiva.

9. **Falta de tiempo.** Incluso en los días más ajetreados, intenta reservar al menos treinta minutos para cada comida. Piensa que es una inversión en tu salud digestiva y en ti. Si te cuesta encontrar tiempo para cuidar tu alimentación, una buena opción es planificar y preparar tus comidas con antelación. Haz una lista de compras basada en un plan de comidas y ve a comprar solo una vez por semana. Luego dedica un par de horas durante el fin de semana a cocinar tus platillos para toda la semana. Así te ahorrarás decisiones impulsivas y estrés en el día a día. A veces, reorganizar la agenda o pedir ayuda es necesario para priorizar tu salud.

Para ayudarte a organizarte mejor en la cocina y aprovechar el tiempo al máximo, aquí te dejo algunas ideas prácticas que suelo recomendar a mis pacientes y que también pueden funcionarte.

→ **Ordena tu refrigerador y congelador.** Tener todo bien organizado te ahorra tiempo y evita el caos. Asegúrate de dejar espacio suficiente para tus comidas ya preparadas. Así no se te acumularán cosas que no uses y evitarás que se eche a perder lo que cocines.

→ **Prepara todos los ingredientes de una vez.** Dedica un rato a calcular, lavar y cortar todo lo que vas a usar en tus recetas. Así, cuando te pongas a cocinar, ya lo tendrás todo listo y no perderás tiempo buscando o preparando cosas a última hora.

→ **Cocina en grandes cantidades.** Aprovecha y cocina de más para poder reutilizarlo durante la semana. Prepara guisados, caldos o cremas de verduras en una sola sesión. Las ollas de cocción lenta son ideales para esto: dejas la comida cocinándose sola mientras haces otras cosas y al final tienes varias comidas listas sin esfuerzo. Así, siempre tendrás algo saludable a mano y solo tendrás que calentarlo.

→ **Usa recipientes individuales.** Guarda tus comidas en raciones individuales para que te sea más fácil sacar solo lo que necesites y evitar desperdicios. Además, te ahorras el problema de tener que descongelar todo un plato grande cuando solo quieres una porción.

→ **Etiqueta y organiza.** Ponle nombre y fecha a cada recipiente. Así sabrás qué tienes en el refrigerador o en el congelador, y cuánto tiempo lleva ahí. Es muy útil cuando tienes el congelador lleno y no sabes qué es cada cosa.

→ **Aprovecha el horno.** Usa el horno para preparar varias cosas a la vez. Puedes asar tubérculos, verduras y otros platillos en una sola tanda. Así ahorrarás tiempo y energía, y te quedarán varios alimentos listos para la semana.

→ **Prepara cremas de verduras.** Aprovecha las verduras y los tubérculos que tengas para hacer cremas que puedas congelar. Luego solo tendrás que calentarlas y añadir un chorrito de aceite de oliva extra virgen, y ya tendrás una comida completa y nutritiva en un momento.

→ **Prepara alimentos básicos con antelación.** Tener huevos duros, caldos o guisados ya hechos te salvará en más de una ocasión. También puedes cocer y cortar verduras como el betabel para tenerlas listas y hacer un carpacho en cualquier momento. Lo mismo con las calabacitas en forma de espaguetis, que solo tendrás que saltear.

→ **Planifica tu lista de compras.** Diseña un plan de comidas para la semana y haz una lista con todo lo necesario. Esto te ahorrará tiempo cuando vayas a comprar. Además, evitarás llevarte cosas que no necesitas o darte cuenta luego de que te falta algo. Tenerlo todo en casa hará que cocinar sea mucho más fácil y sin complicaciones.

→ **Mantén la cocina ordenada mientras cocinas.** No dejes que se acumule todo el desorden. Limpia y organiza mientras preparas los alimentos. Así, al terminar, solo te quedará disfrutar de la comida sin tener que enfrentarte a una cocina hecha un caos.

→ **Guarda bien la comida cocinada.** Una vez que tengas las comidas listas, guárdalas en el refrigerador (aguantan dos o tres días) o en el congelador. Así siempre tendrás opciones disponibles a mano y no tendrás que recurrir a comidas rápidas o menos saludables.

De acuerdo con la mayoría de los obstáculos que los pacientes me cuentan en el consultorio, quiero recalcar algo fundamental: lo que realmente importa es que te sientas bien, no solo con tu estómago, sino en todos los aspectos de tu vida. No se trata solo de comer mejor, es algo que va mucho más allá.

Con este libro quiero ayudarte a cambiar la forma en que has visto tus problemas digestivos hasta ahora. Porque, aunque comer bien es clave, no es lo único. Al hacer ajustes en diferentes áreas de tu vida, no solo es muy probable que tu digestión mejore, sino que notarás un cambio enorme en cómo te sientes. Y, claro, es normal que a veces te dé flojera o pienses que es complicado. Pero cada paso que das, incluso el simple hecho de empezar a leer este libro, es una inversión en ti.

Cuando te encuentres en esos momentos en los que sientes que no puedes más o que cuidar tu digestión es una lata, acuérdate de por qué empezaste. No se trata solo de calmar tu intestino, sino de cuidar de ti, de tu salud y de tu felicidad. Porque cada pequeño cambio que haces suma, y al final te ayudará a sentirte mucho mejor.

Así que, ¡vamos! Adopta estos consejos, ve superando los obstáculos poco a poco e intégralos en tu día a día. Pero, eso sí, recuerda que el cambio no tiene que venir desde la autoexigencia. Afronta este proceso con tranquilidad y paciencia, para que sea un cambio saludable, pero, sobre todo, sostenible en el tiempo.

→ **Vive el proceso de cambio como un viaje, no como un destino final.** Cambiar hábitos no es solo alcanzar un objetivo, sino descubrirte y mejorar paso a paso. Esto te permitirá avanzar a un ritmo que te resulte natural, reduciendo la presión y el estrés.

→ **Deja atrás la autoexigencia.** Acepta que no siempre tendrás días buenos y que está bien así. Practica la autocompasión y háblate como lo harías con un amigo que está intentando mejorar su vida.

→ **Reconoce y celebra los pequeños logros en lugar de centrarte solo en grandes metas.** Aquí, lo importante es la constancia, no la perfección. Enfócate en un cambio a la vez, en lugar de tratar de cambiarlo todo de golpe; así evitarás la sensación de agobio y harás que el proceso sea más llevadero. De hecho, intentar cambiar muchas cosas de golpe suele acabar en frustración y abandono. Lo importante es adaptarte a tu propio ritmo, enfocarte en ser constante y mejorar gradualmente. Así, mantendrás una perspectiva positiva y reforzarás tu motivación.

→ **Escucha a tu cuerpo y sus necesidades.** Sé consciente de las señales que te envía y ajusta tus hábitos en consecuencia. Así encontrarás un equilibrio que cuide tanto tu salud física como emocional, algo que ya sabes que influye directamente en la salud de tu intestino.

Abordar el cambio de hábitos desde la tranquilidad significa avanzar a un ritmo que te resulte cómodo y sostenible. Sé amable contigo, celebra los pequeños avances y recuerda que cada paso cuenta, por pequeño que sea. Interiorizar este enfoque no solo hará que cambiar de hábitos sea una experiencia más enriquecedora y menos estresante, sino que aumentará tus posibilidades de éxito a largo plazo.

En un mundo donde las redes sociales nos bombardean con imágenes de «vidas perfectas», es fácil pensar que no estamos haciendo lo suficiente. Es normal que te agobies al ver a personas meditar, hacer terapia con luz roja, exponerse al frío, seguir una rutina de ejercicios impecable y tener una alimentación perfecta cada día. ¡A mí también me pasa! Es posible que sientas que no eres suficiente o que no estás haciendo las cosas bien, pero te aseguro que menos es más y que no necesitas seguir todos esos hábitos «perfectos» que ves en otras personas. No te esfuerces por alcanzar un ideal inalcanzable. Es mucho más valioso centrarte en lo que es realista y sostenible para ti.

No te compares con los demás, ni conviertas este proceso en una competencia. Todos tenemos ritmos y circunstancias diferentes. Lo que funciona para uno puede no ser bueno para otro. Encuentra lo que mejor se adapta a ti y a tu vida, y haz de este proceso algo tuyo.

Estrategias sencillas para lograr cambios reales

En mi consultorio siempre pregunto a mis pacientes: «Del cero al diez, ¿cuánto te ves capaz de mantener esto hasta que nos volvamos a ver?». Es una pregunta que me ayuda a conocer su grado de compromiso y a asegurarme de que los cambios se adaptan a la realidad de cada persona. Porque no se trata solo de poner en marcha una serie de hábitos, sino de hacerlo de tal forma que los puedas mantener en el tiempo y que realmente funcionen para ti.

Con esto en mente, quiero compartirte algunas estrategias sencillas para que puedas incorporar estos hábitos en tu día a día sin agobiarte.

Enfoque gradual y creación de hábitos

Es más efectivo y sostenible incorporar un nuevo hábito cada ciertas semanas que intentar cambiar muchos hábitos a la vez de forma drástica. Prueba a elegir uno o dos cambios pequeños que sientas que puedes mantener a lo largo de la próxima semana. Lo ideal es que estos cambios que hagas sean específicos, medibles, alcanzables, relevantes y temporales (SMART). Si esto se te hace complicado, al menos que sean cambios claros, realistas y alcanzables para ti.

Por ejemplo, en lugar de eliminar todo el azúcar de un día para otro, intenta reducir la cantidad de bebidas azucaradas que consumes. Si tomas refrescos a diario, empieza por bajar a una vez por semana y sustituye el resto de refrescos por opciones más saludables para tu intestino, pero que igualmente disfrutes.

Otro ejemplo sería incorporar un *shot* digestivo antes de cada comida durante treinta días y observar cómo te sientes después para evaluar si realmente mejora tu digestión. No se trata de llevar un control exhaustivo, sino de hacer una observación consciente para evitar el control excesivo y conectar mejor con tu cuerpo. Con este enfoque, centrado más en la percepción general y las sensaciones corporales que en un seguimiento minucioso, puedes evaluar la efectividad de los cambios de manera más global y menos rígida.

Flexibilidad y adaptación

Si un día no cumples con tu plan de hábitos, no te desanimes; continúa al día siguiente. Es importante ser flexible y permitirte experimentar y aprender de los errores.

Al igual que los puentes están diseñados con la flexibilidad necesaria para soportar las fuerzas del viento y el tráfico sin romperse, nosotros también debemos incorporar flexibilidad en nuestras vidas y hábitos. Esta adaptabilidad es la que realmente nos permite resistir y prosperar ante los desafíos y cambios, evitando que nos «rompamos» cuando nos sometemos a presión.

Evaluaciones compasivas y autocuidado

La estrategia de las evaluaciones compasivas la utilizo mucho en mi consultorio para ayudar a los pacientes a abrazar el cambio de una manera más amable y efectiva. En el camino hacia el cambio de hábitos para mejorar la digestión, es esencial adoptar una mentalidad que vea cada paso del proceso como un «regalo» en vez de como un «castigo». Este enfoque implica entender que el cambio es un acto de autocuidado y no un motivo para ser duros con nosotros mismos. Cada evaluación debe hacerse con la intención de aprender y crecer, no para juzgarnos.

La evaluación compasiva se realiza en diferentes momentos:

→ **Evaluación diaria.** Al final del día, dedica unos minutos para reflexionar sobre los consejos que has implementado y cómo te sentiste a nivel digestivo. No se trata de detallar demasiado, sino de identificar uno o dos momentos del día que destaquen, ya sean hitos positivos o áreas de mejora; puede ser algo tan simple como haber disfrutado de una comida sin distracciones o haber sentido inflamación después de una comida concreta. Termina esta evaluación diaria con una intención positiva para el día siguiente. La idea es que esta evaluación sea la más rápida de las tres que te propongo.

→ **Evaluación semanal.** Al final de cada semana, dedica un tiempo a hacer una evaluación más profunda de tus hábitos y de tu bienestar digestivo. Esta revisión te permite ver el panorama más amplio y no solo las fluctuaciones diarias. Reconoce y celebra tus logros, por pequeños que sean (tal vez probaste un nuevo alimento que te sentó bien o tal vez te diste cuenta de que pudiste manejar mejor una situación estresante), y reflexiona sobre qué ajustes podrías hacer para la próxima semana. Establece intenciones claras pero flexibles para la semana siguiente, permitiéndote adaptarte según cómo te sientas.

→ **Evaluación mensual.** Al final de cada mes, dedica un tiempo a revisar de forma exhaustiva tus progresos y experiencias. Conviértelo en un ritual: revisa cómo te fue durante el mes, evalúa tus hábitos y desafíos, y ajusta lo que necesites. Pregúntate: ¿Qué me funcionó bien? ¿Qué ajustes podrías hacer? Experimenta y adapta según lo más que te convenga. Esta es una oportunidad maravillosa para honrar el trabajo hecho, aprender de tus experiencias y seguir avanzando hacia una vida más saludable en todos los aspectos.

Estas evaluaciones complementan perfectamente el plan de 28 días de transformación digestiva que te propongo más adelante, ya que te ayudan a reflexionar sobre los cambios y ajustar según lo necesites. Piensa que uno de los sentimientos más satisfactorios es el de estar progresando, y gracias a estas evaluaciones serás más consciente de esos avances. Ver que los resultados se acumulan te motivará a seguir adelante y aumentará las posibilidades de que perduren los cambios. Puedes empezar haciendo estas evaluaciones una vez al mes, luego una vez a la semana y, si quieres, una vez al día.

Te cuento un secreto. Desde pequeña soy fan de todo lo que sea material de papelería. Me encanta. A mí me ayuda mucho elegir un cuaderno bien bonito que me inspire a la hora de hacer este tipo de evaluaciones. Puede parecer algo simple, pero, para mí, marca una gran diferencia en cómo me acerco a estas prácticas. Y es que un cuaderno puede inspirarte por su color, por su diseño o por la textura de sus páginas. Se convierte en mi compañero en este proceso de autoevaluación y cambio. Al abrirlo, siento que me sumerjo en un ritual personal, un momento sin juicios donde puedo revisar y planificar mi siguiente paso en mi propio «camino digestivo».

Espero que estas estrategias te ayuden a mantenerte en el camino. Y sobre todo que disfrutes el proceso, porque cuidar de tu digestión es cuidar de ti.

Transforma tu digestión en 28 días: tu plan paso a paso

Es hora de poner en marcha todo lo que has aprendido. Con este plan de cuatro semanas iremos avanzando juntos, paso a paso y de manera sencilla, para mejorar tus digestiones, reducir la inflamación, regular tu tránsito intestinal y equilibrar tu microbiota.

Si ya estás haciendo algo de lo que aconsejo para cada semana, no te preocupes, simplemente pasa al siguiente consejo dentro de la misma categoría. La idea es que aproveches al máximo este plan, adaptándolo a tu realidad.

Si no tienes claro cuándo empezar, elige el primer día de la semana, del mes o incluso del año. Lo importante es que no veas estos 28 días como un simple listado de acciones que harás y olvidarás después, sino como la base para construir nuevos hábitos que se queden contigo a largo plazo. Cada pequeño cambio que hagas es un paso más para recuperar tu salud digestiva y sentirte realmente bien.

Semana 1: inicia el cambio desde la base

El objetivo de esta primera semana del plan de 28 días es empezar con pequeños cambios que te ayuden a sentar las bases para mejorar tu digestión. Incorporemos hábitos sencillos y prácticos como la meditación, el jugo de aloe vera o kudzu para cuidar tu mucosa digestiva y la creación de un ambiente más tranquilo a la hora de comer, para que disfrutes sin distracciones.

Te invito también a reducir poco a poco el consumo de café y alcohol, e incluir caminatas cortas y alimentos más fáciles de digerir. Recuerda que todo es progresivo, no tienes que hacerlo perfecto. Además, tendrás un día libre para reflexionar sobre cómo te sientes y hacer los ajustes necesarios según lo que mejor te funcione.

Día 1

- **Mañana.** Empieza el día con algo relajante que active tu sistema nervioso parasimpático. Puede ser una meditación guiada breve o unos minutos de respiración profunda con la técnica 4-7-8 (inhala tranquilamente durante cuatro segundos, mantén la respiración siete segundos y exhala lentamente durante ocho segundos).

  Encontrarás meditaciones que he preparado en el link <www.inmabo.com/meditaciones> o a través del código QR que te mostré en la página 200.

- **Antes de comer.** Toma 10-30 mililitros de jugo de aloe vera, solo o con agua, o prueba el remedio del kudzu para mejorar tu mucosa digestiva.

  Para preparar el kudzu, recuerda que tienes que disolver una cucharadita en un vaso de agua fría y luego calentarlo, removiendo hasta que hierva. Si quieres potenciar sus efectos, también puedes añadirle media cucharadita de pasta de umeboshi. Lo ideal es hacerlo con el estómago vacío, unos sesenta minutos antes de comer. Puedes probar primero con una comida y, si te sienta bien, incluirlo en otra más.

- **Comida.** Crea un ambiente tranquilo, sin tele ni celular, para disfrutar de tu comida sin distracciones.

- **Después de comer.** Toma una infusión digestiva (con poquita agua) de hinojo, manzanilla o menta para ayudar a la digestión. No olvides cepillarte los dientes y usar el hilo dental.

- **Noche.** Intenta cenar temprano, antes de las 21 horas. Elige algo ligero que sea fácil de digerir antes de irte a dormir.

Día 2

- **Comidas.** Empieza cambiando los alimentos procesados que tengas en casa por opciones más saludables y fáciles de digerir. Un buen truco es dejar de comprar a lo loco. Haz una lista en casa y compra solo lo que necesitas.

Día 3

- **Comidas.** Si sueles tomar café, comienza a reducirlo poco a poco, sobre todo en ayunas. Prueba alternativas como la escarola o las infusiones digestivas, que no irritan. Una vez que mejore tu salud digestiva, especialmente si tu estómago estaba dañado, puedes volver a introducir el café, priorizando que sea de especialidad y evitando tomarlo en ayunas para minimizar el riesgo de irritación.

  - Evita cualquier tipo de bebida alcohólica. Si quieres, plantéate reintroducirla ocasionalmente cuando mejore tu digestión.
  - No bebas líquidos en grandes cantidades mientras comes para no dificultar la digestión y la acción de las enzimas digestivas.
  - Prioriza las verduras cocinadas sobre las crudas.
  - Añade frutas como manzana, pera o piña en puré.

- **Después de comer.** Incorpora caminatas cortas de diez minutos. Mejor que sea al aire libre y con sol, en un parque o escuchando sonidos naturales.

- **Tarde.** Reduce la cantidad de bebidas estimulantes, sobre todo a partir de las 17 horas.

Día 4

- **Antes de comer.** Tómate un momento para evaluar tu nivel de hambre y distinguir si es física o emocional. Revisa el apartado «Come despacio, conecta con tu cuerpo y vive mejor a través de la alimentación», donde te hablaba de la importancia de realizar esta distinción. Allí encontrarás consejos útiles para ayudarte a identificar si realmente tienes hambre física o si es tu mente la que está buscando consuelo. Puedes hacerte preguntas como: «¿Realmente tengo hambre?»; «¿Es mi cuerpo o mi mente quien tiene hambre?»; «¿Qué es lo que realmente necesito?».

- **Comidas.** Prueba a comer más despacio, masticando bien cada bocado. Observa la textura, el sabor y el aroma de lo que comes, en lugar de hacerlo deprisa.

Día 5

- **Día libre.** Un enfoque flexible es más realista y sostenible. Aprende a soltar la necesidad de controlarlo todo, practicando la aceptación y la flexibilidad. No se trata de que el día libre sea un día de excesos por doquier, sino de disfrutar con conciencia. La idea es que aproveches este día para reflexionar sobre los cambios que has hecho durante la semana, cómo te han hecho sentir y qué ajustes puedes hacer para que se adapten mejor a ti.

Día 6

- **Mañana.** Empieza el día con un vaso de agua caliente o con una infusión para estimular el movimiento intestinal.

- **Tóxicos.** Sustituye un producto de limpieza convencional por una opción natural. Recuerda que también puedes hacer productos de limpieza en casa usando bicarbonato, vinagre blanco, limón, jabón natural y aceites esenciales.

  Cambia a una botella reutilizable de vidrio o acero inoxidable.

- **Noche.** Prueba a dar un descanso a tu aparato digestivo con un ayuno de unas doce horas (por ejemplo, de 21 a 9 horas). Intenta mantener esta rutina la mayoría de los días.

Día 7

- **Comidas.** En el capítulo 3 hacíamos un extenso repaso de cómo debería ser tu alimentación para que fuera digestiva y saludable: desde el mejor modo de cocinar hasta el origen y la calidad de los alimentos, y cuándo y cómo consumirlos según los principales problemas digestivos. A la hora de planificar tu menú semanal, ten en cuenta estas recomendaciones y, como he insistido a lo largo del libro, sé flexible y adapta todo a tus necesidades. Aquí te dejo algunas ideas para la semana, por si te sirven de inspiración:

  - Rebanada de pan tostado de masa madre con aguacate, jitomate, huevo pochado y germen.
  - *Hot cakes* de harina de almendras con mermelada de manzana, un toque de miel pura y una cucharada de crema de avellanas. Si prefieres, también puedes acompañarlas con un puñado de frutos secos y semillas variadas, como nueces y pepitas de calabaza, en lugar de la crema de avellanas.
  - Muslos de pavo al horno (o a baja temperatura) con tomillo y romero, acompañados de brócoli al vapor y yuca al horno.

- Chipirones a la plancha con AOEV y perejil, acompañados de chips de kale y papa asada y refrigerada.
- Salmón a la plancha acompañado de espaguetis de calabacitas, camote y una pequeña ensalada de hojas verdes.
- Caldo de huesos y mejillones al vapor, acompañados de endivias salteadas.
- *Omelette* de espinacas y champiñones con guarnición de aguacate aderezado.

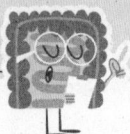

Recuerda

Es muy importante que entiendas que mis recomendaciones son generales y no reemplazan un asesoramiento nutricional personalizado. Si tienes algún trastorno médico o necesitas un plan específico, te animo a consultar con un profesional.

Adapta las recetas a lo que más te guste. Lo más importante es que disfrutes comiendo. Si ves que alguna receta no va contigo, cambia lo que necesites. Al final, se trata de que cada comida sea un momento para disfrutar, así que hazlas tuyas y diviértete experimentando en la cocina.

Semana 2: activa la digestión

Esta semana vamos a seguir avanzando con los cambios que ya comenzaste, pero ahora enfocándonos más en activar y mejorar tu digestión. Consolidaremos los hábitos que ya incorporaste, como la meditación o las caminatas, y añadiremos algunas prácticas más avanzadas, como las secuencias de saludos al sol o el uso de técnicas de respiración más profundas, que te ayudarán a estimular tu aparato digestivo.

Nos enfocaremos también en alimentos clave para apoyar tu digestión, como el pescado azul y los huevos. Además, ajustaremos el consumo de legumbres, cereales y lácteos según cómo te sientas. Y no nos olvidamos de los tóxicos: esta semana empezaremos a reducir la exposición a pesticidas en tu alimentación, buscando opciones más naturales.

Por último, seguiremos fomentando la calma en tus rutinas nocturnas para asegurar una digestión eficiente y un descanso reparador. A medida que avances, recuerda que este es tu momento para escuchar a tu cuerpo, hacer los ajustes necesarios y disfrutar del proceso.

Día 8

- **Mañana.** Añade una o dos secuencias de saludos al sol cuando te levantes, como te explicaba antes, centrándote en la coordinación entre los movimientos y la respiración. La idea no es hacerlo perfecto, sino empezar el día de manera tranquila y centrada, evitando las prisas y el estrés desde el primer momento.

- **Si, por cualquier razón, no tienes mucho tiempo por la mañana, no te preocupes.** Puedes quedarte con cualquiera de estas tres opciones: la meditación guiada, la respiración profunda o el saludo al sol. Lo importante es que elijas la opción que mejor se adapten a ti y te ayude a empezar el día con calma. No olvides cepillarte la lengua con un limpiador lingual.

- **Antes de comer.** Toma un *shot* digestivo para estimular las secreciones digestivas y así preparar al cuerpo para procesar mejor los alimentos. Puedes alternar entre aceite de oliva extra virgen o aceite de coco, y combinarlos con un poco de jengibre en polvo y jugo de limón. Otra opción es usar vinagre de manzana sin pasteurizar.

  Sin embargo, si sientes que tu estómago sigue algo sensible o que tu mucosa digestiva aún no se ha recuperado del todo, es mejor que sigas con el jugo de aloe vera o el kudzu que ya probaste el Día 1. Primero nos aseguramos de que la mucosa esté protegida y fortalecida, y luego podemos avanzar con el *shot* digestivo para las secreciones. Escucha a tu cuerpo y elige lo que mejor te siente.

- **Después de comer.** Si la inflamación ha bajado, prueba a añadir hierbas amargas como cardo mariano o diente de león a tu infusión digestiva para ayudar a la digestión de las grasas.

  Si aún tienes irritación, sigue con hierbas suaves como el hinojo o la manzanilla hasta que te sientas mejor.

- **Noche.** El Día 1 te sugerí intentar cenar antes de las 21 horas para que tu cuerpo tuviera tiempo suficiente de hacer una digestión tranquila antes de irte a dormir. Hoy vamos a dar un paso más: intenta adelantar la cena para acabar antes de las 20 horas.

  Empieza a reducir la exposición a la luz artificial y a los dispositivos electrónicos una hora antes de dormir. Usa velitas naturales de cera de abeja, focos de luz roja o lentes con micas naranjas para minimizar el impacto de la luz azul y favorecer la relajación antes de dormir.

  Si eres de esas personas que se acuestan en la cama mirando el celular y quieres cambiar ese hábito, déjalo cargando en otra habitación y usa un despertador clásico. Si haces una meditación guiada por la mañana, puedes prepararla en otro dispositivo que no sea el celular para no caer en la tentación. Incorpora actividades relajantes por la noche, como paseos suaves, automasajes, lectura o meditaciones guiadas. Para acompañar, puedes añadir 2-4 gotas de aceites esenciales como lavanda, manzanilla romana, ylang-ylang o incienso.

Día 9

- **Comidas.** Incluye más alimentos del mar, intentando meter pescado azul al menos un par de veces por semana.

  En cuanto a los huevos, puedes comerlos todos los días: hervidos, pochados, revueltos, en *omelette*, estrellados, o como más te gusten. Lo ideal es que sean de código 0 o 1.

  Si tienes mucha inflamación, lo mejor es que reduzcas las legumbres y los cereales. Cuando los comas, elige las versiones más digestivas, como lentejas rojas o amarillas, chícharos, arroz, amaranto o mijo. Lo ideal es germinar las legumbres (como te expliqué en el capítulo 3), o al menos dejarlas remojando entre ocho y doce horas antes de cocinarlas. Para que sean más fáciles de digerir, cocínalas con especias que ayudan a expulsar gases, como el comino o las semillas de hinojo, y acompáñalas con muchos vegetales, sobre todo de hoja verde.

  En cuanto a los cereales, mejor que sean integrales. Si puedes, remójalos, germínalos y cocínalos siempre bien; evita comerlos crudos.

  Al igual que con las legumbres y los cereales, si notas que tienes mucha inflamación, sería bueno reducir los lácteos, sobre todo los de vaca. En su lugar, prueba con versiones fermentadas como yogur, kéfir o queso, pero de cabra u oveja, que suelen ser más fáciles de digerir.

Día 10

- **Mañana.** Mejora tu hidratación añadiendo más minerales al agua. Puedes mezclar dos tercios de agua mineral o de filtro con un tercio de agua de mar, o simplemente beber agua mineral o de filtro y añadir algunas ampollas de agua de mar durante el día. Recuerda empezar con pequeñas cantidades para asegurarte de que tu cuerpo la tolera bien, y no superes un cuarto de litro diario para evitar soltarte del estómago.

- **Después de comer.** El Día 3 comenzaste con caminatas cortas de diez minutos, preferiblemente al aire libre y, si es posible, bajo el sol o en un entorno natural. Hoy, la idea es aumentar ese tiempo a quince minutos.

Día 11

- **Antes de comer.** Haz cuatro respiraciones diafragmáticas lentas, inhalando por la nariz y exhalando por la boca, para estimular tu nervio vago y mejorar tus secreciones digestivas. Si puedes, añade pausas o apneas tanto en la inspiración como en la espiración, para potenciar el efecto relajante y digestivo de la respiración.

- **Comidas.** El Día 1 hablamos de lo importante que es crear un ambiente tranquilo para comer, sin distracciones como la tele o el celular. Hoy te propongo añadir un detalle más: pon algo de música suave o sonidos de la naturaleza mientras comes.

  También puedes usar un difusor con 1-10 gotas de aceite esencial de lavanda, manzanilla romana o menta para que el ambiente sea aún más relajante.

  Todo esto te ayudará a disfrutar más de tu comida y a relajarte por completo.

Día 12

Día libre

Día 13

- **Mañana.** El Día 8 ya incluiste el limpiador lingual en tu rutina matutina. Hoy te propongo sumar otro hábito complementario: prueba a sustituir los enjuagues comerciales por aceite de coco. Mantén una cucharada de aceite de coco en la boca durante unos treinta segundos y luego escúpelo en el váter para evitar que se acumulen restos en las tuberías del agua. Si quieres un toque más fresco, puedes añadir directamente al aceite de coco unas gotas de aceite esencial de menta. Hacer esto por la mañana en ayunas te ayuda a deshacerte de las bacterias y toxinas que se hayan acumulado durante la noche. Después, usa el limpiador lingual para dejar tu boca completamente limpia.

  Además, complementa esta rutina con unas gárgaras de agua salada para activar tu nervio vago y empezar el día con energía, con calma y con el sistema nervioso regulado.

- **Tóxicos.** Investiga dónde puedes encontrar alimentos orgánicos cerca de donde vives para evitar la exposición a pesticidas y herbicidas. Si no te resulta fácil encontrarlos, no te preocupes. Puedes buscar huertos locales que te manden cestas a casa, pasarte por mercados de agricultores o pedir online en tiendas especializadas. También puedes unirte a grupos de consumo locales que organicen pedidos conjuntos de alimentos orgánicos.

Y si nada de esto te funciona bien, puedes lavar bien las frutas y verduras bajo la llave. Frótalas con un cepillo suave y sumérgelas en una solución de una cucharada de bicarbonato en medio litro de agua, dejándolas remojando no más de diez minutos para que no pierdan vitaminas. En el caso de frutas y verduras más delicadas, como los frutos rojos y las hortalizas de hoja, basta con 2-5 minutos de remojo.

- **Noche.** El Día 6 hablamos de darle un descanso a tu aparato digestivo con un ayuno de unas doce horas, que te recomendaría mantener la mayoría de los días. Hoy te propongo que pruebes a extender ese descanso nocturno a catorce horas algunos días de la semana. Por ejemplo, si cenas a las 19:30 horas, espera hasta las 9:30 horas del día siguiente para volver a comer.

Día 14

- **Salud mental.** Hoy quiero que te centres en algo que va más allá de la digestión: tu salud mental y cómo manejas tu energía a lo largo del día. Al final, todo está conectado, y cuando te sientes sobrepasado en tu vida personal o profesional, tu cuerpo también lo nota. Así que te propongo dos ejercicios para que puedas identificar dónde se te está yendo la energía y cómo volver a equilibrarla.

Te recomiendo hacer ambos ejercicios porque están muy conectados. El primer ejercicio con el círculo de quesitos te ayudará a ver claramente en qué áreas de tu vida necesitas poner más o menos energía, mientras que el ejercicio de la batería te permitirá evaluar si estás gastando más de lo que tienes disponible. Hacerlos juntos te dará una visión práctica para equilibrar mejor tu energía y enfocarte en lo que realmente puedes gestionar, así evitarás desgastarte en lo que no está en tus manos.

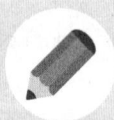

Ejercicio 1. Los quesitos de tu vida

Este primer ejercicio es muy visual y te ayudará a ver de un vistazo cómo están las áreas más importantes de tu vida.

1. Dibuja un círculo y divídelo en diferentes secciones, como si fuera un queso partido en porciones. Cada sección representa un área importante de tu vida:
   - Trabajo o desarrollo profesional
   - Dinero

- Hogar o entorno
- Familia (padres, hermanos)
- Familia nuclear (pareja e hijos, si los tienes)
- Amigos
- Ocio (cómo usas tu tiempo libre)
- Salud (física y mental)
- Autocuidado o espiritualidad (cómo conectas contigo)

2. Evalúa cada área. Puntúa del 1 al 10 cómo te sientes en cada área. No te cortes, sé honesto contigo.

3. Detecta qué áreas están más bajas. Estas áreas con menor puntuación son las que, probablemente. te estén desequilibrando, causando estrés o agotamiento. Ahí es donde puedes empezar a centrarte para resolver los conflictos o sentirte mejor en esas partes de tu vida.

Este ejercicio es una forma clara de ver qué áreas de tu vida necesitan más atención o energía. Además, te ayuda a marcar límites. Si detectas que algo o alguien está sobrepasando esos límites, es el momento de practicar el decir «no» de manera firme y respetuosa, para proteger tu energía y evitar que te agotes.

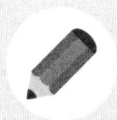

Ejercicio 2. La batería de tu energía

Esta ejercicio te ayudará a visualizar cómo gastas tu energía diaria. Imagina que tu energía es como la batería de un celular. Comienzas el día al cien por ciento, pero a medida que avanzas y te metes en diferentes frentes (trabajo, familia, problemas de amigos, etc.), tu energía va disminuyendo. Hasta ahí todo normal, ¿verdad?

El problema viene cuando te excedes y empiezas a gastar más del cien por ciento. ¿Qué pasa entonces? A diferencia de un celular, no te apagas. Sigues funcionando, pero a un costo: agotamiento, estrés, y a largo plazo, tu cuerpo empieza a enviarte señales como síntomas físicos o enfermedades.

Ejemplo: Imagina que dedicas un 50% de tu energía al trabajo, un 30% a la familia, un 20% a resolver problemas ajenos... y encima le sumas tareas extra. Ya estás gastando más del cien por ciento. Entonces, ¿qué te queda para ti? Nada. Estás gastando energía que no tienes y agotando tus reservas.

El objetivo de este ejercicio es que aprendas a hacer una «contabilidad energética» antes de asumir más frentes o conflictos. Pregúntate: «¿Tengo suficiente energía para esto?». No se trata solo de posponer o decir «no» por falta de energía, sino de evaluar si el problema realmente te corresponde a ti o a otra persona. Si el conflicto es de la otra persona y tú cargas con él, no servirá de mucho, porque es la otra parte quien debe movilizar su propia energía para resolverlo. En estos casos, lo mejor es reservar tu energía para los asuntos que sí dependen de ti, donde puedas actuar y tomar decisiones para generar un cambio.

- **Comidas.** Estas son algunas ideas para la semana:

    - Rebanada de pan tostado de masa madre con variedad de jitomates frescos, jamón serrano, arúgula y albahaca fresca.

    - Pudín de chía con yogur de coco, frutos rojos, granola de frutos secos, *nibs* de cacao y una cucharada de semillas de cáñamo.

    - Estofado de cordero con hinojo, acompañado de ensalada de espinacas y naranja.

    - Caballa a la plancha con crema de hongos y papas (si te sobra, guárdala y recaliéntala a baja temperatura, sin sobrepasar los 130 °C, para conservar el almidón resistente).

    - Pulpo a la gallega con papas y verduras salteadas.

    - Camarones a la plancha acompañados de calabaza asada con levadura nutricional.

    - Sopa de pollo con *shiitake* y zanahoria.

Semana 3: recupera el equilibrio

El objetivo de esta tercera semana es seguir construyendo sobre los hábitos que ya integraste y darles más profundidad. A lo largo de esta semana añadirás nuevas prácticas para mejorar tanto tu digestión como tu salud general. Prestaremos especial atención a los alimentos fermentados y ricos en fibra fermentable, esenciales para nutrir tu microbiota intestinal y restablecer tu equilibrio digestivo.

Además, daremos más variedad y un primer toque de intensidad a tu rutina de movimiento. También comenzaremos a incorporar más remedios naturales, adaptados a tus necesidades, y continuaremos reduciendo los tóxicos en tu entorno. La idea es que cada aspecto de tu vida apoye tu recuperación digestiva, a tu propio ritmo.

Día 15

- **Remedios naturales.** Ya hablamos de algunos remedios naturales en semanas anteriores, que puedes seguir utilizando si te están funcionando bien. Sin embargo, si sientes que necesitas algo más específico en función de tu situación actual, puedes probar con otros remedios que te menciono en el capítulo 3. Ahí te explico varias opciones en función del malestar que puedas estar sintiendo. Revisa de nuevo a esa parte del libro para elegir el que mejor te convenga.

- **Después de comer.** El Día 1 hablamos de algunas infusiones digestivas y el Día 8, de otras más detoxificantes. Si te están sentando bien, no hay problema en seguir tomándolas durante unos días más.

  Hoy te propongo incorporar infusiones más específicas que se adapten a los problemas digestivos que puedas estar teniendo en este momento. En el capítulo 3 te explico en detalle cuáles son las mejores hierbas para cada tipo de malestar y las combinaciones que puedes hacer según tu situación concreta.

- **Noche.** En la segunda semana ya empezaste a reducir la exposición a la luz artificial una hora antes de dormir. Esta semana daremos un paso más: intenta reducir la luz artificial desde que empiece a oscurecer y limita el uso de dispositivos electrónicos al menos dos horas antes de irte a la cama.

Día 16

- **Comidas.** Introduce más conscientemente el aceite de oliva extra virgen (AOEV) en tus comidas, mejor si es en crudo. Prueba macerar AOEV con tomillo y romero para potenciar sus propiedades antiinflamatorias.

  Da una oportunidad a los alimentos fermentados. Puedes empezar con pequeñas cantidades de chucrut, kimchi, tempeh, miso o kombucha, y observa cómo te sientan. No hay prisa, lo importante es que adaptes estos cambios a tu ritmo y dejes que tu cuerpo se acostumbre poco a poco a estos nuevos alimentos.

  Aumenta también el consumo de alimentos ricos en fibra que beneficien a tu microbiota, como papa, camote, zanahoria, manzana, cebolla, poro, espárragos, alcachofa, chía o linaza, avena integral y hongos.

Día 17

- **Después de comer.** Desde la primera semana empezaste, poco a poco, con caminatas de diez minutos el Día 3 y luego las aumentaste a quince minutos el Día 10. Hoy te propongo que subas la duración a veinte minutos. La idea es ir avanzando sin agobiarte. Sé constante y sigue incrementando el tiempo de tus caminatas de forma gradual. No te preocupes por alcanzar los 10 000 pasos como si fuera una meta rígida. Si mantienes este ritmo y disfrutas de tus paseos, te darás cuenta de que, poco a poco, llegarás a caminar una hora o más cada día, y los 10 000 pasos vendrán solos, casi sin que lo notes.

- **Movimiento.** Más allá de las caminatas, ahora es el momento de dar un poco de variedad y subir un poco la intensidad. Puedes empezar con algo ligero, como una sesión de estiramientos o movilidad, o incluso bailar en casa. Puedes hacer rutinas cortas de 10-15 minutos. La clave es que disfrutes del movimiento, sin presión.

Aquí te dejo dos truquitos para que te sea más fácil moverte más:

  - Si pasas más de una hora sentado sin levantarte, establece una pequeña regla: levántate y haz diez *burpees* (son básicamente un ejercicio completo en el que te agachas, haces una plancha y te pones de pie de un salto), o cualquier ejercicio que trabaje todo el cuerpo, como sentadillas con salto o flexiones. Te ayudará a activarte rápido.
  - Otra idea es dejar a la vista una pesa o algo que te recuerde moverte. Cada vez que lo veas, haz una serie de diez repeticiones de cualquier ejercicio sencillo. ¡No te va a quedar otra que moverte!

Día 18

- **Comidas.** Empieza a escuchar más a tu cuerpo cuando estés comiendo. La idea es que pares cuando sientas que te has llenado al 80%, antes de llegar a sentirte demasiado lleno o pesado.

Día 19

Día libre

Día 20

- **Mañana.** Al final de tu baño, prueba a darte unos segundos de agua templada o fría para activar tu nervio vago.

- **Tóxicos.** Es hora de seguir reduciendo tóxicos en tu entorno. Te propongo sustituir un producto de higiene personal convencional por una alternativa natural.

Asimismo, puedes reemplazar un utensilio de cocina con teflón por uno más saludable, como acero inoxidable, cerámica, vidrio, titanio, piedra o hierro fundido.

- **Noche.** Has ido poco a poco, empezando con doce horas de descanso digestivo cada día, que luego se han extendido algunos días a catorce horas. Ahora te propongo que pruebes a extender ese descanso a dieciséis horas, solo una o dos veces por semana. Si ves que te sientes bien con ello, perfecto, pero si no es tu momento ahora, no pasa nada. El objetivo siempre es que te sientas mejor, así que no te presiones. A medida que lo vayas haciendo, notarás que el número de comidas al día se va ajustando de manera natural a dos o tres, sin que tengas que forzarlo.

Día 21

- **Salud mental.** Dedica al menos treinta minutos del día a hacer algo que realmente disfrutes. Puede ser leer, caminar, dibujar, escuchar música, cocinar algo nuevo, cuidar tus plantas, hacer manualidades o simplemente disfrutar de una buena charla en compañía. La idea es que sea algo que te haga sentir bien y te permita fluir.

- **Comidas.** Estas son algunas ideas para la semana:
  - Huevos revueltos con acelgas salteadas, y kéfir de cabra o de oveja con plátano y nueces.
  - Crepas de avena integral rellenas de puré de pera y un toque de cacao fundido.
  - Crema de lentejas rojas con verduras y chips de plátano macho.
  - Arroz con conejo, higaditos y alcachofas. Si te sobra y te lo comes al día siguiente, no lo recalientes demasiado para aprovechar el almidón resistente.
  - Boquerones en vinagre con quinoa, pimientos asados y canónigos.
  - Pescado blanco al papillote con calabacita y zanahoria.
  - Ramen de miso con alga *wakame*, verduras, huevo cocido y fideos de arroz.

Semana 4: adapta el método a tu vida

En esta última semana, el objetivo es consolidar los hábitos que has ido adquiriendo y adaptarlos para que formen parte de tu vida de manera sostenible a largo plazo. Es el momento de revisar qué remedios naturales e infusiones te han funcionado mejor, así como de establecer una rutina de ejercicio que realmente se ajuste a tu día a día.

También consolidaremos las técnicas de gestión del estrés y de atención plena que has practicado hasta ahora, asegurándonos de que encuentres las que mejor se adaptan a ti. A lo largo de esta semana, evaluarás qué cambios han tenido un impacto positivo en cómo te sientes y en tu salud digestiva, y cómo puedes mantenerlos de manera permanente y ajustarlos a tu estilo de vida.

Día 22

- **Remedios naturales.** Evalúa qué remedios te han funcionado mejor y cuáles te gustan más. A partir de ahora, ajusta tu rutina de remedios naturales para que se adapten a lo que necesitas cada día.

- **Después de comer.** Haz lo mismo con las infusiones: revisa cuáles te han sentado mejor y establece una rutina diaria, adaptando las infusiones según cómo te sientas cada día y las necesidades que tengas en ese momento.

- **Noche.** Después de haber probado a adelantar tus horarios de cena, reducir la luz artificial por la noche y crear un ritual nocturno, es momento de reflexionar sobre cómo te has sentido con estos cambios y ajustar lo que sea necesario para que se adapten mejor a tu estilo de vida y te ayuden a descansar mejor.

Día 23

- **Comidas.** Sigue añadiendo diferentes tipos de pescados y mariscos, y atrévete a probar carnes que no sueles comer. Fíjate bien en el origen y la calidad, porque esto marcará la diferencia en cómo te sientan y en la diversidad de nutrientes que le das a tu cuerpo.

Experimenta también con frutos secos y semillas. Puedes remojarlos y secarlos, o tostarlos a baja temperatura. Empieza con los más fáciles de digerir, como las pepitas de calabaza o las avellanas. Cuanta más variedad añadas a tus platillos, mejor será para tu intestino: cuanta más diversidad, mayor beneficio para tu salud digestiva.

Día 24

- **Movimiento.** Empieza a incorporar ejercicios de fuerza y resistencia con pequeñas rutinas usando tu propio peso. No tienes que comenzar con tres sesiones a la semana, ni hacerlo en un gimnasio. Puedes empezar desde casa si eso te resulta más cómodo. Al principio, quizá solo hagas cinco minutos de ejercicio una vez por semana, y está bien así. Con el tiempo irás aumentando a quince minutos, y poco a poco podrás establecer una rutina de dos o tres sesiones semanales que se ajuste a tu ritmo y a tus necesidades. Revisa qué actividades te han gustado más y planifica cómo integrarlas regularmente en tu vida.

Día 25

- **Gestión del estrés.** Configura alarmas que te sirvan de recordatorio para tomar pequeños momentos de calma a lo largo del día. Cuando suene la alarma, simplemente detente un momento y respira hondo, estira, camina o sal a tomar un poco de aire fresco. Y si no puedes parar, sigue con lo que estés haciendo, pero con atención plena.

- **Comidas.** Escucha las señales de hambre y saciedad de tu cuerpo y ajústalas según lo que necesites en cada momento, sin rigidez en las porciones o los horarios.

  Intenta dedicar una hora, o al menos treinta minutos, a cada comida principal, incluso en los días más ajetreados. Este tiempo no solo te permitirá comer con tranquilidad, masticar bien y disfrutar cada comida, sino que también es un momento para ti. Al final, es un espacio que te dedicas, una forma de priorizarte y de cuidar cómo te hablas y te tratas.

Día 26

Día libre

Día 27

- **Mañana.** Planifica una actividad al aire libre para el fin de semana, como hacer senderismo.

  Además, incorpora una breve meditación al aire libre, ya sea por la mañana o por la tarde, cuando mejor te venga. Enfoca tu atención en la sensación del sol en tu piel. Como es la primera vez que te sugiero meditar sin guía, quiero recordarte que no pasa nada si, a los pocos segundos, tu mente se distrae. El objetivo no es mantener la mente en blanco, sino observar tus pensamientos y estar presente en el aquí y ahora. Así que, cada vez que aparezca una distracción, tómatelo como una oportunidad para volver a tu respiración y mejorar tu práctica poco a poco.

- **Tóxicos.** Prioriza los alimentos frescos sobre los enlatados.

  - Cambia tus recipientes de plástico por otros de vidrio o acero inoxidable, sobre todo para almacenar alimentos.

  - Revisa los cambios realizados hasta ahora, identificando aquellos que hayan sido más beneficiosos para ti, para que puedas evaluar el progreso realizado y planificar cómo mantener y expandir estos cambios en el futuro.

- Si quieres profundizar más, recuerda que puedes revisar el apartado «Reduce los tóxicos en tu día a día: efectos digestivos de los contaminantes y los disruptores endocrinos», donde encontrarás más recomendaciones.

- **Noche.** Ajusta tu ayuno intermitente de manera que se adapte cómodamente a tu estilo de vida.

Día 28

- **Salud mental.** Reserva un pequeño espacio cada día para practicar la atención plena. No tiene que ser nada complicado; simplemente concédete de cinco a diez minutos para estar presente. Puedes respirar hondo, mientras observas tus pensamientos sin juzgarlos, o incluso estar presente mientras haces algo cotidiano, como bañarte o caminar. Lo importante es que te permitas ese momento para desconectar y estar en el aquí y ahora.

  Si te gusta escribir, podrías crear un espacio íntimo contigo con un diario personal.

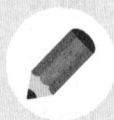

Ejercicio: el diario personal

Dedica un momento cada semana o cada día para conectar contigo, reflexionar sobre lo que realmente quieres conseguir y sobre lo que no está funcionando en tu vida. No huyas de esos pensamientos; reflexiona sobre ellos con calma. Eso sí, no confundas este diario con las evaluaciones compasivas que usas para monitorear tus hábitos y cambios. La idea es que sea un espacio para la introspección y el autodescubrimiento, no para la autoevaluación.

Otra práctica muy útil es el ejercicio de sentir las emociones. Muchas veces, cuando sentimos algo, intentamos resolver o aliviar esa emoción rápidamente. Pero la idea aquí es simplemente sentirla, sin hacer nada con ella. A veces, las emociones aparecen por una razón, como en momentos de duelo o en situaciones de mucho estrés. Este ejercicio lo trabajo mucho en mi consultorio cuando veo que las personas están abrumadas por emociones intensas y no logran comprender del todo lo que sienten. Es una forma de conectar con esas emociones y darles espacio, en lugar de intentar suprimirlas o «arreglarlas» de inmediato.

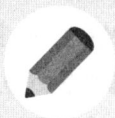

Ejercicio: sentir la emoción

Cierra los ojos y respira hondo. Observa si sientes algo en alguna parte de tu cuerpo, sin poner nombre a la emoción. Si sientes algo en un lugar específico, coloca tu mano ahí para conectar mejor con esa emoción, como si pudieras «tocarla». El objetivo es ser consciente de la emoción. Fíjate en si tiene algún color; si es luminosa o está apagada; si está en movimiento o se mantiene estable. Pregúntate: «¿Me está diciendo algo?»; «¿Por qué está aquí?».

En lugar de rechazarla, dale la bienvenida, aunque sea incómoda. Agradece su presencia y reconócela como parte de tu equipo. Al acabar el ejercicio, te sentirás mucho más en calma.

- **Comidas.** En el apartado «Sin excusas: enfrentando y superando obstáculos», te daba algunos trucos para organizarte mejor en la cocina y ahorrar tiempo a la hora de mejorar tu alimentación. Hoy podrías probar a hacer una sesión semanal de preparación de comidas. Así planificarás tus comidas con antelación, evitarás decisiones impulsivas y pasarás menos tiempo cocinando durante la semana.

Estas son algunas ideas para la semana:

- Pan tostado de masa madre con aguacate, salmón ahumado, pepino y berros.
- *Bowl* de asaí con mango, plátano, yogur de cabra u oveja, crema de almendras y coco rallado.
- Pizza de trigo sarraceno con pesto de pistaches, jitomates *cherry*, jamón de pato y perejil fresco.
- Costillas de cerdo a baja temperatura con crema de tubérculos y verduras y chips de kale.
- Albóndigas de bacalao con ensalada de endivias, higos y queso feta.
- Rape al limón con chucrut y caldo de huesos.
- Salteado de espárragos y camarones con *crackers* de almendra.

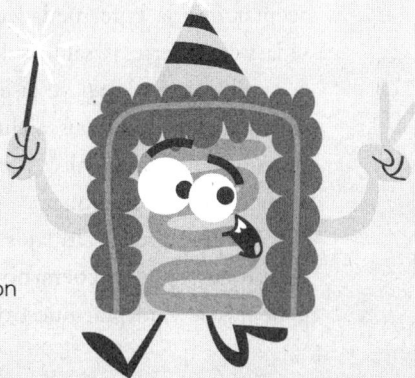

Qué hacer cuando hay recaídas y tu intestino no responde

Ya hemos visto que la salud digestiva afecta directamente a nuestra salud global y que influye en lo físico, lo mental y lo emocional. Pero es importante entender que la salud digestiva no es estática, sino que cambia constantemente, incluso de un día para otro. Esto depende de muchos factores (como el estrés, el descanso, las hormonas o los medicamentos), no solo de lo que comemos.

Como bien dice Andoni Luis Aduriz, «somos las relaciones que digerimos». Nuestras interacciones afectan tanto a nuestras emociones como a nuestra digestión. Las relaciones sanas nos aportan calma, mientras que las tensas o conflictivas nos generan estrés, alterando nuestro sistema nervioso y desajustando el equilibrio digestivo. Es completamente normal que tu salud digestiva pase por altibajos, con días mejores y otros peores. Lo importante es saber cómo afrontarlos y, sobre todo, no culparte cuando ocurren.

Muchas veces, tendemos a ver la salud digestiva como un camino lineal, creyendo que si lo hacemos todo perfecto (siguiendo una dieta superestricta, obligándonos a ir al gimnasio todos los días, tomándonos un montón de suplementos y manteniendo el estrés a raya con meditaciones o ejercicios de respiración), nunca tendremos recaídas. Pero la realidad es que la salud no funciona así. Nuestro cuerpo no es una máquina que podamos ajustar perfectamente para que nunca falle. Como seres humanos, estamos en constante evolución, y eso significa que habrá momentos en los que nuestra salud se verá afectada. La enfermedad no es una derrota, sino que simplemente es una señal de que algo necesita atención.

Aquí entra en juego la idea de que el ser humano no «está enfermo», sino que «es un enfermo». No se trata de verlo de manera negativa, sino de aceptar que la enfermedad es parte de nuestra naturaleza. Al igual que la vida y la muerte, la salud y la enfermedad están conectadas. Muchas veces, la medicina moderna ve la enfermedad como una perturbación del estado «normal» de salud y busca eliminarla a toda costa. Pero la enfermedad es más que una falla funcional: es parte de un sistema de regulación que nos permite adaptarnos y evolucionar.

Aceptar que los altibajos en nuestra salud digestiva son normales y parte del proceso puede liberarnos de la frustración. Suponen una oportunidad para ajustar y adaptar nuestros hábitos y nuestro enfoque en aras de nuestra salud. Si aceptas esos altibajos en tu salud digestiva, tendrás una relación más sana con tu cuerpo y con la comida, y disfrutarás más de la vida, que al final es de lo que se trata. Estas son algunas formas de afrontar esos altibajos digestivos:

→ **Reconoce los síntomas sin juzgar.** En lugar de verlos como un enemigo, entiende que los síntomas digestivos son la forma en que tu cuerpo te comunica que algo necesita atención. Son mensajes del cuerpo, no castigos. No los ignores, pero tampoco los dramatices. Son tus aliados, una señal para que hagas pequeños ajustes y avances hacia una mejor versión de ti.

→ **Identifica las posibles causas sin culparte.** Los síntomas pueden deberse a una combinación de factores que a veces no son fáciles de controlar. No se trata de culparte o buscar errores en tu rutina, sino de observar con curiosidad qué ha cambiado en tu vida y responder de la mejor manera posible.

→ **Busca soluciones sin desesperarte.** No te frustres si no encuentras una solución rápida. Algunas veces mejorarás rápidamente y otras necesitarás más tiempo. Lo importante es ser paciente, probar lo que mejor te funciona y adaptar esos cambios a tu vida diaria.

→ **Celebra tus avances y aprende de los tropiezos.** No te castigues por los días en los que te sientes peor. La salud es un camino de aprendizaje. Reconoce los errores y sigue adelante.

Mantén tu digestión en buenas condiciones a largo plazo

El bienestar digestivo no se logra siguiendo una serie de reglas rígidas, sino desarrollando una relación equilibrada y compasiva contigo. Tu digestión refleja cómo te sientes por dentro, como si fuera un termómetro que te indica cómo van las cosas en tu vida. Al dedicar tiempo a cuidar de todos los aspectos importantes —no solo de lo que comes, sino también de cómo te sientes y lo que experimentas—, ayudas a tu aparato digestivo a funcionar mejor. Además, permites que todo lo que ocurre a tu alrededor también se «digiera» bien, dándote el espacio necesario para afrontar los desafíos con más tranquilidad y claridad.

Este proceso no debería sentirse como una lista interminable de tareas, sino como una serie de pequeños pasos que vas dando para mejorar tu vida en general, no solo tu digestión. Cada decisión que tomas te acerca a una versión más completa, consciente y feliz de ti.

Es fundamental recordar que la salud y la enfermedad no son opuestos, sino dos caras de la misma moneda. A lo largo de nuestra vida oscilamos entre ambos estados. Aceptar que somos vulnerables y que podemos tener altibajos no es rendirse, sino entender que la enfermedad no es un castigo. Al contrario, es una señal que nos indica qué áreas necesitan nuestra atención. Como dice un refrán alemán, «mejor doblarse antes que romperse». No se trata de luchar contra los síntomas, sino de aprender de ellos.

Si te has comprometido con este camino y has realizado los cambios que te he sugerido durante estos 28 días, te felicito de corazón. No solo por el esfuerzo, sino porque has dado el primer paso hacia una nueva vida en la que sentirte bien física y emocionalmente será lo que te guíe. Recuerda que el objetivo no es eliminar la enfermedad de tu vida, sino aprender a convivir con ella, entenderla y evolucionar junto con ella. Al final, la verdadera curación siempre viene acompañada de una mayor comprensión y madurez.

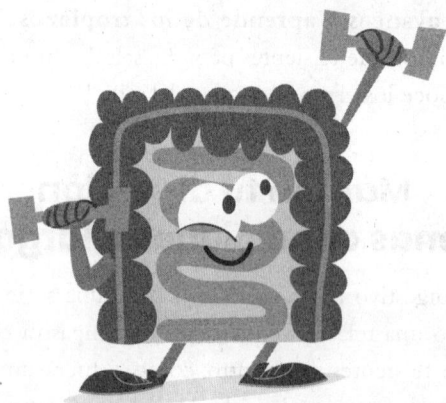

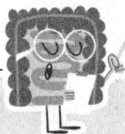

Recuerda

→ El propósito del método de 28 días es ayudarte a transformar tu situación digestiva de manera integral, no solo poniendo el enfoque en tu aparato digestivo, sino también teniendo en cuenta la conexión entre cuerpo, mente y emociones. La gestión del estrés, la alimentación, el movimiento, las rutinas matutinas y nocturnas, los hábitos de vida, los remedios naturales y las infusiones son solo algunas de las herramientas con las que trabajaremos para conseguir que te encuentres mejor en todos los sentidos.

→ El enfoque diario está diseñado para ser sencillo y progresivo, dándote la flexibilidad necesaria para integrar los hábitos poco a poco, sin que se conviertan en una carga. La idea es que puedas sostener los cambios a largo plazo y que te funcionen en tu día a día.

→ Acepta que la salud digestiva no es un camino recto. Tendrás altibajos, y habrá momentos en los que sentirás que retrocedes. Esto es completamente normal, ya que la salud no solo depende de lo que hacemos, sino también de lo que nos ocurre en la vida. Es clave cultivar una actitud flexible y compasiva. En lugar de castigarte por los altibajos, acéptalos como parte de la vida y aprovéchalos para aprender y crecer.

→ Aprende a escuchar las señales que te envía tu cuerpo, sin juzgarte. Los síntomas digestivos no son enemigos, sino aliados que te indican que algo necesita ajustes. No te desesperes si no encuentras soluciones rápidas; algunos días te sentirás mejor y otros necesitarás más tiempo, pero cada paso cuenta. Celebra tus avances y aprende de los tropiezos.

→ La clave para mantener tu aparato digestivo en equilibrio no está en seguir un conjunto rígido de reglas, sino en desarrollar una relación más consciente y amable contigo. Recuerda que tu digestión es un reflejo de cómo te sientes por dentro. Cuidar de ti no solo ayuda a tu aparato digestivo, sino que también te permite digerir mejor lo que ocurre a tu alrededor, enfrentando los desafíos con más tranquilidad y claridad.

EPÍLOGO

Al llegar al final de este viaje de 28 días, quiero invitarte a ver este momento no como un final, sino como el comienzo de una nueva etapa en tu vida. Hasta ahora me has permitido guiarte a través de una serie de pasos para mejorar tu salud digestiva, pero el verdadero desafío —y la verdadera oportunidad— empieza ahora, en tu día a día. Es fuera de las estructuras que te he propuesto donde realmente tendrás que escucharte y responder con paciencia y compasión a lo que tu cuerpo necesita en cada momento.

Durante mucho tiempo creí que todo lo que me pasaba dependía de mí, que tenía el control absoluto sobre mi salud y mi vida. Esa fue una de las mayores trampas en las que caí, y me llevó a años de frustración y sufrimiento. Intentaba tenerlo todo bajo control, pensando que si lo hacía todo «perfecto», las cosas irían bien. Pero la realidad es que ese esfuerzo desmedido no solo no me protegió de las dificultades, sino que me trajo muchos de los problemas digestivos por los que he pasado. Y aunque esos momentos fueron duros, me enseñaron tanto que, gracias a ellos, hoy estoy aquí escribiendo este libro en el que comparto contigo lo que he aprendido. Así que no cometas el mismo error. Deja de intentar controlarlo todo y empieza a soltar, confiar y adaptarte a lo que la vida te pone delante.

El cuidado de tu salud digestiva es, en realidad, un acto de amor propio. En medio de la vorágine de nuestras vidas, muchas veces dejamos de lado nuestras propias necesidades para priorizar las urgencias y las responsabilidades externas. Pero cuando te cuidas, te envías un mensaje muy potente: «Soy una prioridad y sentirme bien es importante».

Ya has visto que la conexión entre el cerebro y el aparato digestivo es profunda y compleja. Lo que sientes (tristeza, enojo, frustración o incluso miedo) no se queda solo en tu mente, sino que va a parar directamente a tu aparato digestivo. Por eso, buscar tu propio equilibrio y cuidar todas tus esferas no es una opción si quieres que tu aparato digestivo funcione bien. Es un requisito indispensable.

Así que más allá de estos 28 días, sigue escuchando a tu cuerpo, sigue aprendiendo de los altibajos y, sobre todo, sigue valorándote lo suficiente como para cuidarte de la mejor manera posible.

Decálogo para una transformación digestiva real y duradera

Cuando le entrego a mis pacientes sus pautas de tratamiento, siempre termino con una frase de Albert Einstein: «Locura es hacer lo mismo una y otra vez y esperar resultados diferentes». Esta frase es un recordatorio de que si queremos cambiar algo, debemos actuar de manera diferente. Así que deja de esperar y comienza a aplicar lo que has aprendido, porque solo tomando las riendas de tu vida conseguirás los resultados que buscas.

1. **Arregla tus problemas y vive la vida que te dé la gana.** No te dejes arrastrar por lo que los demás esperan de ti. Marca tus propios límites y define qué es lo que realmente importa y te hace sentir bien. Prioriza tus deseos y valores, porque tu camino es único y merece ser recorrido con confianza y determinación.

2. **No corras tanto, detente y respira.** El mundo va deprisa, y tratar de seguir su ritmo nos está costando la salud. Aprende a vivir a tu propio ritmo, no al de los demás. Si tu mente es una tormenta, tu intestino será el ojo del huracán. Así que detente, respira y enfócate en cada momento.

3. **Si un puente fuera rígido, se rompería; contigo es lo mismo.** La flexibilidad es clave. Deja de lado la presión de hacerlo todo perfecto y adapta los cambios a tu realidad. Cuanto más te adaptes a ti, más fácil te resultará avanzar sin romperte por el camino.

4. **Cuida lo que comes y cómo lo comes.** No se trata solo de comer sano. La variedad y la frecuencia son igual de importantes. Amplía tu abanico de alimentos, presta atención a su procedencia y evita comer siempre lo mismo. Deja suficiente espacio entre comidas, mastica despacio y come solo cuando sientas hambre de verdad, disfrutando al máximo cada bocado.

5. **Recuerda que la boca va antes que el estómago.** La digestión empieza en la boca. Cuida ese pequeño ecosistema de microorganismos que

vive ahí, porque cuanto mejor lo cuides, mejor será todo el proceso que viene después.

6. **Vive en movimiento.** A veces, los mejores remedios son los más simples y están al alcance de tu mano. El movimiento es uno de ellos. Haz que la actividad física sea parte de tu día a día, pero desde el disfrute, no como una obligación.

7. **Reduce los tóxicos, conservando la cordura.** Es importante disminuir la exposición a sustancias tóxicas tanto en tu entorno como en tu alimentación, pero más importante aún es hacerlo con calma y realismo. No se trata de vivir obsesionado, sino de hacer cambios graduales que se ajusten a tu vida sin añadir más estrés.

8. **El día y la noche están para algo, no vayas al contrario.** Alinea tu actividad y tus comidas al ciclo natural del día. Mantente activo cuando haya luz, pero cuando caiga el sol, prepara tu cuerpo para el descanso.

9. **Bajo el sol, mejor digestión.** Tomar el sol solo en la playa durante el verano y olvidarte de él el resto del año no es suficiente. Para aprovechar realmente los beneficios del sol, incluye pequeñas actividades al aire libre en tu rutina diaria. Un simple paseo bajo el sol ya puede marcar la diferencia. Y si, además, lo haces en un entorno natural, mucho mejor. Si solo puedes los fines de semana, no pasa nada, lo importante es adaptarlo a tu día a día.

10. **Los suplementos son la cereza, no el pastel.** No caigas en la trampa de pensar que una pastilla va a resolver tus problemas digestivos. Primero tienes que ir al origen y enfocarte en las causas que están poniendo patas arriba tu intestino. Los suplementos pueden ayudarte, pero solo son el toque final, no la base de la solución.

Te animo de corazón a llevar contigo todo lo que has aprendido, pero también a seguir profundizando en tu propio camino. Este proceso de transformación no termina aquí, sino que es un viaje continuo de exploración y aprendizaje. Cuida tu cuerpo y tu mente, y escucha siempre a tu aparato digestivo. Él te hablará claro cuando algo necesite ajustes en tu vida. Todo aquello que hagas por tu salud será algo que tu cuerpo te devolverá con creces. Confía en el proceso, porque tu cuerpo lo notará y te lo agradecerá profundamente.

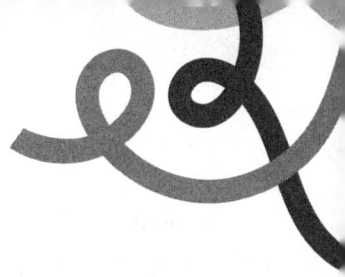

AGRADECIMIENTOS

Es difícil empezar a escribir estos agradecimientos porque siento que este libro ha sido una aventura que nunca habría podido recorrer sola. Antes que a nadie más, mi mayor agradecimiento va para ti, Manu, mi compañero de vida. Sin ti, este libro no existiría. Has estado en cada paso, apoyándome en los momentos de duda y dándome fuerzas cuando más lo necesitaba. Siempre hemos caminado juntos y cuando uno de los dos se tropieza o se queda atrás, el otro está ahí para tenderle la mano y ayudarle a seguir adelante. Este libro es un reflejo de eso. Gracias por ser mi hogar.

A mi familia, por apoyarme en cada aventura en la que decido sumergirme; gracias por confiar siempre en mí. Solo por ver sus caras de emoción y orgullo cuando este libro esté publicado ya habrá valido la pena todo el proceso. Gracias por todo el amor que me han dado a lo largo de mi vida, un amor que me ha dado raíces para crecer y alas para volar.

A Mame e Irene, quienes me ayudaron a entender y ordenar mis propios problemas digestivos. Gracias por ayudarme a desempolvar y dar luz a mis raíces, y por estar ahí cuando más lo necesitaba.

Por supuesto, tengo un agradecimiento muy especial para mis dos madres. Si tener una madre ya es el mejor regalo de la vida, tener dos es como haber ganado la lotería más grande que existe. No encuentro palabras suficientes para expresar lo agradecida que me siento.

A mis compañeros de profesión, en especial a Natalia, gracias por permitirme acompañarte en tu camino. He tenido el placer de guiarte, pero también he aprendido mucho de ti. Hoy ayudas a muchísimas personas y me llena de orgullo haber sido parte de tu crecimiento.

A mis pacientes y a todas las personas que me han elegido para ayudarles con sus problemas digestivos, no puedo expresar cuánto se los agradezco. Las lecciones más grandes no las aprendí en la universidad, sino con ustedes. Cada consulta, cada historia y cada pequeño avance me ha enseñado algo, y este libro no existiría sin esa experiencia.

A Rosario y Núria, gracias por comprenderme y por amoldarse a mi ritmo desde el principio. Su dedicación hizo que este libro sea mucho más grande de lo que imaginé. Núria, gracias por tu paciencia infinita, por apoyarme en cada paso, incluso cuando las fechas de entrega se prolongaban más de la cuenta. Tu confianza en mis ideas ha sido lo que ha permitido que este libro cobrara vida y llegara a buen puerto. También quiero agradecer al equipo editorial de Grupo Planeta por hacer realidad este proyecto.

Quiero darme las gracias. Porque muchas veces damos las gracias a los demás y nos olvidamos de hacerlo con nosotros mismos. Este libro es también el resultado de mi esfuerzo, de ser una persona porosa, abierta a los aprendizajes que la vida me pone delante, y de intentar siempre facilitar el camino a los demás. En el mismo sentido en que agradecemos los pequeños pasos cuando cambiamos nuestros hábitos para mejorar cómo nos sentimos, hoy quiero reconocer el mío. Porque solemos ser demasiado duros con quienes somos, y como reflexiono en este libro, se necesitan grandes dosis de amabilidad y compasión para afrontar los desafíos que la vida —y la salud— nos presenta, especialmente cuando hablamos de salud digestiva. Así que no puedo terminar de otra manera que recordándome —y recordándote— que cada paso cuenta. Que cada avance es un acto de amor. Y que merecemos agradecer el esfuerzo que hacemos, incluso cuando nadie lo ve.

Finalmente, gracias a ti por haberme regalado parte de tu valioso tiempo para leer este libro. Espero que te lleves algo que te inspire y te ayude en tu propio camino.

PARA SABER MÁS

Gracias de corazón por haber llegado hasta aquí.

Este libro no es solo una serie de palabras, sino que es el fruto de mi experiencia clínica y personal que ahora comparto contigo. El hecho de que hayas llegado hasta el final demuestra tu compromiso contigo y tu deseo de mejorar tu salud digestiva. Ese compromiso no termina aquí; quiero seguir acompañándote en este camino.

Soy Inma Bo y llevo años ayudando a personas como tú a mejorar su salud digestiva, porque sé que sentirse bien empieza desde dentro. Mi mayor motivación siempre ha sido ofrecer herramientas prácticas y accesibles que realmente funcionen, para que puedas vivir mejor y conectar más con tu cuerpo. Quiero ayudarte a ver tus problemas digestivos de una manera diferente: esos síntomas molestos tienen un sentido y entenderlos te permitirá reconocer y mejorar las causas que los provocan.

Este es solo el principio de lo que puedes lograr. Si lo que leíste en este libro te resonó, te invito a seguir profundizando. Preparé algo especial solo para ti, para que puedas seguir avanzando en tu camino hacia una mejor salud digestiva. Visita <www.inmabo.com/bonuslibro> o escanea el código QR que encontrarás a continuación para acceder al material exclusivo que preparé especialmente para ti. Lo mejor es que este contenido irá evolucionando con el tiempo. Seguiré añadiendo nuevos recursos para que siempre tengas algo nuevo que descubrir y sigas mejorando.

Tu salud digestiva es mi prioridad y quiero que sepas que estaré aquí para acompañarte en cada paso del camino. Estoy segura de que puedes sentirte mejor, y juntos lo conseguiremos. No estás solo en este viaje.

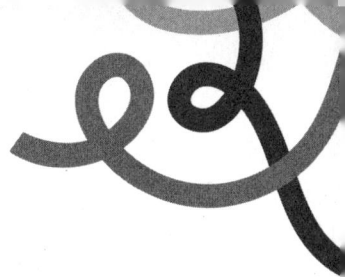

BIBLIOGRAFÍA

Abdel-Haq, R., Schlachetzki, J. C. M., Glass, C. K., Mazmanian, S. K., «Microbiome-microglia connections via the gut-brain axis», *Journal of Experimental Medicine*, 216 (2018), pp. 41-59.

Agencia para Sustancias Tóxicas y el Registro de Enfermedades (ATSDR)., «Perfil toxicológico del mercurio», *Agency for Toxic Substances and Disease Registry*, (2022). <https://www.atsdr.cdc.gov/toxprofiles/tp46.pdf>.

Aguilar Urbano, V. M., Pérez Aisa, A., Albandea Moreno, C., *et al.*, «Papel de intolerancia a la fructosa en el síndrome del intestino irritable», *Gastroenterología y Hepatología*, 32 (2009), p. 255.

Agustí, A., García-Pardo, M. P., López-Almela, I., *et al.*, «Interplay between the gut-brain axis, obesity and cognitive function», *Frontiers in Neuroscience*, 12 (2018), p. 155.

Álvarez, J., Fernández Real, J. M., Guarner, F., *et al.*, «Microbiota intestinal y salud», *Gastroenterología y Hepatología*, 44 (2021), pp. 519-535.

Álvarez Calatayud, G., Guarner, F., Requena, T., Marcos, A., «Dieta y microbiota. Impacto en la salud», *Nutrición Hospitalaria*, 35 (2018), pp. 11-15.

Alvarez Crespo, M., González Matías, L. C, Gil Lozano, M., *et al.*, «Las hormonas gastrointestinales en el control de la ingesta de alimentos», *Endocrinología y Nutrición* 56 (2009), pp. 317-330.

Anjum, I., Jaffery, S. S., Fayyaz, M., Samoo, Z., Anjum, S., «The role of vitamin D in brain health: A mini literature review», *Cureus*, 10 (2018), e2960.

Backhed, F., «Host-bacterial mutualism in the human intestine», *Science*, 307 (2005), pp. 1915-1920.

Ballegeer, M., Van Looveren, K., Timmermans, S., *et al.*, «Glucocorticoid receptor dimers control intestinal STAT1 and TNF-induced inflammation in mice», *Journal of Clinical Investigation*, 128 (2018), pp. 3265-3279.

Basso, J. C., McHale, A., Ende, V., Oberlin, D. J., Suzuki, W. A., «Brief, daily meditation enhances attention, memory, mood, and emotional regulation in non-experienced meditators», *Behavioural Brain Research*, 356 (2019), pp. 208-220.

Belizário, J. E., Napolitano, M., «Human microbiomes and their roles in dysbiosis, common diseases, and novel therapeutic approaches», *Frontiers in Microbiology*, 6 (2015), p. 1050.

Bhattacharyya, S., Shumard, T., Xie, H., *et al.*, «A randomized trial of the effects of the no-carrageenan diet on ulcerative colitis disease activity», *Nutrition and Healthy Aging*, 4 (2017), pp. 181-192.

Blakeman, V., Williams, J. L., Meng, Q.-J., Streuli, C. H., «Circadian clocks and breast cancer», *Breast Cancer Research*, 18 (2016), p. 89.

Blaser, M. J., «Antibiotic use and its consequences for the normal microbiome», *Science*, 352 (2016), pp. 544-545.

Bonaz, B., Sinniger, V., Pellissier, S., «Vagal tone: Effects on sensitivity, motility, and inflammation», *Neurogastroenterology & Motility*, 28 (2016), pp. 455-462.

Boszormenyi-Nagy, I., *Invisible loyalties: Reciprocity in intergenerational family therapy*, Harper & Row, Nueva York, 1973.

Boubekri, M., Lee, J., MacNaughton, P., *et al.*, «The impact of optimized daylight and views on the sleep duration and cognitive performance of office workers», *International Journal of Environmental Research and Public Health*, 17 (2020), p. 3219.

Bron, P. A., Kleerebezem, M., Brummer, R. J., *et al.*, «Can probiotics modulate human disease by impacting intestinal barrier function?», *British Journal of Nutrition*, 117 (2017), pp. 93-107.

Butler, M. I., Mörkl, S., Sandhu, K. V., Cryan, J. F., Dinan, T. G., «The gut microbiome and mental health: What should we tell our patients?: Le microbiote intestinal et la santé mentale: que devrions-nous dire à nos patients?», *Canadian Journal of Psychiatry, Revue Canadienne de Psychiatrie*, 64 (2019), pp. 747-760.

Butler, T. D., Gibbs, J. E., «Circadian host-microbiome interactions in immunity», *Frontiers in Immunology*, 11 (2020), p. 1783.

Calder, P. C. (2010). «Omega-3 fatty acids and inflammatory processes», *Nutrients*, 2(4), 355–374. <https://pmc.ncbi.nlm.nih.gov/articles/PMC3257651>.

Caspani, G., Kennedy, S., Foster, J. A., Swann, J., «Gut microbial metabolites in depression: Understanding the biochemical mechanisms», *Microbial Cell* (Graz, Austria), 6 (2019), pp. 454-481.

Castañeda Guillot, C., «Microbiota intestinal y trastornos del comportamiento mental», *Revista Cubana de Pediatría*, 92 (2020).

Castillo-Álvarez, F., Marzo-Sola, M. E. «Role of the gut microbiota in the development of various neurological diseases», *Neurología*, (2019); S0213-4853.

Chen, G. R., Xie, X. F., Peng, C., «Treatment of irritable bowel syndrome by Chinese medicine: A review», *Chinese Journal of Integrative Medicine*, 29 (2023), pp. 377-384.

Claesson, M. J., Jeffery, I. B., Conde, S., *et al.*, «Gut microbiota composition correlates with diet and health in the elderly», *Nature*, 488 (2012), pp. 178-184.

Cohen, S., Kamarck, T., Mermelstein, R., «A global measure of perceived stress», *Journal of Health and Social Behavior*, 24 (1983), pp. 385-396.

Cohen, S., Williamson, G. M., *Perceived stress in a probability sample of the United States.* En: S. Spacapan, S. Oskamp (Eds.), *The Social Psychology of Health,* Sage, Newbury Park, CA, 1988.

Colomer-Revuelta, C., Colomer-Revuelta, J., Mercer, R., Peiró-Pérez R., Rajmil, L., «La salud en la infancia», *Gaceta Sanitaria,* 18 (2004), pp. 39-46.

Costa, M., Glise, H., Sjodahl, R., «The enteric nervous system in health and disease», *Gut,* 47 (2000), iv1.

Cresci, G. A. M., Izzo, K., «Gut microbiome», en Corrigan, M. L., Roberts, K., Steiger, E., editors, ScienceDirect, *Academic Press,* (2019), p. 45-54. <https://www.sciencedirect.com/science/article/abs/pii/B978012814 3308000044>.

Davenport, E. R., Mizrahi-Man, O., Michelini, K., *et al.*, «Seasonal variation in human gut microbiome composition», *PLoS One,* 9 (2014), e90731.

De Sousa, C. C., De Araújo, T. M., Lua, I., Gomes, M. R., Freitas, K. S., «Insatisfação com o trabalho, aspectos psicossociais, satisfação pessoal e saúde mental de trabalhadores e trabalhadoras da saúde», *Cadernos de Saúde Pública,* 28 (2021), p. 37.

Delgado, A. L., Moranth, R. V., «Eje microbiota-intestino-cerebro», *Ciencia Latina. Revista Científica Multidisciplinar,* 7 (2023), pp. 4531-4547.

Dhabhar, F. S., «Effects of stress on immune function: The good, the bad, and the beautiful», *Immunology Research,* 58 (2014), pp. 193-210.

Domínguez Rojas, A. L., Yáñez Canal, J., «El inconsciente: una mirada sobre su historia y sus retos actuales», *Psychologia Latina,* 2 (2011), pp. 172-183.

Dominoni, D. M., Helm, B., Lehmann, M., Dowse, H. B., Partecke, J., «Clocks for the city: Circadian differences between forest and city songbirds», *Proceedings of the Royal Society. B,* Biological Sciences, 280 (2013), p. 20130593.

Donaldson, G. P., Lee, S. M., Mazmanian, S. K., «Gut biogeography of the bacterial microbiota», *Nature Reviews Microbiology,* 14 (2015), pp. 20-32.

Ekelund, U., Tarp, J., Fagerland, M. W., *et al.*, «Joint associations of accelero-meter measured physical activity and sedentary time with all-cause mortality: A harmonised meta-analysis in more than 44 000 middle-aged and older individuals», *British Journal of Sports Medicine,* 54 (2020), pp. 1499-1506.

European Environment Agency, *Human exposure to bisphenol A in Europe,* 2023. Disponible en <https://www.eea.europa.eu/publications/peoples-exposure-to-bisphenol-a>.

Experimental Biology 2017, «How walking benefits the brain», *Science Daily,* (24 de abril de 2017). Disponible en <https://www.sciencedaily.com/releases/2017/04/170424141340.htm>.

Falcó, G., Llobet, J. M., Bocio, A., Domingo, J. L., «Daily intake of arsenic, cadmium, mercury, and lead by consumption of edible marine species», *Journal of Agricultural and Food Chemistry,* 54 (2006), pp. 6106-6112.

Fasano, A., «All disease begins in the (leaky) gut: Role of zonulin-mediated gut permeability in the pathogenesis of some chronic inflammatory diseases», *F1000Research,* 9 (2020), F1000 Faculty Rev-69.

Fernández-Ruiz, I., «Gut bacteria can break down cholesterol», *Nature Reviews Cardiology,* 21 (2024), pp. 357. <https://www.nature.com/articles/s41569-024-01026-w>.

Fetissov, S. O., «Role of the gut microbiota in host appetite control: Bacterial growth to animal feeding behaviour», *Nature Reviews Endocrinology,* 13 (2016), pp. 11-25.

Fiuza-Luces, C., Garatachea, N., Berger, N. A., Lucia, A., «Exercise is the Real Polypill», *Physiology,* 28 (2013), pp. 330-358.

Fossmark, R., Martinsen, T. C., Waldum, H. L., «Adverse Effects of Proton Pump Inhibitors—Evidence and Plausibility», *International Journal of Molecular Sciences,* 20 (2019), p. 5203.

Franco, D., José, J., «Estrés alimentario y salud laboral vs. estrés laboral y alimentación equilibrada», *Medicina y Seguridad del Trabajo,* 53 (2007), pp. 93-99.

Franco, L. S., Shanahan, D. F., Fuller, R. A., «A review of the benefits of nature experiences: More than meets the eye», *International Journal of Environmental Research and Public Health,* 14 (2017), p. 864.

Gao, R., Tao, Y., Zhou, C., *et al.*, «Exercise therapy in patients with constipation: A systematic review and meta-analysis of randomized controlled trials», *Scandinavian Journal of Gastroenterology,* 54 (2019), pp. 169-177.

García-Mazcorro, J. F., Garza-González, E., Marroquín-Cardona, A. G., Tamayo, J. L., «Caracterización, influencia y manipulación de la microbiota gastrointestinal en salud y enfermedad», *Gastroenterología y Hepatología*, 38 (2015), pp. 445-466.

García-Ríos, A., Camargo García, A., Pérez-Jiménez, F., Pérez-Martínez, P., «Microbiota intestinal: ¿un nuevo protagonista en el riesgo de enfermedad cardiovascular?», *Clínica e Investigación en Arteriosclerosis*, 31 (2019), pp. 178-185. <https://linkinghub.elsevier.com/retrieve/pii/S0214916818301426>.

Gardner, R. M., Nyland, J. F., Evans, S. L., *et al.*, «Mercury induces an unopposed inflammatory response in human peripheral blood mononuclear cells in vitro», *Environmental Health Perspectives*, 117 (2009), pp. 1932-1938.

Ge, H., Cai, Z., Chai, J., *et al.*, «Egg white peptides ameliorate dextran sulfate sodium-induced acute colitis symptoms by inhibiting the production of pro-inflammatory cytokines and modulation of gut microbiota composition», *Food Chemistry*, 360 (2021), pp. 129981.

Gentile, C. L., Weir, T. L., «The gut microbiota at the intersection of diet and human health», *Science*, 362 (2018), pp. 776-780.

Ghosh, T. S., Rampelli, S., Jeffery, I. B., *et al.*, «Mediterranean diet intervention alters the gut microbiome in older people reducing frailty and improving health status: The NU-AGE 1-year dietary intervention across five European countries», *Gut*, 69 (2020), pp. 1218-1228.

Gibson, G. R., Hutkins, R., Sanders, M. E., *et al.*, «Expert consensus document: The International Scientific Association for Probiotics and Prebiotics (ISAPP) consensus statement on the definition and scope of prebiotics», *Nature Reviews Gastroenterology & Hepatology*, 14 (2017), pp. 491-502.

Gislason, D., Bjoernsson, E., Gislason, T., «Alergia e intolerancia a los alimentos en una población urbana islandesa de 20 a 44 años de edad», *Laeknabladid*, 86 (2000), pp. 851–857.

Gómez Eguílaz, M., Ramón Trapero, J. L., Pérez Martínez, L., Blanco, J. R., «El eje microbiota-intestino-cerebro y sus grandes proyecciones», *Revista de Neurología*, 68 (2019), p. 111.

Gooley, J. J., Chamberlain, K., Smith, K. A., *et al.*, «Exposure to room light before bedtime suppresses melatonin onset and shortens melatonin duration in humans», *The Journal of Clinical Endocrinology & Metabolism*, 96 (2011), e463-472.

Guarner, F., «Microbiota intestinal y enfermedades inflamatorias del intestino», *Gastroenterología y Hepatología*, 34 (2011), pp. 147-154.

Gubatan, J., Chou, N. D., Nielsen, O. H., Moss, A. C., «Systematic review with meta-analysis: Association of vitamin D status with clinical outcomes in adult patients with inflammatory bowel disease», *Alimentary Pharmacology & Therapeutics*, 50 (2019), pp. 1146-1158.

Halmos, E. P., Christophersen, C. T., Bird, A. R., Shepherd, S. J., Muir, J. G., Gibson, P. R., «Consistent prebiotic effect on gut Microbiota with altered FODMAP intake in patients with Crohn's disease: A randomised, controlled cross-over trial of well-defined diets», *Clinical and Translational Gastroenterology*, 7 (2016), e164.

Hansen, L. B. S., Roager, H. M., Søndertoft, N. B., *et al.*, «A low-gluten diet induces changes in the intestinal microbiome of healthy Danish adults», *Nature Communications*, 9 (2018), p. 4630.

Helander, H. F., Fändriks, L., «Surface area of the digestive tract – revisited», *Scandinavian Journal of Gastroenterology*, 49 (2014), pp. 681-689.

Henao-Mejia, J., Strowig, T., Flavell, R. A., «Microbiota keep the intestinal clock ticking», *Cell*, 153 (2013), pp. 741-743.

Hills, R. D., Pontefract, B. A., Mishcon, H. R., Black, C. A., Sutton, S. C., Theberge, C. R., «Gut microbiome: Profound implications for diet and disease», *Nutrients*, 11 (2019), p. 1613.

Huang, C., Zhang, C., Cao, Y., *et al.*, «Major roles of the circadian clock in cancer», *Cancer Biology and Medicine*, 20 (2023), pp. 1-24.

Hunter, M. R., Gillespie, B. W., Chen, S. Y.-P., «Urban nature experiences reduce stress in the context of daily life based on salivary biomarkers», *Frontiers in Psychology*, 10 (2019), p. 722.

Iatcu, C. O., Steen, A., Covasa, M., «Gut Microbiota and complications of type-2 diabetes», *Nutrients*, 14 (2021). <http://dx.doi.org/10.3390/nu14010166>.

Ishizawa, M., Uchiumi, T., Takahata, M., Yamaki, M., Sato, T., «Effects of pre-bedtime blue-light exposure on ratio of deep sleep in healthy young men», *Sleep Medicine*, 84 (2021), pp. 303-307.

Jameson, K. G., Hsiao, E. Y., «A novel pathway for microbial metabolism of Levodopa», *Nature Medicine*, 25 (2019), pp. 1195-1197.

Jianqin, S., Leiming, X., Lu, X., Yelland, G. W., Ni, J., Clarke, A. J., «Effects of milk containing only A2 beta casein versus milk containing both A1 and A2 beta casein proteins on gastrointestinal physiology, symptoms of discomfort, and cognitive behavior of people with self-reported intolerance to traditional cows' milk». *Nutrition Journal*, 15 (2016), p. 35.

Karl, J. P., Margolis, L. M., Madslien, E. H., *et al.*, «Changes in intestinal microbiota composition and metabolism coincide with increased intestinal permeability in young adults under prolonged physiological stress», *American Journal of Physiology-Gastrointestinal and Liver Physiology*, 312 (2017), pp. G559-571.

Kocot, A. M., Jarocka-Cyrta, E., Drabińska, N., «Overview of the importance of biotics in gut barrier integrity», *International Journal of Molecular Sciences*, 23 (2022), p. 2896.

Konturek, P. C., Brzozowski, T., Konturek, S. J., «Gut clock: Implication of circadian rhythms in the gastrointestinal tract», *Journal of Physiology and Pharmacology: An Official Journal of the Polish Physiological Society*, 62 (2011), pp. 139-150.

Krause, M., Klit, A., Blomberg Jensen, M., *et al.*, «Sunscreens: Are they beneficial for health? An overview of endocrine disrupting properties of UV-filters», *International Journal of Andrology*, 35 (2012), pp. 424-436.

Kumar, V., Sinha, A. K., Makkar, H. P. S., Becker, K., «Dietary roles of phytate and phytase in human nutrition: A review», *Food Chemistry*, 120 (2010), pp. 945-959.

Lach, G., Schellekens, H., Dinan, T. G., Cryan, J. F., «Anxiety, depression, and the microbiome: A role for gut peptides», *Neurotherapeutics*, 15 (2018), pp. 36-59.

Larabi, A., Barnich, N., Nguyen, H.T.T., «New insights into the interplay between autophagy, gut microbiota and inflammatory responses in IBD», *Autophagy*, 16 (2019), pp. 38-51.

Lee, Y., «Roles of circadian clocks in cancer pathogenesis and treatment», *Experimental and Molecular Medicine*, 53 (2021), pp. 1529-1538.

Liang, S., Wu, X., Hu, X., Wang, T., Jin, F., «Recognizing depression from the microbiota-gut-brain axis», *International Journal of Molecular Sciences*, 19 (2018), p. 1592.

Liang, S., Wu, X., Jin, F., «Gut-brain psychology: Rethinking psychology from the Microbiota-gut-brain axis», *Frontiers in Integrative Neuroscience*, 12 (2018), p. 33.

Lima-Ojeda, J. M., Rupprecht, R., Baghai, T. C., «"I am I and my bacterial circumstances": Linking gut microbiome, neurodevelopment, and depression», *Frontiers in Psychiatry*, 8 (2017), p. 153.

Liu, L., Zhu, G., «Gut-brain axis and mood disorder», *Frontiers in Psychiatry*, 9 (2018), p. 223.

Lodén, M., Beitner, H., Gonzalez, H., *et al.*, «Sunscreen use: Controversies, challenges and regulatory aspects», *British Journal of Dermatology*, 165 (2011), pp. 255-262.

Lu, Y., Li, Z., Peng, X., «Regulatory effects of oral microbe on intestinal microbiota and the illness», *Frontiers in Cellular and Infection Microbiology*, 13 (2023), p. 1093967.

MacPherson, H., Tilbrook, H., Bland, J. M., *et al.*, «Acupuncture for irritable bowel syndrome: Primary care based pragmatic randomised controlled trial», *BioMed Central Gastroenterology*, 12 (2012), p. 150.

Manichanh, C., Eck, A., Varela, E., *et al.*, «Anal gas evacuation and colonic microbiota in patients with flatulence: Effect of diet», *Gut*, 63, (2013), pp. 401-408.

Marchesi, J., Shanahan, F., «The normal intestinal microbiota», *Current Opinion in Infectious Diseases*, 20 (2007), pp. 508-513.

Marco, M. L., Heeney, D., Binda, S., *et al.*, «Health benefits of fermented foods: Microbiota and beyond», *Current Opinion in Biotechnology*, 44 (2017), pp. 94-102.

Markowiak, P., Śliżewska, K., «Effects of Probiotics, Prebiotics, and Synbiotics on Human Health», *Nutrients*, 9 (2017), p. 1021.

Matsue, M., Mori, Y., Nagase, S., *et al.*, «Measuring the antimicrobial activity of lauric acid against various bacteria in human gut microbiota using a new method», *Cell Transplant*, 28 (2019), pp. 1528-1541.

Mihaylova, M. M., Cheng, C. W., Cao, A. Q., *et al.*, «Fasting activates fatty acid oxidation to enhance intestinal stem cell function during homeostasis and aging», *Cell Stem Cell*, 22 (2018), pp. 769-778.

Milani, C., Duranti, S., Bottacini, F., *et al.*, «The First Microbial Colonizers of the Human Gut: Composition, Activities, and Health Implications of the Infant Gut Microbiota», *Microbiology and Molecular Biology Reviews*, 81 (2017), e00036-17.

Moan, J., Grigalavicius, M., Dahlback, A., Baturaite, Z., Juzeniene, A., «Ultraviolet-radiation and health: Optimal time for sun exposure», *Advances in Experimental Medicine and Biology*, 810 (2014), pp. 423-428.

Molina-Infante, J., Santolaria, S., Montoro, M., Esteve, M., Fernández-Bañares, F., «Non-celiac gluten sensitivity: A critical review of current evidence», *Gastroenterología y Hepatología*, 37 (2014), pp. 362-371.

Mueller, N. T., Whyatt, R., Hoepner, L., *et al.*, «Prenatal exposure to antibiotics, cesarean section and risk of childhood obesity», *International Journal of Obesity* (Londres), 39 (2014), pp. 665-670.

Muñoz-Garach, A., Díaz-Perdigones, C., Tinahones, F. J., «Microbiota y diabetes mellitus tipo 2», *Endocrinología y Nutrición*, 63 (2016), pp. 560-568. <https://linkinghub.elsevier.com/retrieve/pii/S1575092216301164>.

Mutuyemungu, E., Singh, M., Liu, S., Rose, D. J., «Intestinal gas production by the gut microbiota: A review», *Journal of Functional Foods*, 100 (2023), p. 105367.

Nieto, G., De la Calle, I., Ros, G., Peñalver Miras, R., «Celiac disease: Causes, pathology, and nutritional assessment of gluten-free diet. A review», *Nutrición Hospitalaria*, 37 (2020), pp. 1043-1051.

Nowrouzi-Kia, B., Garrido, P., Gohar, B., *et al.*, «Evaluating the effectiveness of return-to-work interventions for individuals with work-related mental health conditions: A systematic review and meta-analysis», *Healthcare* (Basilea), 11 (2023), p. 1403.

O'Keefe, J. H., Torres-Acosta, N., O'Keefe, E. L., *et al.*, «A Pesco-Mediterranean diet with intermittent fasting: JACC review topic of the week», *Journal of the American College of Cardiology*, 76 (2020), pp. 1484-1493.

Okubo, H., Nakatsu, Y., Kushiyama, A., Yamamotoya, T., Matsunaga, Y., Inoue, M-K., *et al.*, «Gut Microbiota as a therapeutic target for metabolic disorders», *Current Medicinal Chemistry*, 25 (2018), pp. 984-1001. <http://dx.doi.org/10.2174/0929867324666171009121702>.

Ortega-Campos, S. M., Verdugo-Sivianes, E. M., Amiama-Roig, A., Blanco, J. R., Carnero, A., «Interactions of circadian clock genes with the hallmarks of cancer», *Biochimica et Biophysica Acta. Reviews on Cancer*, 1878 (2023), p. 188900.

Otero, W., Otero, L., Marulanda, H., «Síndrome de intestino irritable (SII): Nuevos conceptos en 2023», *Medicina*, 44 (2023), pp. 347–371. <https://doi.org/10.56050/01205498.2182>.

Papageorgiou, S. N., Hagner, M., Nogueira, A. V. B., Franke, A., Jäger, A., Deschner, J., «Inflammatory bowel disease and oral health: Systematic review and a meta-analysis», *Journal of Clinical Periodontology*, 44 (2017), pp. 382-393.

Parada Venegas, D., De la Fuente, M. K., Landskron, G., *et al.*, «Short chain fatty acids (SCFAs)-mediated gut epithelial and immune regulation and its relevance for inflammatory bowel diseases», *Frontiers in Immunology*, 10 (2019), p. 277.

Parkar, S. G., Kalsbeek, A., Cheeseman, J. F., «Potential role for the gut microbiota in modulating host circadian rhythms and metabolic health», *Microorganisms*, 7 (2019), p. 41.

Parkinson, L., Cicerale, S., «The health benefiting mechanisms of virgin olive oil phenolic compounds», *Molecules*, 21 (2016), p. 1734.

Patterson, R. E., Laughlin, G. A., LaCroix, A. Z., *et al.*, «Intermittent fasting and human metabolic health», *Journal of the Academy of Nutrition and Dietetics*, 115 (2015), pp. 1203-1212.

Patterson, R. E., Sears, D. D., «Metabolic effects of intermittent fasting», *Annual Review of Nutrition*, 37 (2017), pp. 371-393.

Pham, V.T., Seifert, N., Richard, N., *et al.*, «The effects of fermentation products of prebiotic fibres on gut barrier and immune functions in vitro», *PeerJ*, 6 (2018), e5288.

Pinedo Cantillo, I. A., Yáñez-Canal, J., «Emociones básicas y emociones morales complejas: claves de comprensión y criterios de clasificación desde una perspectiva cognitiva», *Tesis Psicológica*, 15 (2020), pp. 1-33.

Rajasekaran, J. J., Krishnamurthy, H. K., Bosco, J., *et al.*, «Oral microbiome: A review of its impact on oral and systemic health», *Microorganisms*, 12 (2024), p. 1797.

Rees, T., Blaser, M., «Waking up from antibiotic sleep», *Perspectives in Public Health*, 136 (2016), pp. 202-204.

Remor, E., Carrobles, J. A., «Versión española de la escala de estrés percibido (PSS-14): estudio psicométrico en una muestra VIH+», *Ansiedad y Estrés*, 7 (2001), pp. 195-201.

Remor, E., «Propiedades psicométricas de la versión española de la Perceived Stress Scale (PSS)», *The Spanish Journal of Psychology*, 9 (2006), pp. 86-93.

Reyes-Huerta, J. U., De la Cruz-Patiño, E., Ramírez-Gutiérrez de Velasco, A., Zamudio, C., Remes-Troche, J. M., «Intolerancia a la fructosa en pacientes con síndrome de intestino irritable; un estudio de casos y controles», *Revista de Gastroenterología de México*, 75 (2010), pp. 405-411.

Reynolds, A., Mann, J., Cummings, J., Winter, N., Mete, E., Te Morenga, L., «Carbohydrate quality and human health: A series of systematic reviews and meta-analyses», *The Lancet*, 393 (2019), pp. 434-445.

Romano-Keeler, J., Weitkamp, J. H., «Maternal influences on fetal microbial colonization and immune development», *Pediatric Research*, 77 (2014), pp. 189-195.

Rook, G. A., «Regulation of the immune system by biodiversity from the natural environment: An ecosystem service essential to health», *Proceedings of the National Academy of Sciences*, 110 (2013), pp. 18360-18367.

Rouhani, M. H., Rashidi-Pourfard, N., Salehi-Abargouei, A., Karimi, M., Haghighatdoost, F., «Effects of Egg Consumption on Blood Lipids: A

Systematic Review and Meta-Analysis of Randomized Clinical Trials», *Journal of the American College of Nutrition*, 37 (2017), pp. 99-110.

Saint-Maurice, P. F., Graubard, B. I., Troiano, R. P., *et al.*, «Estimated number of deaths prevented through increased physical activity among US adults», *JAMA Internal Medecine*, 182 (2022), pp. 349-352.

Saiz Ladera, G. M., Pejenaute Labari, M. E., García Pascual, J. N., «Actualización en la prescripción de inhibidores de la bomba de protones. Qué hacer y qué no hacer», *SEMERGEN, Revista Española de Medicina de Familia*, 4 (2021), pp. 267-279.

Salvo-Romero, E., Alonso-Cotoner, C., Pardo-Camacho, C., Casado-Bedmar, M., Vicario, M., «Función barrera intestinal y su implicación en enfermedades digestivas», *Revista Española de Enfermedades Digestivas*, 107 (2015), pp. 686-696.

Samsel, A., Seneff, S., «Glyphosate, pathways to modern diseases II: Celiac sprue and gluten intolerance», *Interdisciplinary Toxicology*, 6 (2013), pp. 159-184.

Sánchez, P. T., Camps, C., Sirera, R., «Inmunología, estrés, depresión y cáncer», *Psicooncología: Investigación y Clínica Biopsicosocial en Oncología*, 3 (2023), pp. 35-48.

Sanders, M. E., Merenstein, D. J., Reid, G., Gibson, G. R., Rastall, R. A., «Probiotics and prebiotics in intestinal health and disease: From biology to the clinic», *Nature Reviews Gastroenterology & Hepatology*, 16 (2019), pp. 605-616.

Sankararaman, S., Noriega, K., Velayuthan, S., Sferra, T., Martindale, R., «Gut microbiome and its impact on obesity and obesity-related disorders», *Current Gastroenterology Reports*, 25 (2022), pp. 31-44. <http://dx.doi.org/10.1007/s11894-022-00859-0>.

Sarkar, D., Jung, M. K., Wang, H. J., «Alcohol and the immune system», *Alcohol Research*, 37 (2015), pp. 153-155.

Scheithauer, T. P. M., Rampanelli, E., Nieuwdorp, M., Vallance, B. A., Verchere, C. B., van Raalte, D. H., *et al.*, «Gut Microbiota as a trigger for metabolic inflammation in obesity and type 2 diabetes», *Frontiers in Immunology*, 11 (2020), p. 571731. <http://dx.doi.org/10.3389/fimmu.2020.571731>.

Seckl, J. R., «Prenatal glucocorticoids and long-term programming», *European Journal of Endocrinology*, 151 (2004), p. U49-62.

Seki, N., Akiyama, M., Yamakawa, H., Hase, K., Kumagai, Y., Kim, Y. G., «Adverse effects of methylmercury on gut bacteria and accelerated accumulation of mercury in organs due to disruption of gut microbiota», *Journal of Toxicological Sciences*, 46 (2021), pp. 91-97.

Sender, R., Fuchs, S., Milo, R., «Revised estimates for the number of human and bacteria cells in the body», *PLoS Biology,* 14 (2016), p. e1002533.

Shah, S. N. A., Shah, Z., Hussain, M., Khan, M., «Hazardous Effects of Titanium Dioxide Nanoparticles in Ecosystem», *Bioinorganic Chemistry and Applications,* 2017 (2017), pp. 1-12.

Shao, T., Verma, H. K., Pande, B., *et al.*, «Physical activity and nutritional influence on immune function: An important strategy to improve immunity and health status», *Frontiers in Physiology,* 12 (2021), p. 751.374.

Sharif, K., Watad, A., Bragazzi, N. L., Lichtbroun, M., Amital, H., Shoenfeld, Y., «Physical activity and autoimmune diseases: Get moving and manage the disease», *Autoimmunity Reviews,* 17 (2017), pp. 53-72.

Sharland, M., «The use of antibacterials in children: A report of the Specialist Advisory Committee on Antimicrobial Resistance (SACAR) Paediatric Subgroup», *Journal of Antimicrobial Chemotherapy,* 60 (2007), pp. i15-26.

Shrestha, P., Zhang, Y., Chen, W. J., Wong, T. Y., «Triclosan: Antimicrobial mechanisms, antibiotics interactions, clinical applications, and human health», *Journal of Environmental Science and Health. Part C, Toxicology and Carcinogenesis,* 38 (2020), pp. 245-268.

Smits, S. A., Leach, J., Sonnenburg, E. D., *et al.*, «Seasonal cycling in the gut microbiome of the Hadza hunter-gatherers of Tanzania», *Science,* 357 (2017), pp. 802-806.

Sociedad Española de Alergología e Inmunología Clínica. (2015). *Alergológica 2015: Estudio epidemiológico de las enfermedades alérgicas en España.* SEAIC.

Souza, P. R., Marques, R. M., Gomez, E. A., *et al.*, «Enriched marine oil supplements increase peripheral blood specialized pro-resolving mediators concentrations and reprogram host immune responses», *Circulation Research,* 126 (2020), pp. 75-90.

Średnicka-Tober, D., Barański, M., Seal, C., *et al.*, «Composition differences between organic and conventional meat: A systematic literature review and meta-analysis», *British Journal of Nutrition,* 115 (2016), pp. 994-1011.

Sudhakara, P., Gupta, A., Bhardwaj, A., Wilson, A., «Oral dysbiotic communities and their implications in systemic diseases», *Dentistry Journal,* 6 (2018), p. 10.

Sugano, M., Matsuoka, R., «Nutritional Viewpoints on Eggs and Cholesterol», *Foods,* 10 (2021), p. 494.

Tang, Y. Y., Hölzel, B. K., Posner, M. I., «The neuroscience of mindfulness meditation», *Nature Reviews Neuroscience,* 16 (2015), pp. 213-225.

Taraghikhah, N., Ashtari, S., Asri, N., *et al.*, «An updated overview of spectrum of gluten-related disorders: Clinical and diagnostic aspects», *Bio-Med Central Gastroenterology*, 20 (2020), p. 258.

Tilg, H., Zmora, N., Adolph, T. E., Elinav, E., «The intestinal microbiota fuelling metabolic inflammation», *Nature Reviews Immunology*, 20 (2019), pp. 40-54. <http://dx.doi.org/10.1038/s41577-019-0198-4>.

Tillisch, K., Labus, J., Kilpatrick, L., *et al.*, «Consumption of fermented milk product with probiotic modulates brain activity», *Gastroenterology*, 144 (2013), pp. 1394-1401.

Tsuji, M., Suzuki, K., Kinoshita, K., Fagarasan, S., «Dynamic interactions between bacteria and immune cells leading to intestinal IgA synthesis», *Seminars in Immunology* 20 (2008), pp. 59-66.

Tsunetsugu, Y., Lee, J., Park, B. J., Tyrväinen, L., Kagawa, T., Miyazaki, Y., «Physiological and psychological effects of viewing urban forest landscapes assessed by multiple measurements», *Landscape and Urban Planning*, 113 (2013), pp. 90-93.

Tumani, M. F., Pavez, C., Parada, A., «Microbiota, hábitos alimentarios y dieta en enfermedad inflamatoria intestinal», *Revista Chilena de Nutrición*, 47 (2020), pp. 822-829.

Turnbaugh, P. J., Hamady, M., Yatsunenko, T., *et al.*, «A core gut microbiome in obese and lean twins», *Nature*, 457 (2008), pp. 480-484.

Ulluwishewa, D., Anderson, R. C., McNabb, W. C., Moughan, P. J., Wells, J. M., Roy, N. C., «Regulation of tight junction permeability by intestinal bacteria and dietary components», *Journal of Nutrition*, 141 (2011), pp. 769-776. <http://academic.oup.com/jn/article-pdf/141/5/769/23949496/769.pdf>.

University of Sussex, «It's true: The sound of nature helps us relax», *Science Daily*, 2017. Disponible en: <https://www.sciencedaily.com/releases/2017/03/170330132354.htm>.

Vagianos, K., Dolovich, C., Witges, K., Graff, L. A., Bernstein, C. N., «Ultra-processed food, disease activity, and inflammation in ulcerative colitis: The Manitoba Living with IBD study», *American Journal of Gastroenterology*, 119 (2024), pp. 1102-1109.

Valdes, A. M., Walter, J., Segal, E., Spector, T. D., «Role of the gut microbiota in nutrition and health», *British Medical Journal*, 361 (2018), p. k2179.

Van der Schoot, A., Drysdale, C., Whelan, K., Dimidi, E., «The effect of fiber supplementation on chronic constipation in adults: An updated systematic review and meta-analysis of randomized controlled trials», *American Journal of Clinical Nutrition*, 116 (2022), pp. 953-969.

Vicentini, F.A., Keenan, C. M., Wallace, L. E., Woods, C., Cavin, J.-B., Flockton, A. R., et al., «Intestinal microbiota shapes gut physiology and regulates enteric neurons and glia», Microbiome, 9 (2021), p. 210. <http://dx.doi.org/10.1186/s40168-021-01165-z>.

Videau, P., José, S., «Trastornos inmunológicos inducidos por mercurio en el sistema reproductor masculino humano», Saber (Cumaná), 25 (2013), pp. 11–34. <https://ve.scielo.org/scielo.php?script=sci_arttext&pid=S1315-01622013000100003>.

Voigt, R. M., Forsyth, C. B., Green, S. J., et al., «Circadian disorganization alters intestinal microbiota», PLoS One, 9 (2014), e97500.

Washington University in St. Louis, «Eggs can significantly increase growth in young children», Science Daily, 2017. Disponible en: <https://www.sciencedaily.com/releases/2017/06/170607085615.htm>.

Woods, R. K., Abramson, M., Bailey, M., et al., «Prevalencias internacionales de alergias e intolerancias alimentarias notificadas. Comparaciones derivadas de la Encuesta de Salud Respiratoria de la Comunidad Europea (ECRHS) 1991-1994», European Journal of Clinical Nutrition, 55 (2001), pp. 298-304.

Wright, H. R., Lack, L. C., «Effect of light wavelength on suppression and phase delay of the melatonin rhythm», Chronobiology International, 18 (2001), 801-808.

Xia, P., Pan, X., Chen, C., Wang, Y., Ye, Y., Pan, A., «Dietary intakes of eggs and cholesterol in relation to all-cause and heart disease mortality: A prospective cohort study», Journal of the American Heart Association, 9 (2020), p. e015743.

Yadav, B. S., Sharma, A., Yadav, R. B., «Studies on effect of multiple heating/cooling cycles on the resistant starch formation in cereals, legumes and tubers», International Journal of Food Science and Nutrition, 60 (2009), pp. 258-272.

Yang, H., Wang, W., Romano, K. A., et al., «A common antimicrobial additive increases colonic inflammation and colitis-associated colon tumorigenesis in mice», Science Translational Medicine, 10 (2018), p. eaan4116.

Yoon, M. Y., Yoon, S. S., «Disruption of the gut ecosystem by antibiotics», Yonsei Medical Journal, 59 (2018), pp. 4-12.

Young, E., Stoneham, M. D., Petruckevitch, A., et al., «Un estudio poblacional sobre la intolerancia alimentaria», Lancet, 343 (1994), pp. 1127–1130.

Zambrowicz, A., Dąbrowska, A., Bobak, Ł., Szołtysik, M., «Egg yolk proteins and peptides with biological activity», Postępy Higieny i Medycyny Doświadczalnej, 68 (2014), pp. 1524-1529.

Zhou, C., Zhao, E, Li, Y., Jia, Y., Li, F., «Exercise therapy of patients with irritable bowel syndrome: A systematic review of randomized controlled trials», *Neurogastroenterology & Motility*, 31 (2019), p. e13461.

Zhou, W., Sailani, M. R., Contrepois, K., Zhou, Y., Ahadi, S., Leopold, S. R., *et al.*, «Longitudinal multi-omics of host-microbe dynamics in prediabetes», *Nature*, 569 (2019), pp. 663-671. <http://dx.doi.org/10.1038/s41586-019-1236-x>.

Zhou, Z., Zhong, W., «Targeting the gut barrier for the treatment of alcoholic liver disease», *Liver Research*, 1 (2017), pp. 197-207. <https://linkinghub.elsevier.com/retrieve/pii/S2542568417000526>.

Zhuang, X., Li, T., Li, M., *et al.*, «Systematic review and meta-analysis: Short-chain fatty acid characterization in patients with inflammatory bowel disease», *Inflammatory Bowel Diseases*, 11 (2019), pp. 1751-1763.

Zienolddiny, S., Haugen, A., Lie, J. A., Kjuus, H., Anmarkrud, K. H., Kjærheim, K., «Analysis of polymorphisms in the circadian-related genes and breast cancer risk in Norwegian nurses working night shifts», *Breast Cancer Research,* 15 (2013), p. R53.

Zmora, N., Suez, J., Elinav, E., «You are what you eat: Diet, health and the gut microbiota», *Nature Reviews Gastroenterology & Hepatology*, 16 (2019), pp. 35-56.